臨床口腔外科学

一からわかる 診断から手術

角　保徳　Yasunori Sumi
樋口勝規　Yoshinori Higuchi
梅村長生　Osami Umemura
柴原孝彦　Takahiko Shibahara

編著

外木守雄　　五十嵐　勝
佐分利紀彰　髙木律男
中村康典　　宮田　勝
森本佳成　　松下恭之
堀之内康文　佐々木匡理
喜久田利弘　薬師寺　登
中村典史　　中村誠司
宇佐美雄司　山本信治

著

医歯薬出版株式会社

執筆者一覧

■編著

角　保徳	国立長寿医療研究センター　歯科口腔先進医療開発センター　センター長
樋口勝規	福岡歯科大学　客員教授
梅村長生	愛知学院大学歯学部　非常勤講師
柴原孝彦	東京歯科大学口腔顎顔面外科学講座　教授

■著

外木守雄	日本大学歯学部口腔外科学講座口腔外科学分野　特任教授
佐分利紀彰	三菱東京UFJ銀行健康センター（名古屋）歯科口腔外科　所長
中村康典	独立行政法人国立病院機構鹿児島医療センター歯科口腔外科　医長
森本佳成	神奈川歯科大学大学院歯学研究科全身管理医歯学講座　教授
堀之内康文	公立学校共済組合九州中央病院歯科口腔外科　部長
喜久田利弘	福岡大学医学部医学科歯科口腔外科学講座　教授
中村典史	鹿児島大学大学院医歯学総合研究科顎顔面機能再建学講座口腔顎顔面外科学　教授
宇佐美雄司	独立行政法人国立病院機構名古屋医療センター歯科口腔外科　医長
五十嵐　勝	日本歯科大学新潟生命歯学部歯科保存学第1講座　教授
髙木律男	新潟大学大学院医歯学総合研究科顎顔面口腔外科学分野　教授
宮田　勝	石川県立中央病院歯科口腔外科　診療部長
松下恭之	九州大学病院再生歯科インプラントセンター　准教授
佐々木匡理	公立学校共済組合九州中央病院歯科口腔外科　医長
薬師寺　登	公立学校共済組合近畿中央病院口腔外科　部長
中村誠司	九州大学大学院歯学研究院顎顔面病態学講座顎顔面腫瘍制御学分野　教授
山本信治	神奈川歯科大学総合教育部　准教授

This book was originally published in japanese
under the title of：
Rinsyo-Koku-gekagaku Ichi-kara Wakaru Shindan-kara Syujutsu
(Fundamentals of Oral Surgery：Diagnosis and Treatment of Oral and Maxillofacial Diseases)
Editors：
SUMI, Yasunori
　Director of the center
　Center of Advanced Medicine for Dental and Oral Diseases National Center for Geriatrics and Gerontology
HIGUCHI, Yoshinori
　Director, Visiting Professor, Fukuoka Dental College
UMEMURA, Osami
　Director, Lecture (Part-time), School of Dentistry, Aichi gakuin University
SHIBAHARA, Takahiko
　Dept. Oral & Maxillofacial Surgery, Tokyo Dental College

© 2016 1st ed.

ISHIYAKU PUBLISHERS, INC.
　7-10, Honkomagome 1 chome, Bunkyo-ku,
　Tokyo 113-8612, Japan

序文 Preface

　人口の急速な高齢化に伴って慢性疾患を有する高齢者が増加し，歯科口腔外科領域においても機能分化や連携が進み，疾病構造や患者のニーズも多様化している．かつてはほとんどみられなかった口腔乾燥症，舌痛症，誤飲・誤嚥などの患者が歯科外来を訪れるようになった．

　一方，医療の流れは，2025年の地域包括ケアシステムの構築に向け患者本位，安心・安全で質の高い医療サービスが一貫して受けられる体制の構築や，患者等への医療に関する情報提供の推進等が求められている．

　歯科医療の質的向上にむけての歯科医師臨床研修もその例外ではなく，平成18年度から必修化され，各研修施設で研修内容の検討が行われている．

　しかし，実際の口腔外科研修にあたっての心構えや臨床における留意点をわかりやすく示した成書は少ない．本書は，歯科口腔外科疾患の治療については，診断・鑑別・治療計画という治療の流れの一貫性を解説すると同時に，診察のアウトカムを評価するシステムが重要となるという視点から編集している．

　時代の要請は，歯科医師は歯だけの専門家ではなく，全身の一部としての口腔の疾患を治療する口腔科学の専門家であることと同時に機能連携によって口腔領域の疾患とその周辺にわれわれ歯科医師は貢献する必要がある．

　このような背景のもとに，研修歯科医が実際に診察するために必要な知識と臨床技術と現在の口腔外科診療に必要な情報を記載した．

　歯学生，研修歯科医のみならず一般臨床医の先生方の日々の臨床に役立つような書籍を目指すことをコンセプトにまとめたのが本書である．

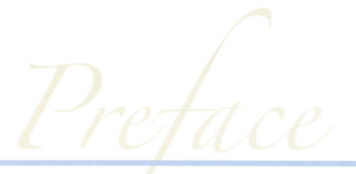

本書の活用法

第1編　総論

　歯科医師としての心構え，初診時の心得等，口腔外科に必要な基本的事項を取り上げている．また，地域包括システム構築に向けて医療提供体制の改革が進められている．そのなかで，口腔外科疾患の治療にあたっては，医療機能連携による口腔管理計画が重要になっている．これらは，かかりつけ歯科医を中心とした病院，医療機関，歯科診療所の機能連携が必要である．このことは周術期口腔機能管理，チーム医療，医科歯科連携，在宅医療等が診療報酬上でも評価されていることで分かる．こういった医療政策の方向についても解説を行っている．

第2編　症例に学ぶ診断手順

　ここでは，左ページに主訴・症状と診査，検査が示されている．研修歯科医等が主訴および症状から診断，治療に至る過程を実際のカルテ記載に即して記述されている．臨床歯科医にとっては，鑑別診断に役立つ症例は必見である．

第3編　口腔外科疾患の治療概説

　外来で行う小手術が中心となっている．研修歯科医，臨床歯科医にとっても，必要な器具からはじまり，手技や治療手順が写真や図解でわかりやすく解説されている．治療の具体的イメージを会得できるよう配慮されているので，手術前に一読されると役立つ内容である．

　最後に，編集委員の無理な要求にもかかわらず快くご執筆いただいた先生方ならびに関係各位にあらためてお礼申し上げる．

　　2016年10月

　　　　　　　　　　　　　　　　　　　　　　　　　　　　　　　　角　保徳
　　　　　　　　　　　　　　　　　　　　　　　　　　　　　　　　樋口勝規
　　　　　　　　　　　　　　　　　　　　　　　　　　　　　　　　梅村長生
　　　　　　　　　　　　　　　　　　　　　　　　　　　　　　　　柴原孝彦

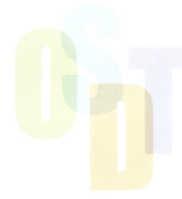

臨床口腔外科学 一からわかる 診断から手術

CONTENTS

第1編 総論

Introduction　歯科医師としての心構え ……………………………… 梅村長生　2

 1) 歯科医師に求められる4つの能力 …………………………… 2
 2) 患者とのコミュニケーション能力 …………………………… 2
 3) EBMに基づく歯科医療を実践できる能力 …………………… 3
 4) マネジメント能力 ……………………………………………… 4
 5) 初診時の心得—安心できる雰囲気づくり— ………………… 5
 6) 治療の優先順位による初診時の患者への対応 ……………… 5

1　口腔外科とは ……………………………………………… 柴原孝彦　6

2　口腔外科領域で行う術前検査の手順と目的 …… 柴原孝彦　8

 1) 医療面接 ………………………………………………………… 8
 2) 視　診 ………………………………………………………… 10
 3) 触　診 ………………………………………………………… 13
 4) 打診と聴診 …………………………………………………… 14
 5) 画像検査 ……………………………………………………… 16
 6) 臨床検査 ……………………………………………………… 19

3　医療連携と周術期管理 ………………………… 柴原孝彦, 梅村長生　22

 1. 医療提供体制改革と口腔外科 ………………………………… 22
 2. 連携医療を行ううえでの心構え ……………………………… 23
  1) 口腔外科疾患を疑う目 ……………………………………… 23
  2) 外科手術上注意を要する全身性疾患への理解 …………… 23
 3. 周術期管理 ……………………………………………………… 25
  1) 周術期とは …………………………………………………… 25
  2) 周術期と口腔機能管理 ……………………………………… 25
 4. 周術期院内感染対策管理 ……………………………………… 27
 5. 術後感染 ………………………………………………………… 29

CONTENTS

第2編 症例に学ぶ診断手順

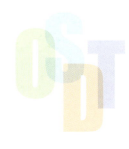

1	診断フローチャート	角　保徳	32
2	部位分類・症状分類一覧	角　保徳	34
3	症例解説		

- （1）歯の外傷 ……………………………………… 外木守雄　42
- （2）歯根破折（亀裂） …………………………… 佐分利紀彰　45
- （3）歯肉癌 ………………………………………… 角　保徳　52
- （4）智歯周囲炎 …………………………………… 角　保徳　56
- （5）エプーリス …………………………………… 角　保徳　59
- （6）乳頭腫 ………………………………………… 角　保徳　63
- （7）エナメル上皮腫 ……………………………… 中村康典　66
- （8）上顎骨骨膜炎／歯性上顎洞炎 ……………… 角　保徳　72
- （9）歯根嚢胞／上顎嚢胞 ………………………… 角　保徳　76
- （10）術後性上顎嚢胞 ……………………………… 中村康典　80
- （11）上顎洞癌 ……………………………………… 中村康典　84
- （12）褥瘡性潰瘍 …………………………………… 角　保徳　88
- （13）アフタ性口内炎 ……………………………… 角　保徳　92
- （14）カンジダ症 …………………………………… 角　保徳　96
- （15）扁平苔癬 ……………………………………… 角　保徳　100
- （16）白板症 ………………………………………… 角　保徳　104
- （17）口腔出血 ……………………………………… 角　保徳　108
- （18）三叉神経痛 …………………………………… 角　保徳　112
- （19）口腔乾燥症 …………………………………… 角　保徳　116
- （20）舌痛症 ………………………………………… 角　保徳　120
- （21）扁平舌（Plummer-Vinson症候群） ………… 角　保徳　123
- （22）血管腫 ………………………………………… 中村康典　126
- （23）ガマ腫 ………………………………………… 外木守雄　130
- （24）舌　癌 ………………………………………… 角　保徳　133
- （25）味覚異常 ……………………………………… 外木守雄　138
- （26）舌小帯強直症 ………………………………… 角　保徳　140
- （27）粘液嚢胞 ……………………………………… 角　保徳　142
- （28）Quincke浮腫 ………………………………… 外木守雄　146
- （29）顎骨嚢胞 ……………………………………… 角　保徳　148
- （30）口蓋の唾液腺腫瘍（悪性） ………………… 中村康典　152

(31) 下顎骨骨膜炎 ……………………………………………… 角　保徳　*156*
(32) 顎下腺炎 ………………………………………………… 中村康典　*161*
(33) 顎下腺腫瘍 ……………………………………………… 外木守雄　*165*
(34) 唾石症 …………………………………………………… 角　保徳　*168*
(35) 頸部リンパ節腫脹 ……………………………………… 角　保徳　*171*
(36) ビスフォスフォネート系薬剤による顎骨壊死 ……… 角　保徳　*175*
(37) 顎関節脱臼 ……………………………………………… 角　保徳　*182*
(38) 顎関節症 ………………………………………………… 中村康典　*185*
(39) 顎顔面の外傷 …………………………………………… 角　保徳　*189*
(40) 顔面神経麻痺 …………………………………………… 角　保徳　*194*
(41) 帯状疱疹 ………………………………………………… 角　保徳　*196*
(42) 誤飲，誤嚥 ……………………………………………… 角　保徳　*200*

第3編　口腔外科疾患の治療概説

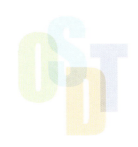

1　口腔外科治療で身につけておきたい麻酔と全身管理
………………………………………………………………… 森本佳成　*206*

1．局所麻酔（局所麻酔薬，局所麻酔法，合併症） ……………………… *206*
1) 局所麻酔薬 ………………………………………………………………… *206*
2) 局所麻酔法 ………………………………………………………………… *208*
3) 局所麻酔の合併症 ………………………………………………………… *210*

2．全身管理 ……………………………………………………………………… *213*
1) モニタリングで異常がみられた時の対応 ……………………………… *213*
2) 救急救命処置 ……………………………………………………………… *214*

2　口腔外科手術の基本手技 ……………………………………………… *221*

1．抜　歯 ………………………………………………………………………… *221*
1) 普通抜歯（鉗子抜歯，ヘーベル抜歯） ………………… 堀之内康文　*221*
2) 普通抜歯　1．鉗子抜歯 ………………………………… 堀之内康文　*222*
3) 普通抜歯　2．ヘーベル抜歯 …………………………… 堀之内康文　*226*
4) 下顎埋伏智歯 …………………………………………… 堀之内康文　*233*
5) 切開法 …………………………………………………… 堀之内康文　*241*
6) 剝離法 …………………………………………………… 堀之内康文　*245*
7) 縫合法 …………………………………………………… 堀之内康文　*248*
8) 結紮法（糸結び） ……………………………………… 堀之内康文　*252*
9) 止血法 …………………………………………………… 堀之内康文　*255*

CONTENTS

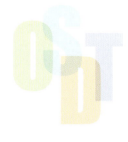

  10）消毒法 ……………………………………………………… 堀之内康文 *259*
 2. 外　傷 ……………………………………………………………………… *263*
  1）顔面外傷 …………………………………………………… 喜久田利弘 *263*
  2）歯の外傷 …………………………………………………… 喜久田利弘 *266*
  3）顎顔面骨折 ………………………………………………… 喜久田利弘 *270*
  4）顎関節部の損傷 …………………………………………… 喜久田利弘 *274*
 3. 囊胞の手術 ………………………………………………………………… *278*
  1）囊胞開窓摘出術 …………………………………………… 中村典史 *278*
  2）口唇粘液囊胞の摘出手術 ………………………………… 角　保徳 *282*
  3）エプーリスの摘出術 ……………………………………… 宇佐美雄司 *285*
  4）歯根尖切除術 ……………………………………………… 五十嵐　勝 *287*
 4. その他 ……………………………………………………………………… *293*
  1）小帯形成術 ………………………………………………… 髙木律男 *293*
  2）唾石摘出（顎下腺） ……………………………………… 宮田　勝 *296*
  3）歯の移植 …………………………………………………… 髙木律男 *299*
 5. インプラント ……………………………………………………………… *302*
  1）インプラント（保険適用） ……………………………… 松下恭之, 佐々木匡理 *302*
 6. こんな偶発症にどう対処するか ………………………………………… *306*
  1）上顎洞穿孔（口腔上顎洞瘻）の処置 …………………… 薬師寺　登 *306*
  2）ドライソケット …………………………………………… 中村誠司 *308*
  3）異物の誤飲・誤嚥 ………………………………………… 中村誠司 *310*

3　悪性腫瘍の手術（悪性腫瘍検査含む） …… 山本信治, 柴原孝彦　*314*

 1. 表在癌・早期癌─舌癌（T1N0M0）の切除手術─ …………………… *314*
 2. 進行癌─下顎歯肉癌（T4aN2bM0）の拡大根治手術：下顎半側切除術─
   ………………………………………………………………………………… *317*
 3. 化学療法 …………………………………………………………………… *322*
 4. 周術期口腔管理 …………………………………………………………… *324*

4　外科手術時に注意を要する薬剤 ………………………… 柴原孝彦　*327*

 1）BP服用患者 ……………………………………………………………… *327*
 2）抗血栓薬服用患者 ………………………………………………………… *329*

第1編 総論

これからの医療の流れは，患者本位，安心・安全で質の高い医療サービスが病期に応じて一貫して受けられる体制の構築である．そのために，患者等への医療に関する情報提供の推進や医療計画の見直し，地域医療構想を通じて医療機能の分化・連携による日常医療圏での地域完結型医療体制の確立が求められている．

歯科医療の質的向上に向けての「歯科医師臨床研修必修化」は，この一連の医療制度改革と不可分である．

とりわけ，口腔外科分野の臨床研修は，医師等医療関係者との連携や施設機能における機能分化により，その研修形態は多様なものとなっている．さらに歯科口腔外科疾患の治療は，診断・鑑別・治療計画の一貫性の流れのなかで行うと同時に，診療のアウトカムを評価するシステムこそ重要となる．

INTRODUCTION
歯科医師としての心構え

梅村長生

1) 歯科医師に求められる4つの能力

　臨床の現場で歯科医師が対象とするのは，社会のなかで日常生活を送っている人である．人は誰でも皆，基本的には自己中心的な存在である．すなわち，これまでに学習し，吸収した考え方や，経験から得た価値観をベースにして人や物を判断しがちである．特に，診療室で歯科医師として患者と対面する際には，ともすると疾患の診断や治療法ばかりに関心の比重がおかれてしまい，日頃から患者の考え方や価値観など，社会的側面も含めた生物・心理・社会モデルで患者をとらえることを忘れがちである．

　今，臨床の場で歯科医師に求められているものは，患者中心（本位）の医療であり，そのためには全人的医療を実践できる能力，EBMに基づく医療を実践できる能力，患者とのコミュニケーション能力，チームのマネジメント能力も必要になる（図1）．

　短い臨床研修期間内で，すべてが身に付けられるものではないが，これらの4つの能力はこれからの歯科医師にとって必須のものとなる．

　臨床で行き詰まったり，反省点や失敗が出てきたときには，いつもこの4つの側面から自らの行動を顧みて，改善したり修正していく失敗から学ぶ姿勢が大切である．

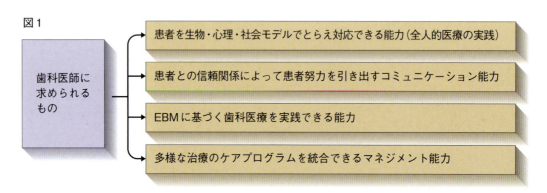

図1

2) 患者とのコミュニケーション能力

　どんなに豊富な知識と優秀な技術をもった歯科医師であっても，コミュニケーション能力がなければ，その力量を十分に発揮できないのが臨床である．

　外来でのコミュニケーション技法は医療面接のところで触れるが，最優先に修得したいのは傾聴と共感といった技法である．

自分をどう見せるか

　まずは，自分の性格をよく認識し，自己評価したうえで，患者に「自分をどう見せるか」といった演出力も必要である．

それには，歯科医師という職業人として相手に不快感を与えない，礼を失することのない服装，身だしなみ，化粧や髪型などの外見にも配慮する．

hearing（聞く）でなくlistening（聴く）

コミュニケーションとは，話し手と聞き手の共同作業であるが，英語では，hearing（聞く）とlistening（聴く）をハッキリ区別している．「聞く」とは相手の話を耳で受けとめることであり，「聴く」は「聞いた」内容を自分の頭で情報処理し，意味を解釈しながら，次の会話へフォローアップするまでのプロセスを示す．

つまり「聴く」行為とは，患者の情報を「識別」，「評価」，「批評」する分析モードと，患者との感情の共有を目的とした「共感」モードの2つを組み合わせて使うことをいう．

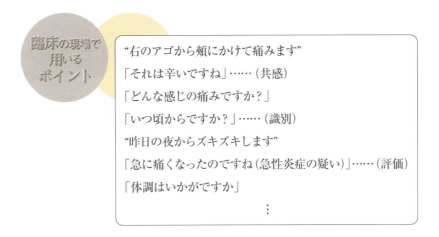

臨床の現場で用いるポイント

"右のアゴから頬にかけて痛みます"
「それは辛いですね」……（共感）
「どんな感じの痛みですか？」
「いつ頃からですか？」……（識別）
"昨日の夜からズキズキします"
「急に痛くなったのですね（急性炎症の疑い）」……（評価）
「体調はいかがですか」

3）EBMに基づく歯科医療を実践できる能力

EBM（evidence-based medicine）は，「根拠に基づいた医療」と訳され，最新最良の根拠によって，患者の個別性と選択性を考慮して行う医療行為を指す（図2）．

図2　EBMに基づいた治療[1]

ステップI　臨床的な疑問の明確化
ステップII　疑問解決に有用な情報の検索
あり↓
ステップIII　検索した一次情報の批判的な吟味
あり↓　　なし↓
ステップIV　患者への適用性の判断

（ステップVは，I～IVのプロセスの評価）

多くの医療行為は経験的な積み重ねの上に成り立つ臨床疫学の仮説によって行われている．EBMに基づく歯科医療では，患者の特異的な問題から出発して，どういった治療が一番いいかという根拠を示し，患者とともに最善の治療を選択できることである．これは，単にEBM手順で作成されたガイドライン治療の適用とも違う．

ガイドライン治療を適用した場合には，実際に患者の健康アウトカムが改善したかどうかの比較研究が必要である．単なるガイドライン治療だけでは，EBMそのものが硬直化することになる危険性に注意を払う必要がある（図3）．

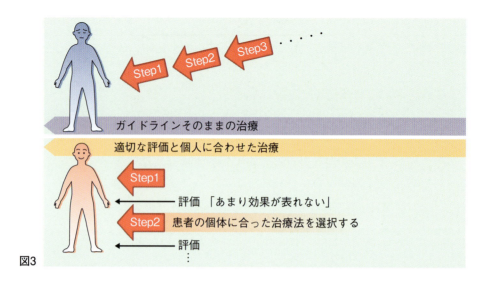

図3

4) マネジメント能力

　マネジメントという言葉は経営学に用いられるが，臨床におけるマネジメントとは，チームマネジメント，リスクマネジメントなどの診療所や病院での「やりくり」を意味する．

　マネジメントには，アセスメント，ゴールの設定，プランの作成，実施，介入，モニタリング，再評価などのプロセスがある（図4）．

　臨床歯科医には，細部の評価にとらわれ全体を見失わないような総合性が重要である．したがって，マネジメントの質を高めるには，問題志向型かつ目標志向型への転換をはかるよう心掛ける．

　プランの作成には，行うべき手順，優先度や対効果，さらには，実施難易度を考慮する．実施にあたっては，モニタリングにより，修正を加えることも大切である．

　再評価にあたっては，対象，構造（structure），過程（process），成果・結果（outcome）などに改善すべき問題点があったかを評価する．

　マネジメント・プロセスは，医療の質を支える仕組みの評価に有効であり，日頃から心掛けておく．

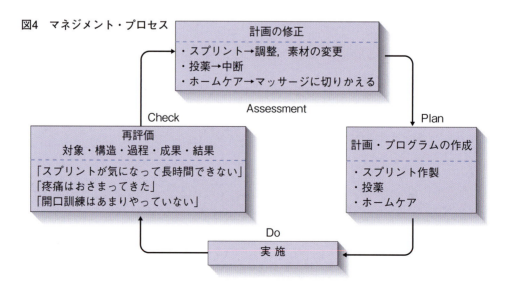

図4　マネジメント・プロセス

引用文献

1）近藤克則ほか編：臨床医マニュアル．第3版，医歯薬出版，東京，2004．

5）初診時の心得—安心できる雰囲気づくり—

　歯科を受診する患者の多くは，「痛み」と「出血」への不安がある．抜歯に代表される口腔外科への受診をためらう理由もそこにある．さらに，診断結果への不安が加わる．初診時に心掛ける第一条件は，患者の心中を察することである．

　アメリカの心理学者アルバート・マレービアン博士の実験結果[1]で，人が相手のどこに関心を示すかを示したのが図5である．医療面接（後述）では，患者は歯科医師の専門分野の能力よりも，患者の感性に基づいて歯科医師を評価していることが多い．顔の表情，声などの第一印象時に安心感と気軽に話せる雰囲気づくりに心掛ける．

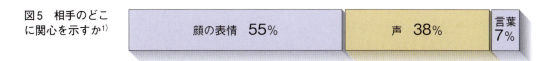

図5　相手のどこに関心を示すか[1]

6）治療の優先順位による初診時の患者への対応

　口腔外科疾患の場合，多くは部位や症状を目で確認できるので，出血，骨折，誤飲・誤嚥などの応急処置を必要とする以外は落ちついて対応することができる．しかし，患者の生命を脅かす重篤な障害や全身性疾患が存在している場合（表1）は，医療面接から問診に至るまでの間にすばやく，処置や検査を行う必然性があるので，臨機応変に対処する訓練を日頃から心掛けておく．

　口腔外科疾患の初診時から治療に至る流れを図6に示す．

表1　初診時における主訴の優先順位

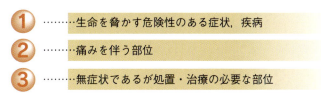

① ……生命を脅かす危険性のある症状，疾病
② ……痛みを伴う部位
③ ……無症状であるが処置・治療の必要な部位

図6　口腔外科疾患の初診時の流れ

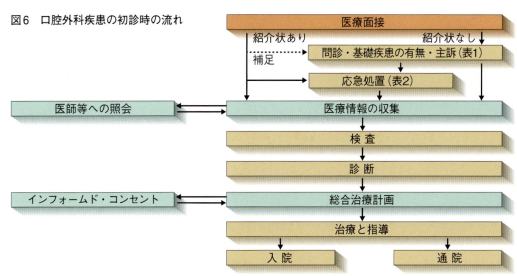

　一般歯科と口腔外科との診断を比較した場合，う蝕や歯周病は，視診によって病態を把握でき，診断と治療方針が判断できる場合が多い．口腔外科疾患では，病態が似かよっていても，今までの経過や基礎疾患の有無によって，合併症を併発する危険性が高くなるなど，病態だけでは治療方針の判断が難しいことが多いため，根拠となる問診や検査オーダーの技術が問われる．

口腔外科とは

柴原孝彦

　口腔外科とは口腔・顎・顔面ならびにその隣接組織に現れる先天性および後天性疾患に対して，その原因，病理，症状，診断，処置，予後について研究し，疾患の予防および治療を目的としたものである．臨床においては各疾患の正確な手術手技を習得することが求められる（**表1，2**）．また，口腔原発であっても領域を越えて侵襲を加えなければならないときには，他科の医師と協力（医療連携，チームアプローチ）して治療を行う必要がある．国際的には，口腔・顎顔面外科はOral & Maxillofacial Surgery, Mund-, Kiefer- und Gesichtschirurgieと称する．国によっては歯科医師と医師の両方の免許取得が求められる．

　口腔外科治療は患者の病態や病期に配慮して行われるので，医師，看護師，薬剤師や他職種と連携して行う必要がある．

表1　口腔外科で診療対象となる代表的疾患

口腔顎顔面の奇形，変形症，外傷	先天異常	唇裂，口蓋裂，その他の奇形および奇形症候群
	発育異常	顎変形症など
	損傷	歯の損傷，顎骨骨折，顎顔面骨骨折，口腔顎顔面軟組織の損傷
口腔顎顔面に原発する感染症，腫瘍，囊胞，粘膜疾患など	感染症	歯性感染症，真菌症，ウイルス感染症
	腫瘍	上皮性腫瘍，非上皮性腫瘍，歯原性腫瘍，悪性腫瘍と良性腫瘍
	囊胞	歯原性囊胞と非歯原性囊胞
	粘膜疾患	白板症，紅斑症，黒色腫，扁平苔癬など
	その他	顎関節疾患，リンパ系疾患，神経系疾患
全身疾患の部分症状としての口腔病変	血液疾患と出血性素因	貧血，白血病，血小板減少症，血管の異常，凝固因子の欠乏と異常
	アレルギーおよび自己免疫疾患	薬物アレルギー，シェーグレン症候群，ベーチェット病
	代謝，内分泌異常	糖尿病，痛風，甲状腺機能亢進症
	皮膚粘膜疾患	天疱瘡，類天疱瘡

表2　口腔外科治療法

外科的治療法	消毒法：滅菌と消毒 麻酔法：局所麻酔と全身麻酔 切開法 止血法 縫合法（縫合針と縫合糸） 包帯法 創傷治癒 顎顔面再建法（皮膚・粘膜移植法，有茎弁とfree flap，骨移植法，顎・顔面補綴法） 手術の禁忌症
薬物療法	抗菌薬：作用機序，体内動態，耐性，副作用 抗炎症剤・鎮痛剤：分類，作用機序 止血剤：種類と作用機序 抗癌剤：アルキル化剤，代謝拮抗剤，抗生物質，植物アルカロイド 免疫賦活剤：BCG，インターフェロン
理学療法	罨法：冷罨法，温罨法 赤外線 超音波療法 放射線治療 レーザー治療

また，口腔癌に代表される口腔外科治療は病院施設の機能に応じて施設基準で定められており，病期によって他施設（病院・診療所）との連携により治療管理を行うことが重要である．
　口腔外科は新しく開発される医療機器や医薬品の発達に伴い日々進化しつづける分野である．
　また，将来の医療提供体制に関する地域医療構想が推進されている．医療制度改革が進む時代こそしっかりとした診断技術，治療手順の基礎を歯科医師として学びとってほしいと願っている．

口腔外科領域で行う 術前検査の手順と目的

柴原孝彦

　まず患者の観察から始まる．『観』は客観的，『察』は主観的にみるを意味し，両者を基礎的知識の裏づけから周到に行い診断予測へと導く．歯科ではC，Per，P病名にとらわれがちだが，さまざまな全身性疾患からの病変も念頭に置き口腔外科的疾患の可能性も診察する．診察では，既往症と現症が主体となり，前者は患者あるいは介護者から患者の過去の状態を聴取する医療面接が主体となる．後者は医療面接のみならず，視診，触診，聴診，そしてその他の検査などから病態を把握する．

1）医療面接

　医療面接は，患者やその家族などとの会話を介して情報を得ることをいい，まず患者─医療者間にラポール形成がなくてはならない（表3, 4）．医療面接で聴取する内容としては，主訴，現病歴，社会歴，既往歴，家族歴などがある．医療面接はかつて問診とよばれていたが，その表現が一方的なものであることなどから，最近では問診という語は使われないようになった（図1, 2）．

　医療面接をより効果的に行うために，一般的には質問表を事前に記載してもらい，それをみながら医療面接を進めると，見落としが少なく効率的で客観的，系統的にまとめることができる（表5）．

表3　面接の基本

1. 身だしなみ	清潔な頭髪・服装・爪・など，マスク・防塵メガネは外す
2. 態　度	共感的態度：痛みで大変でしたね． 支持的態度：痛くて眠れないでしょう． 評価的態度：少し考えすぎではないですか． 解釈的態度：薬の飲み過ぎではないですか． 調査的態度：歯磨きは1日何回しますか． 逃避的態度：痛くないはずですから，またにしましょう．
3. コミュニケーションの進め方	①開放型質問　Open-ended Question　導入に用いる ②閉鎖型質問　Closed Question　「はい」「いいえ」 ③中立型質問　Neutral Question　名前・年齢など答えは一つ ④集中型質問　Focused Question ⑤繰り返しの質問　Repeat Question

表4　医療面接の進め方

1. 導　入	ラポールの形成 挨拶・自己紹介・患者確認（フルネーム），時間厳守
2. 主訴の把握	来院（検診）の理由
3. 感情面への対応	共感・理解・正当化
4. 不足部分の補充	閉鎖型質問
5. 既往歴・家族歴	既往歴・家族歴の医療情報の収集 これまでの健康に関する履歴（基礎疾患など） 遺伝性の疾患・家族的な疾患
6. 要　約	内容をまとめ患者に確認
7. 診察の説明	検査・鑑別疾患など
8. クロージング	聞き漏らしがないか確認 「言い忘れたことや質問はありませんか？」

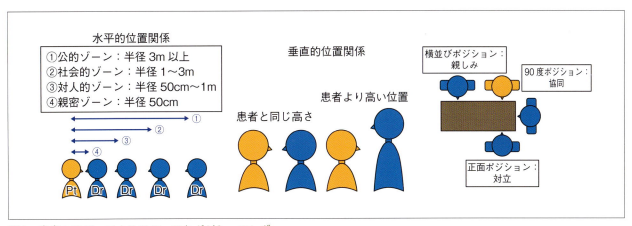

図1　患者とのパーソナルスペースとポジショニング

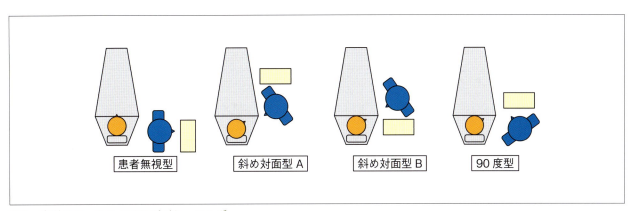

図2　歯科ユニットにおけるポジショニング

表5　医療面接で記載する事項

(1) 主 訴	患者の自覚症状のうちで最も苦痛なこと
(2) 現病歴	誰が，いつ，どこが，どのように，どうして，を発症から現在までの状態を経時的に聞く（5W1H）
(3) 既往歴	患者が過去に罹患した病気や出来事 　①現在の疾患の診断に重要なもの 　　たとえば 上顎洞根治手術（蓄膿症）⇒ 術後性上顎嚢胞 　　　　　　　転移腫瘍　　　　　　　　⇒ 他領域の悪性腫瘍 　②現在の疾患の治療に重大な影響を及ぼすもの 　　循環器疾患，呼吸器疾患，代謝・内分泌異常，血液疾患，出血性素因，肝および消化器疾患，神経精神疾患，性病，ウイルス性疾患，アレルギー，常用薬剤の有無と種類，その他　女性に対して月経，妊娠，出産等
(4) 家族歴	血縁者，同棲者の疾病の歴史 　癌，遺伝性疾患，血友病，奇形，症候群，慢性伝染性疾患などを聴取
(5) 社会歴	生活習慣，職業の内容

表6 口腔に診られる症候

疼痛（pain）		
痙攣（spasm）と麻痺（palsy）	痙攣・間代性痙攣	下顎の不随意的上下運動（高度の緊張，発熱），顔面チック
	強直性痙攣	強度の開口障害（破傷風，てんかん）
	麻痺	運動麻痺と知覚麻痺
腫脹（swelling），腫瘤（tumor, mass）	原因	炎症，腫瘍，囊胞，肥大，浮腫，血腫，うっ血，埋伏歯
	症状	炎症性の腫脹，充実性の腫脹，貯留による腫脹
	診断	経過，部位，大きさ，形，色，境界，硬さ，痛み
皮膚・粘膜の色調の変化（color）		
発疹，粘膜疹（eruption, enanthema）		
硬度（consistency）と触感（tactile impression）	硬度	柔軟，弾性軟，泥様軟，弾性硬，板状硬，軟骨様硬，骨用硬，歯牙様硬
	触感	波動（囊胞，膿瘍），圧縮性（血管腫），ねん形性，羊皮紙様感，捻髪音，軋轢音，拍動性，握雪感，局所熱感
潰瘍（ulcer），びらん（erosion）	概念	潰瘍（皮膚粘膜の欠損），びらん（表皮層のみの欠損）
	種類	アフタ，びらん，外傷性潰瘍，癌性潰瘍，特異性炎による潰瘍
壊死（necrosis），壊疽（gangrene）		
膿瘍（abscess）	概念	限局性化膿性炎により局所の組織が融解し膿の貯留したもの
瘻（fistula）	概念	組織内部の病巣あるいは空隙から粘膜または皮膚面へ連絡している組織欠損
	分類	先天性瘻と後天性瘻（化膿性炎，外傷），外歯瘻と内歯瘻
開口障害（trismus）	原因	炎症性，腫瘍性，瘢痕性，神経性，関節性，外傷性
咀嚼障害（masticatory dysfunction）	概念	食物を嚙み砕き，食塊を形成し，嚥下するまでの口腔咽頭の生理的な障害
	分類	発達不全，咀嚼システムの器質的障害や機能障害（顎関節症，炎症，神経障害），心因性障害
嚥下障害（dysphagia, disorder of swallowing）	概念	口腔に入れた食物を咽頭，食道を経て胃に送り込む一連の運動 第一期（口腔期，随意運動） 第二期（咽頭期，反射および不随意運動） 第三期（食道期，不随意運動）
	原因 機能的障害	中枢性として，脳血管障害，側索硬化症，パーキンソン 末梢性として，舌下，舌咽，迷走神経障害，筋ジストロフィー，ジフテリア後麻痺
	器質的障害	舌，口蓋，咽喉の炎症と腫瘍，症候群
口臭（mouth odor）	原因 生理的	食物，嗜好品，口渇
	病的 口腔内	う蝕，歯周病，不適合補綴物，歯性感染症，口内炎，悪性腫瘍，血液疾患
	病的 口腔外	鼻咽腔・気管・肺疾患・消化器障害，代謝疾患，熱性疾患，吸収された薬物
	心理的	自臭症（口腔領域の神経症）
出血（bleeding）	種類 時期による分類	一次出血，二次出血（出血性素因の存在）
	血管による分類	動脈性，静脈性，毛細管性，実質性出血
	血管の状態による分類	破綻性出血，漏出性出血

局所の解剖学的，機能的特徴によって異なる

2）視 診

現症の把握は診断において最も重要．症候・徴候を見逃さないためには順序立てて診察する（表6）．

(1) 全身所見

診察は患者が診療室に入った時点から始まる．患者の性別，年齢を問診票で確認し，身長，体重，栄養状態，体格を把握すると同時に，歩行できるか，また歩行の状態，ADLの程度を可能な範囲で確認する．必要に応じて体温，呼吸，血圧，心電図などのバイタルサインを記録する（後述）．

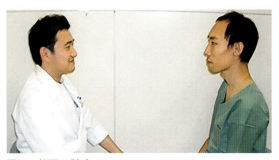
図3　顔面の診察
患者と同じ高さの目線で向い合う

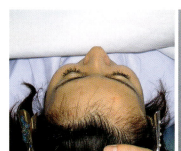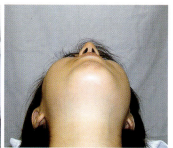
図4　頰部, 頰骨部, 下顎下縁の確認は上方, 下方から診察

ADL（activities of daily living）とは，食事，排泄，着脱衣，入浴，移動など，日常の生活を送るための必要な基本動作をさす．高齢者の身体活動能力や障害の程度をはかるための指標となっている．

(2) 顔貌所見

顔面の診察に際しては患者と同じ目線の高さで向かい合って座り，顔面全体を診察する旨を説明して了承を得る．表情，顔貌の異常を観察する．特に左右差，異常運動などを診る．顔面の非対称性により腫脹や腫瘤，あるいは麻痺の有無を判断する．口唇や眼瞼結膜以外にも，指，爪の色からチアノーゼ，貧血の有無，黄疸の有無を確認する（図3, 4）．

(3) 口腔内所見

上下，左右そして口腔軟組織を含め一口腔単位として口腔内を隅々まで観察する．確認事項として，病変の部位，大きさ，形態，色調，表面の形状，辺縁と境界，咬合関係，唾液の分泌状態などを系統的に注意深く診査する（図5, 表7）．

①**大きさ**

直接測定できるものは，実測値で示すことが多い（例：15×20×30mm）．軟組織深部の腫瘤，頸部リンパ節など直接測定できないものは，米粒大，小豆大，大豆大，小指頭大，拇指頭大，鶏卵大，手拳大，乳児頭大などの用語を用いて記載する．

②**形　態**

疾患により特徴的な形態を示すものでは診断的意義が高い．カルテ記載例として球状，半球状，疣状，板状，有茎性，限局性，腫瘤性を用いる（図6）．

③**色　調**

色調の変化を確認することは重要．皮膚，粘膜の色調に影響を与える因子として，上皮層の厚さや角化度，皮下（粘膜下）組織の性状，直下の血管網，血液供給量，色素沈着などが考えられる．腫瘍，炎症，色素沈着，異物の迷入などにみられるように，健常とは異なった特異的な色調を呈する疾患がある．白板症（白色），血管腫（暗赤〜紫色）など特有の色調を呈するものでは診断的意義が高い．カルテ記載例として赤色，帯白色，帯黄色，赤紫色，青紫色，黒色がある（表8）．

④**表面の性質**

被覆粘膜（皮膚）の性状も重要であり，特徴的疾患の診断に寄与する．健常粘膜に被覆されていれば非上皮系の病変，粘膜構造に異常があれば上皮系の病変が疑われる．表面の性状により悪

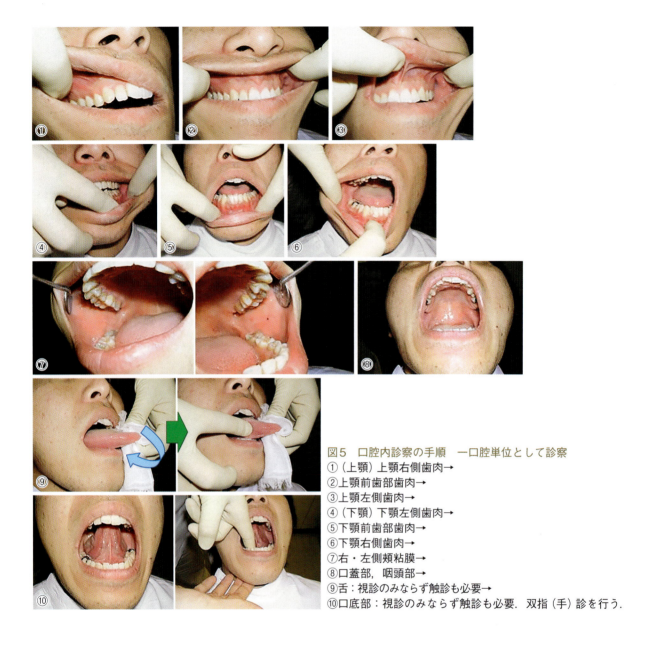

図5 口腔内診察の手順 一口腔単位として診察
① (上顎) 上顎右側歯肉→
② 上顎前歯部歯肉→
③ 上顎左側歯肉→
④ (下顎) 下顎左側歯肉→
⑤ 下顎前歯部歯肉→
⑥ 下顎右側歯肉→
⑦ 右・左側頬粘膜→
⑧ 口蓋部, 咽頭部→
⑨ 舌:視診のみならず触診も必要→
⑩ 口底部:視診のみならず触診も必要. 双指(手)診を行う.

表7 口腔内所見のチェックポイント

表面形態・色調	腫脹, 肥大, 腫瘤, 結節, ポリープ, 膨疹, 丘疹, 角化亢進, 水疱, 膿疱, 膿瘍, 囊胞, びらん, 潰瘍, アフタ, 白斑, 紅斑, 紫斑, 色素斑, 萎縮, 偽膜, 剝離
病変の大きさ	粟粒大, 大豆大, 小指頭大, 拇指頭大, 鶏卵大などと表現 長径と短径を計測し, ○mm×○mmという記載が客観的
形と範囲	類円形, 楕円形, 不整形などの病変の外型, その範囲を診査
境 界	健常組織と病変との境界が明瞭か, 不明瞭かを診査
硬 さ	弾性硬, 弾性軟や骨様硬など触診の際に指で感じる硬さ
個 数	病変の個数. 孤立性か, 多発

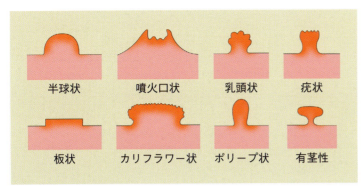

図6 病変形態の模式図

表8 口腔粘膜によくみられる色調と考えられる病態

赤色	上皮下毛細血管の拡張，上皮の菲薄・脱離 ⇒ びらん，潰瘍，炎症，腫瘍など
白色	上皮角化細胞の肥厚，線維性組織の増殖，真菌 ⇒ 白板症，角化亢進症，褥瘡，カンジダ症など
黄色	脂肪成分・アミロイドの過剰産生 脂肪腫，アミロイドーシス，唾液腺腫瘍など
黒褐色	血液の貯留・停滞，メラニンまたは外来異物の沈着 血管腫，動静脈奇形，血腫など

性腫瘍を疑うこともある．カルテ記載例として平滑，粗造，光沢，カリフラワー状，緊張，潰瘍，びらん，角化，瘻孔がある．

⑤**周囲との境界**

病態の把握のために周囲との境界を確認することは重要である．特に悪性腫瘍では，境界不明瞭な場合があるので注意を要する．カルテ記載例として明瞭，不明瞭，び漫性がある．

⑥**数　量**

疾患の数量も確認しカルテ記載する．カルテ記載例として単発，多発，散在などがある．

その他として咬合関係，唾液の分泌状態を評価する．咬合関係では，咬合支持の有無，ブラキシズムの有無，咬耗の状態などを確認する．

3) 触　診

触診により局所の腫脹，腫瘤，硬度，圧痛の有無，骨折の有無，皮下気腫，熱感，冷感，感覚異常などを知ることができる．疾患により特有の硬度や触感を示す場合があり，触診の診断的な意義は高い．その経過，病期により硬度や触感の変化を示す疾患があり，その病変の進行および治療過程の判断の目安となる．疾患によっては，波動，羊皮紙音，軋轢音の有無などもみることが診断のポイントとなり大切である．また，リンパ節の状態（大きさ，圧痛，可動性，硬さ）を系統的に注意深く診査しなければならない．手順として触診も視診と同様に全体から局所へと診察を進めることが基本である（図7, 8）．

触診所見による確認事項をあげる．

(1) 硬　さ

悪性腫瘍では一般に，健常部との移行部に硬さを触れる（硬結）ことが多く，炎症性病変では一般に有痛性で軟らかく，慢性化，線維化すると硬くなる．放線菌症では板状硬結を示す．カルテ記載例として弾性軟，弾性硬などがある（図9）．

(2) 触　感

表面の性状を確認し，以下の点について精査する．

・拍動性：患部を触診して拍動を触れる　⇒　血管由来の病変　血管腫
・圧縮性：圧迫した場合に腫脹の容積が減少する　⇒　内部が充実性の病変　類皮囊胞

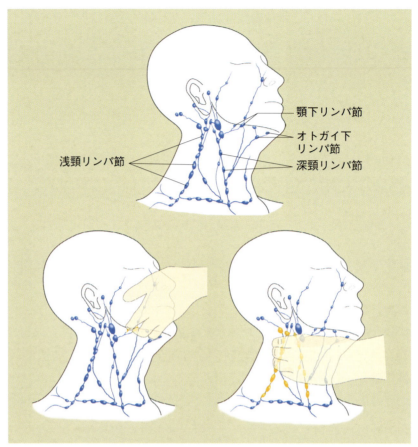

図7　頸部リンパ節の分布および触診方法
（高木　實：カラーグラフィックス口腔の構造と機能．医歯薬出版）

- 羊皮紙様感：ペコペコという感触　⇒　皮質骨を菲薄化する病変　エナメル上皮腫
- 握雪音：雪を握ったときの触感　⇒　空気の貯留を呈する病変　皮下気腫
- 軋轢音：車がきしむときのキシキシという音　⇒　骨の破断を呈する病変，骨折
- 波動：組織に液体が貯留しているときの触感　⇒　液状成分の貯留する病変，蜂窩織炎

(3) 周囲（粘膜，皮膚，骨）との関係

　病変の境界の明瞭度，深さ，癒着，可動性，硬結の有無を確認する．可動性の有無は，頸部リンパ節の触診では重要である．その他として，麻痺の有無，圧痛の有無，局所熱感の有無も確認する．Malgeigneの圧痛点（骨折部に限局した圧痛点）により骨折線を知ることができる．
　顎関節の触診では，耳珠前縁に示指をおき，患者にゆっくりと開口させると下顎頭運動を触知することができる．関節雑音を有する場合，音の発生時に振動が指の腹に伝達され認知できる（図10）．

4）打診と聴診

　打診は，歯に対する評価方法として攝子などを用いて行うことが多く，歯および歯周組織の状態を知るために大切である．歯髄炎では激しい打診痛がみられるが，歯の根尖方向に叩くことを垂直打診，歯軸に対し直角に叩くことを水平打診といい，前者は根尖性歯周炎での痛み，後者は

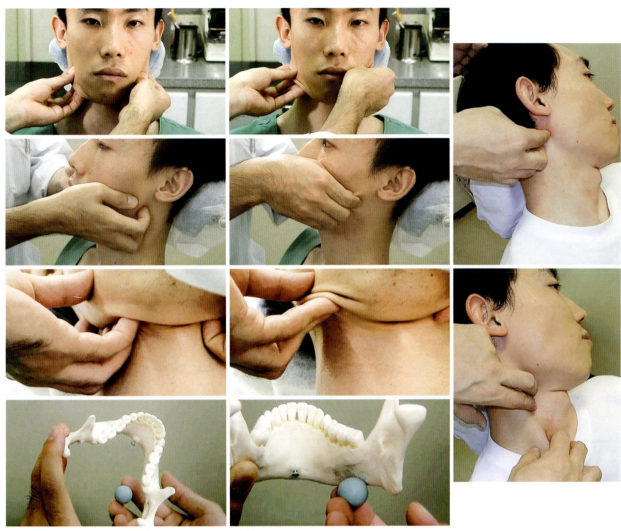

図8 顎下リンパ節および深頸リンパ節の触診方法

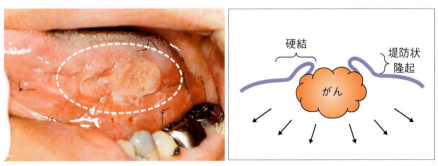

図9 口腔がんにおける周囲の硬結
・周囲に硬結がある　・堤防状に隆起している

辺縁性歯周炎での痛みが生じることが多い．歯列の左右対称歯を打診し，患歯の両隣在歯も同程度に叩き反応をみる．歯性感染症では通常原因歯が存在し，打診痛を生じる．急性下顎骨骨髄炎では，原因歯以外の患側歯にも打診痛が生じる．これを弓倉症状とよぶ．

　歯科の日常臨床で聴診を行うことはまれであるが，専門的に，摂食嚥下障害や顎関節症の診断に聴診を用いることがある．関節雑音の種類としては，click（弾発音，下顎頭が前方転位した関

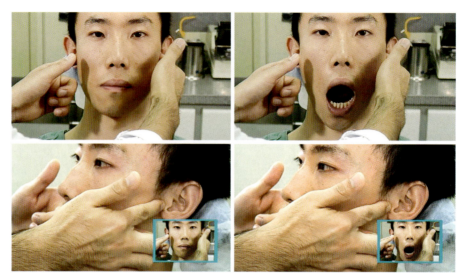

図10 顎関節運動（回転と滑走運動）の触診法

節円板の後方を通過する際の衝撃音「カキン」「コキン」）とcrepitus（摩擦音，骨表面が変形しているため，下顎頭が粗造面を通過する際に発する雑音「ガリガリ」「ゴリゴリ」）がある．

5）画像検査

画像検査は，不明病巣の抽出はもちろんのこと，臨床所見や検査結果から病態の確認および経過の確認の手段として重要な検査である．また，ある特定疾患を鑑別するために行う検査などがある．各画像検査の特徴を理解し，患者のために効率のよい検査を選択する．

（1）頭頸部単純X線写真検査
①口内法X線検査
デンタルX線検査が主である．撮影法には二等分法，平行法，咬翼法，咬合法などがある．歯冠や歯根，歯槽骨の状態を描出するのに優れている．特に歯槽硬線と歯根膜空隙の確認は重要である（図11）．
②口外法X線検査
パノラマX線断層撮影法，後頭前頭方向撮影法，頭部X線規格断層撮影法，軸方向撮影法，Waters撮影法，顎関節X線断層撮影法，造影X線断層撮影法（唾液腺造影法，顎関節内造影法，血管造影法）などがある．X線透過方向の設定により撮影部位を明確に選択する（図12）．

（2）CT scan：コンピュータ断層検査
人体に多方向からX線を照射し，3次元的に画像化を行える．短時間撮影のためスパイラルCTが用いられる．近い将来32列，64列もしくはそれ以上のCTが登場すると考えられている．検査時は，患者の被曝量（数十mSv以上の被曝がある）増加も考慮しなくてはならない．口腔領域では，しばしば歯科金属におけるアーチファクトのため読影が困難な場合があり，金属除去などを考慮する．保険適応外の検査であるが，有用な検査の一つに歯科用コーンビームCT（歯科用CBCT）がある．空間分解能が高く，低被曝な撮影が可能となり，智歯と下顎管の関係やインプラント埋入時の骨幅など，詳細な骨の形態情報が得られる（図13）．

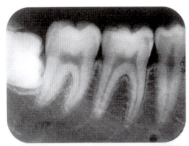
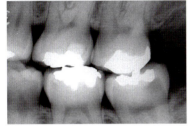

図11 二等分法，咬翼法（上のX線：東　与光，生田裕之：口腔画像診断の臨床，医歯薬出版）

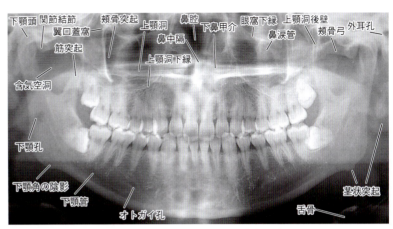

図12 パノラマX線写真から得られる解剖学的部位・名称

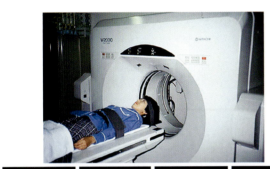
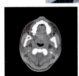
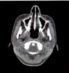
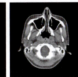
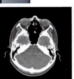

図13 エックス線CT画像

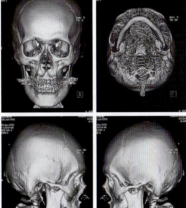
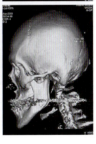

3次元再構築画像

(3) MRI：磁気共鳴画像検査

　MRIは，人体に含まれる水や脂肪の分布を断層画像として診断する方法である．X線を使用しないため放射線被曝がなく，口腔領域特有の金属影響も比較的少ない．任意の断層撮影が可能である．プロトン密度とエネルギーの緩和時間によりT1W像とT2W像，脂肪抑制像がある．1.5テスラMRIが主流であるが，最近では3テスラMRIも登場し，より高画質な画像の描出が可能となった．分解能に優れ病巣と健常組織の境界を明瞭にし，病巣進展範囲を正確に描出する．撮影の禁忌として，ペースメーカー使用患者，クリッピング施行患者，磁性体装着患者，その他体内に金属・異物がある患者とされている（図14，15）．

(4) 核医学検査

　体内に放射線薬剤を注入し，検出器で測定画像化する機能的画像検査である．腫瘍シンチグラフィー（^{67}Ga），骨シンチグラフィー（^{99m}Tc），唾液腺機能シンチグラフィー（^{99m}TC），陽電子放射断層撮影PETが主である（図16）．

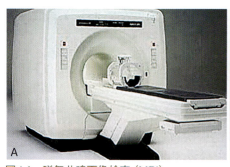
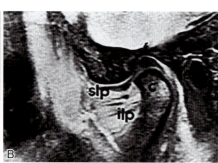
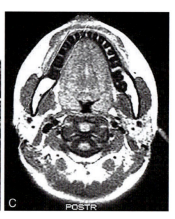

図14　磁気共鳴画像検査（MRI）
B：顎関節部断層像　　C：舌・下顎部

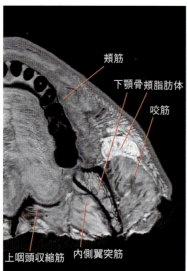
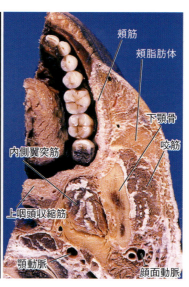

図15　MRI
MRI（咬合平面の高さで切断した水平断面観）（高橋常男：一からわかる口腔外科疾患の診断と治療，医歯薬出版）

　PET scanに関しては，必須の検査といえる．主にがんの検出や治療効果判定，再発診断など，がん診断において精度の高い機能的画像診断法である．

(5) US：超音波画像検査

　生体内部に超音波を当て，その反射，衰弱などを検出し，生体の形態や動態機能を映像化する検査方法である．例えば舌悪性腫瘍の深達度を測定に用いることもある．

(6) 顎内視鏡検査

　持続的に生理食塩液などで関節腔内の還流洗浄を行いつつ関節鏡によって直視する検査法である．関節腔内のさまざまな病変の検出に優れている（図17）．
　その他としてX線透視検査などがある．顎口腔領域では，動態検査（嚥下機能など）が主である．造影剤を直接口腔より摂取し，X線撮影を連続で行う検査法である．術後の口腔がん患者に嚥下訓練評価目的に行う検査である（図18）．

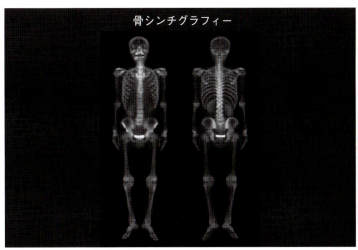
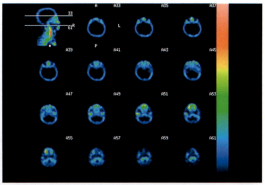
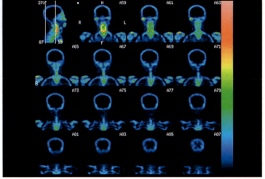

図16　骨シンチグラフィー
　99mTc-HMDP（hydroxy mathylene diphosphonate）1020mCi 静注後，3h後　排尿．
　寝台にて両腕を脇腹につけ仰向けにてガンマカメラにて正面・背側より撮像．
　撮像時間は20分ほど．核医学一体型SPECT／CT装置（ガンマカメラ）（GE Infinia VC Hawkeye）

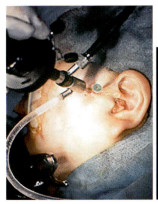
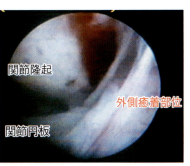

図17　顎関節腔内視鏡

図18　X線透視検査
　バリウムを飲む．

6）臨床検査

　口腔外科領域で行う臨床検査には，血液検査，病理組織学的検査，細菌検査，生理検査，遺伝学的検査などがある．主訴，現病歴，既往歴，現症などによって得られる情報から判断される診断名が初診時臨床診断で，最終診断と一致するとは限らない．確定診断が得られない場合は，血液検査，病理組織学的検査，CT，MRIなどの高度な画像検査などを行う必要がある．開業歯科医師も臨床検査依頼は可能であり，必要があれば積極的に導入する（表9，10）．

(1) 血液検査

　血液検査には，血算，凝固機能検査，生化学検査，免疫学検査などがある．炎症性疾患（骨膜炎，蜂窩織炎など），腫瘍性疾患（癌腫，肉腫など），口腔に症状を示す全身性疾患（白血病，貧

表9 さまざまな臨床検査

血液学的検査	血球，止血機能，線溶，血液型
生化学検査	糖，タンパク，脂質，酵素，電解質，ビタミン，ホルモンなど
免疫学的検査	感染症免疫抗体，自己抗体，補体
微生物学的検査	細菌の培養・同定，感受性テスト
病理学的検査	細胞診，組織診
一般検査	尿，糞便，穿刺液など
染色体・遺伝子検査	

表10 さまざまな機能検査

臨床生理学的検査	・循環機能検査（心電図） ・呼吸機能検査（血液ガス，呼吸運動記録） ・神経・筋機能検査（脳波，脳磁図，筋電図） ・基礎代謝検査
生体機能検査	・肝・胆道機能検査（ICG，BSP） ・腎機能検査（PSP，クレアチニンクリアランス） ・膵機能検査（経口グルコース負荷試験） ・内分泌機能検査
口腔・顎機能検査	・咀嚼機能検査 ・下顎運動機能検査 ・嚥下機能検査 ・言語機能検査 ・鼻咽腔閉鎖機能検査
皮膚・感覚機能検査	・皮膚検査（皮内検査，貼付試験） ・感覚器検査（視力・聴覚・平衡覚・臭覚・味覚・皮膚感覚検査など）
心理・精神機能検査	・質問紙法（ミネソタ多面人格検査） ・投影法（Rorshachテスト）

血，代謝異常症，ビタミン欠乏症など）を疑う場合は，血液検査は必須である（**表11**）．

(2) 病理組織学的検査

軟組織や硬組織病変の臨床診断は，確定診断に至らないことがあり，最終的には病理組織学的検査によることが多い．病理検査の役割や重要性について理解し，適切な検査を行うようにする．染色方法は，一般的なヘマトキシリン・エオジン染色を主体に，目的に応じて特定組織成分の分別染色，免疫染色などを行い，正確な病理診断を導く．また，生検とは診断のために試験的に組織の小片を採取し病理組織学的検査を行うことをいう．悪性腫瘍などの初期診断に侵襲を加えたくない場合は，細胞診を行うこともある．細胞診は表層細胞の採取にとどまり，あくまでも悪性（異型細胞）度の評価だけで最終的な診断とはならないので，過信は禁物である（**表12，図19**）．

(3) 細菌検査

病変部から細菌を採取して培養の結果から原因菌，起炎菌を判定する．検体採取，冷蔵保存などをしっかり行い，目的菌を検出する．検体を正確に採取し，速やかに検体処理を行い，細菌検査室へ送る．各種抗菌薬の感受性試験やMICなどを追加することができる．

(4) 生理検査

心電図・筋電図・呼吸機能（肺活量など）・脳波などの，身体の臓器の活動の様子（機能）を調べる検査のことをいう．physical examinationとはいわゆる「身体所見の診察」をさすので，血圧脈拍体温などはもちろんのこと，視診・触診・打診・聴診その他による全身の所見も含まれる．

(5) 遺伝学的検査

遺伝子は，疾病や奇形の原因，体質，さらに将来に罹患する原因となることがある．遺伝学的検査には多くの種類があり，病気の原因となる染色体，DNA，RNA，タンパク，または化学物質の有無，活性を調べる．

表11　日本臨床検査医学会「基本的検査」ガイドライン（2003改定案）

基本検査（1）	いつでもどこでも必要な検査
1. 尿検査	タンパク，糖，潜血
2. 血液検査	赤血球数，ヘモグロビン，ヘマトクリット，赤血球数，赤血球恒数
3. CRP	
4. 血液化学検査	総タンパク，アルブミン［アルブミン・グロブリン比］
基本検査（2）	入院時あるいは外来初診時でも必要なとき行う検査
1. 尿検査	色調，混濁，pH，比重，タンパク，糖，潜血，尿沈渣
2. 血液検査	赤血球数，ヘモグロビン，ヘマトクリット，赤血球数，赤血球恒数，血小板数，末梢血液像
3. 血液化学検査	総タンパク，タンパク分画，随時血糖（またはヘモグロビンA1c），総コレステロール，中性脂肪，AST，ALT，LDH，ALP，γ-GT，コリンエステラーゼ，尿素窒素，クレアチニン，尿酸
4. 糞便検査	潜血反応
5. 血清検査	CRP，HBs抗原・抗体，HCV抗体，梅毒血清反応
6. 胸部単純X線検査	
7. 腹部超音波検査	
8. 心電図検査	

（日本臨床検査医学会より一部改変）

表12　組織診と細胞診の臨床的な相違

組織診		細胞診
困難な場合あり	検体採取	容易
あり	人体への侵襲	ほとんどなし
困難	反復検査	容易
数日	標本作成期間	1時間
数日後	診断結果	迅速
可能	腫瘍の浸潤度の立証	不可能
可能	腫瘍部位の立証	不可能
確定・推定	診断	スクリーニング・推定

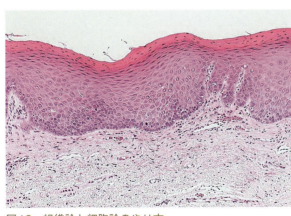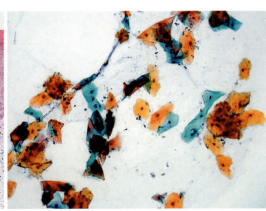

図19　組織診と細胞診のやり方
　　組織診：病変部を切除して採取．組織の構築と細胞異型．H＆E染色．
　　細胞診：穿刺，擦過，捺印で採取．細胞異型．パパニコロ染色．

医療連携と周術期管理

柴原孝彦，梅村長生

1. 医療提供体制改革と口腔外科

　従来歯科医療は，自院において診察，診断そして治療が完結できる診療体制になっている．しかし，未曾有の高齢社会を迎えたため多くの基礎疾患をもつ患者が，複数の薬剤を内服している病態が増え，さらに患者の医療に対する高度な要求が多様化しており，自院完結型の歯科医療は困難になりつつある．特に口腔外科疾患の場合では，1つの医療機関を受診すればすべて完結できる訳ではない．まず歯科診療所を窓口とした地域包括型医療を主体に，適切な口腔外科医療が受け入れられる病院歯科のある地域の医療施設を最大限に活用する医療機能分担と連携の促進をはかり，地域全体で患者の歯科医療ニーズを受け止めていこうとするのが，地域包括型医療のあり方である（図1）．

　一般的に，口腔外科疾患の場合，専門医への紹介までに要する期間は開業医師よりも開業歯科医師のほうが長くなる傾向がある．これは医師の場合，自分の分野以外には精通していないため専門機関に躊躇なく紹介するのに対して，歯科では歯性感染などを疑って処置に時間を要することが多くなるためである．特に口腔癌では顕著にその傾向がみられる（図2）．欧米では漫然と経過観察を続けて専門機関に紹介が遅れることは訴訟に発展する十分な理由となる．日本でも同様のケースが増えてきていることを肝に銘じてほしい．したがって，口腔外科治療が患者本位の医療サービスとして提供されるには，一次医療での歯科診療所の役割，二次医療での病院歯科における入院医療を主体とした機能，さらには，三次医療での先進的な技術や特殊な医療を行う大学病院や400床以上の大病院歯科の機能を見直し，連携ネットワークを構築して住民，患者の視点に立った医療連携体制への転換が求められる（表1）．

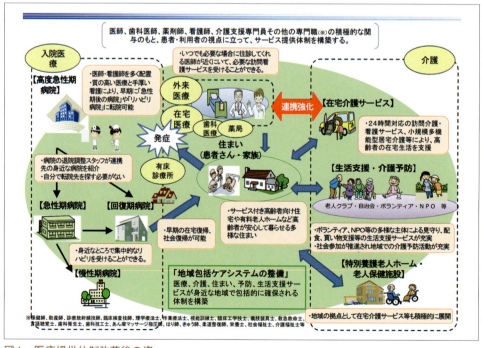

図1　医療提供体制改革後の姿

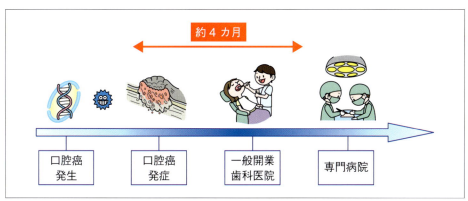

図2 口腔癌患者の専門病院への来院経過

表1 病床機能と病院が果たす機能の整理

（病床の機能） ※報告制度で議論 されてきたもの	（病院の類型）	（医療機能に付加して 病院がもつべき機能）	（診療報酬のイメージ）	
高度急性期	（三次救急病院等）	（例：臨床研修機能）	診断群に応じた支払い（DPC，機能評価）	
急性期	（急性期病院等）	（例：二次救急）	診断群に応じた支払い等（DPC等）	
	地域医療・介護支援病院	高齢者の救急受入れ，在宅医療支援，医療・介護連携，ケアマネジメント支援	診断群に応じた支払い（DPC）	＋機能強化
回復期			包括支払い	
	（回復期リハ病院等）		包括支払い（＋リハ評価等）	
慢性期	（療養病床の病院等）		包括支払い（重症度評価等）	

DPC（診断群分類）：Diagnosis Procedure Combination の略
四病院団体協議会：医療提供体制のあり方　追加提言資料2013年11月18日より

　医療連携は，患者のみならず医療側の安心・安全な歯科医療提供の重要なバックアップ体制となる．地域基幹施設の口腔外科，または口腔癌の治療病院と多職種とのネットワーク構築と連携が必要である．

2. 連携医療を行ううえでの心構え

1）口腔外科疾患を疑う目

　歯科医療は代表的な疾患であるう蝕や歯周病を主体とした診療が中心であるが，診療経験を重ねて病状の変化を見逃さないという診療の目をもつことが重要である．口腔外科疾患であれば，病態の把握，患者リスク，己の技量，医院の環境等も併せ考え，患者のため正確な診断と適切かつ速やかな治療ができるよう配慮する．偶発症，併発症，合併症がある場合には，続けての管理が可かを判断し，高次医療機関への紹介による治療が必要かを選択する．また，粘膜疾患の場合，2～3週で粘膜上皮が再生されるターンオーバー機能を経過観察し，不自然な経緯であれば高次医療機関へ対診する必要があるかを見極める．

　口腔粘膜の異常の有無にかかわらず診察は問診から始まり，現病歴，既往歴，家族歴，生活習慣を聴取して初めて病変の診査に入る（図3，表2）．

2）外科手術上注意を要する全身性疾患への理解

　注意すべき口腔内症状と全身性疾患との関係を表3に示す．ほとんどの高齢者は何らかの薬剤

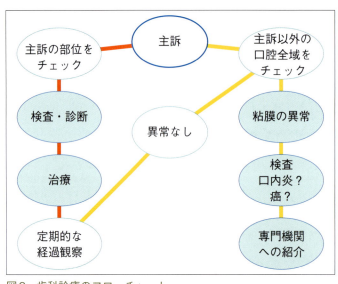

図3 歯科診療のフローチャート

表2 口腔内診察の心得 3か条

・口腔を隅々まで観察する
・あやしい状態を発見する
・診断にこだわらない

表3 注意すべき口腔症状と全身状態

	サイン	全身状態
ドライマウス	唾液分泌低下	唾液の抗酸化作用の低下による発癌リスクの増加．薬剤の副作用に注意
舌乳頭の萎縮 口角炎	抗酸化栄養素，微量元素摂取不足，慢性口腔カンジダ症	長期低栄養状態，易感染性による局所免疫低下
口　臭	口腔衛生不良	自力で口腔清掃不能，口腔環境の悪化
喫　煙	口腔環境の悪化	強力な発癌作用
過度の飲酒	口腔環境の悪化	口腔内のアセトアルデヒド濃度の上昇による発癌作用．慢性的な刺激による局所の炎症反応
義歯が合わない	不良補綴物	口腔カンジダ症による発癌
その他	頭頸部・消化器癌罹患の既往，HPV感染	癌にかかった人は二次癌を発症しやすい．中咽頭癌で陽性率高い

表4 唾液分泌量を低下させる薬剤（代表例）

抗うつ薬	トリプタノール，パキシル，ルボックス
睡眠薬	ハルシオン
アレルギー薬	ニポラジン，アレグラ，アタラックス
抗パーキンソン薬	マドパー
抗精神病薬	セレネース，ドグマチール，ウィンタミン
抗コリン薬	ブスコパン，バップフォー
鎮痛薬	プレセデックス，MSコンチン，セレコックス
降圧剤	カタプレックス，アルドメット，アルダクトン
抗不安剤	ジプレキサ，デパス，コントール，メイラックス

を服用している．加齢や認知症とともに薬剤の副作用で唾液分泌の低下が起こり，その結果，多くの口腔病変の発症にかかわってくる（表4）．

認知症患者，身体障害を有する独居の高齢者，経口摂取不良が続いている患者では慢性的な栄養不良，口腔清掃不良に陥っており，口腔癌を含め口腔疾患のリスクが高まっている．

これらの患者は身体の変化を認知する能力が低下し訴えることも困難なため，診断が遅れて進

行癌になるケースが有意に高いことが報告されている．訪問歯科診療では義歯を必ずはずして介助者のもとで口腔内全体を明るい照明器具のもとに入念に口腔内診査をする必要がある．また，口腔内の出血，顎顔面や頸部のしこりの有無，顎や舌の動きの変化などにも注意することが大切である．また，注意事項として唾液分泌が低下している患者にはアルコール含有のマウスウォッシュは避けるべきである．歯科医師，歯科衛生士などは認知症患者に接する看護師や多職種に口腔内症状と口腔ケアについて，今後さらに積極的に説明し理解してもらう必要がある．

3. 周術期管理

1）周術期とは

周術期（perioperative period）とは，患者が入院に至る前後の期間を含めた一連の期間をいう．「周術」には3つの段階，術前，術中，術後が含まれる．したがって，入院中の周術期管理は医師（外科医，麻酔科医など）の協同管理として行われ，それに対応して行われる看護を周術期看護とよぶ．現段階では，規定文書に「歯科医師」の文言は入っていないが，口腔外科手術患者では当然履行すべき業務である．

2）周術期と口腔機能管理

急性期病院にあっては，病院の機能分担のうえで在院日数の短縮が求められている．

口腔機能の管理による在院日数に対する削減効果は多くの研究報告により明らかにされつつある（千葉大学医学部附属病院における介入試験結果）(図4).

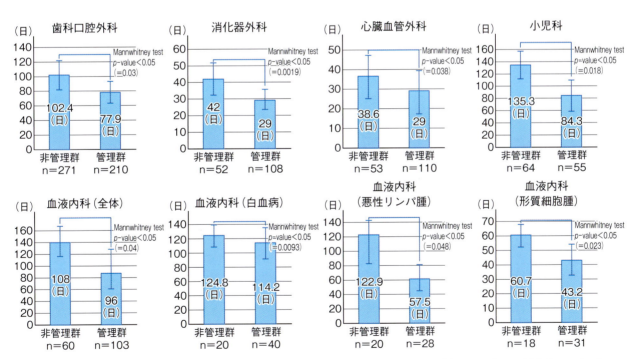

- いずれの診療科においても在院日数の削減効果が統計学的に有意に認められ，その効果はほぼ10%以上あることが明らかになった．
- 口腔に近い領域だけではなく，侵襲が大きな治療の際に口腔機能の管理が重要であると考えられる．全身的負担の大きな治療に際して，後述するように，口腔内細菌叢が崩れるのを防いでいるものと推測できる．

図4　口腔機能の管理による在院日数に対する削減効果（中医協専門委員提出資料25.11.22）

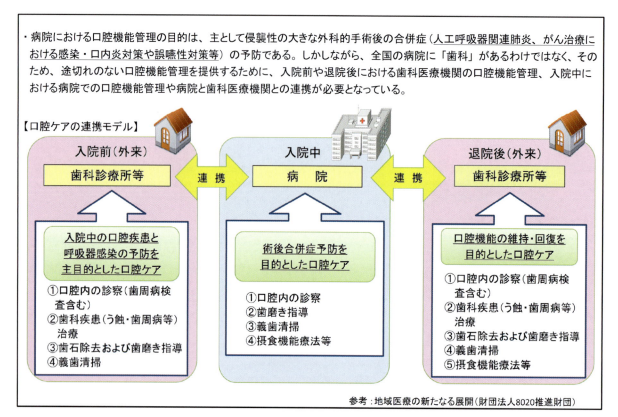

図5 入院前から退院後における口腔機能管理について

(1) 術後性肺炎と口腔機能管理

　手術後の合併症の最も重篤なものの一つに肺炎がある．手術にあたって全身麻酔をかける際に挿管を行った患者の場合，挿管を行わなかった患者と比較して肺炎の発生率が6～20倍増加し，挿管患者の8～28％に人工呼吸器関連肺炎（ventilator associated penumonia：VAP）が発症する[1]．その致死率も25～50％との報告もある．したがって米国CDCガイドラインでは，院内肺炎の予防策として口腔ケアがあげられている．

(2) 周術期の口腔機能管理の重要性

　VAPも含めた術後肺炎の感染経路は，誤嚥や麻酔時の挿管チューブによる流入が主なものである．また，術後にICUに入った患者は，口腔内の唾液分泌量が著しく低下しているうえ，酸素吸入などで口腔内が乾燥しやすい．

　その結果，口腔内の自浄作用が低下し，プラークや舌苔の微生物が増殖しやすい環境にある．

　特に，歯周病はバイオフィルムを形成したプラークが歯面に付着しているため術後肺炎の大きな原因となる．

　これらの理由から，周術期における口腔機能管理は大切である（図5）．

(3) 周術期における口腔機能管理と病診連携

　周術期における口腔機能管理の重要性が認識されるに伴い，保険請求のうえでも評価され平成24年改定から口腔機能の管理に対する医療機関相互の連携が点数化されている（図6）．これら

文献： 1) American Thoracic Society：Am J Respir Crit Care Med, 171：388-416, 2005.

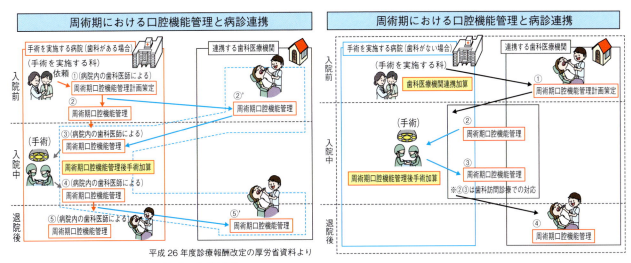

図6　周術期における口腔機能管理と病診連携

は，病院の機能分化と在宅医療推進のうえからも，地域医療包括ケア体制構築のなかでも明確に位置づけられている．口腔外科の分野にあっては，その専門性のうえからもこれらの管理を行っていかなければならない．

4. 周術期院内感染対策管理

院内感染とは，①医療機関において患者が原疾患とは別に新たに罹患した感染症，②医療従事者等が医療機関内において感染した感染症のことであり，昨今，関連学会においては，病院感染（hospital-acquired infection）や医療関連感染（healthcare-associated infection）という表現も広く使用されている．

院内感染は，人から人へ直接，または医療従事者，医療機器，環境等を媒介して発生する．特に，免疫力の低下した患者，未熟児，高齢者等の易感染性患者は，通常の病原微生物のみならず，感染力の弱い微生物によっても院内感染を起こす可能性がある．

このため，院内感染予防対策については，個々の医療従事者ごとの判断に委ねるのではなく，医療機関全体として対策に取り組むことが必要である．

また，地域の医療機関でネットワークを構築し，院内感染発生時にも各医療機関が適切に対応できるよう相互に支援する体制の構築も求められる．

(1) 院内感染予防対策の組織化 (表5)

診療部門，看護部門，薬剤部門，臨床検査部門，洗浄・滅菌消毒部門，給食部門，事務部門等の各部門を代表する職員により構成される「院内感染予防対策委員会」を設け，院内感染に関する技術的事項等を検討するとともに，雇用形態にかかわらずすべての職員に対する組織的な対応方針の指示，教育等を行う (図7, 8)．

院内全体で活用できる総合的な院内感染予防対策マニュアルを整備し，また，必要に応じて部門ごとにそれぞれ特有の対策を盛り込んだマニュアルを整備する．

表5 医療安全対策委員会の設置と業務

区分	指針等の整備	委員会の開催	責任者の設置	従業者に対する研修の実施	改善のための措置など
安全管理	医療安全管理指針	スタッフミーティング	医療安全管理者	年2回程度	事故報告等の改善のための方策 ・医療事故防止マニュアル ・緊急時対応マニュアル
院内感染対策	院内感染対策指針	スタッフミーティング	―	年2回程度	感染症発生状況など改善のための方策 ・院内感染防止マニュアル
医薬品に係る安全確保	医薬品業務手順書	―	医薬品安全管理責任者	必要に応じて	手順書に基づく業務の実施情報収集および改善のための方策 ・医薬品管理簿
医療機器に係る安全確保	医療機器保守・点検計画	―	医療機器安全管理責任者	新しい医療機器導入時	医療機器の適正使用・保守点検・情報管理等の包括的管理

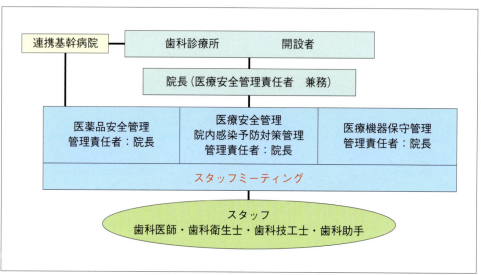

図7　一般歯科診療所における医療安全体制

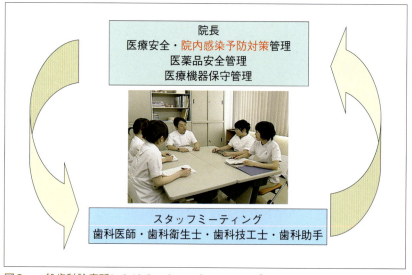

図8　一般歯科診療所におけるスタッフミーティング

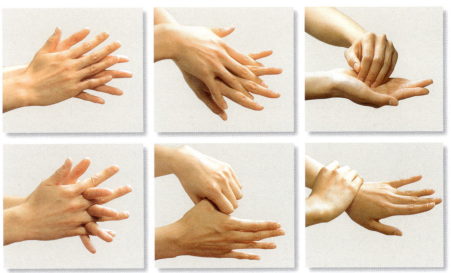

図9 手洗いの手順（Meiji Seikaファルマ（株）より）

(2) 標準予防策および感染経路別感染予防策

感染予防対策の基本として，たとえば手袋・マスク・ガウン等の個人防護具を適切に配備し，医療従事者にその使用法を正しく周知したうえで，標準予防策（すべての患者に対して感染予防策のために行う予防策のことをさし，手洗い，手袋・マスクの着用等が含まれる）を実施するとともに，必要に応じて院内部門，対象患者，対象病原微生物等の特性に対応した感染経路別予防策（空気感染予防策，飛沫感染予防策および接触感染予防策）を実施する．また，易感染性患者を防御する環境整備に努める．

(3) 手指衛生

手洗いおよび手指消毒のための設備・備品等を整備するとともに，患者処置の前後には必ず手指衛生を行う（図9）．

必要に応じて石けんおよび水道水による手洗いを実施する．

手術時手洗い（手指衛生）の方法としては，①石けんおよび水道水による手洗いのあと，水分を十分に拭き取ってから，持続殺菌効果のある速乾性擦式消毒薬（アルコール製剤等）により擦式消毒を行う方法または②手術時手洗い用の外用消毒薬（クロルヘキシジン・スクラブ製剤，ポビドンヨード・スクラブ製剤等）および水道水により手洗いを行う方法を基本とする．

5．術後感染

術後感染は，術野感染と術野外感染に大別される．術野感染とは手術部位感染をいう．術野外感染は手術操作の直接及ばない部位の感染で，全身麻酔後の呼吸器感染，尿路感染，カテーテル感染などが含まれる．両方とも喫煙により感染の危険率は高まり，少なくとも手術1カ月前より禁煙が必要である．

手術部位感染リスクを低くするためには，剃毛処置をしない．主に全身麻酔における1時間以上の手術時間を要する手術に対しては，術前からの栄養管理を行い，予防的抗菌薬の投与は術直前から術後3〜4日間とする．効果がない場合は抗菌薬の静脈内投与に変更する．手術時，手袋

は3時間ごとに交換する．閉創前には生理食塩液による洗浄が必須であり，的確なドレーンワークが必要である．糖尿病，肝疾患，腎疾患など内科的疾患の注意も肝要である．

　埋伏歯抜去後感染では，術後2〜3日目に創部の発赤，腫脹，疼痛などが生じることが多い．X線撮影を行い，抗菌薬の投与を変更し，創部の生理食塩液による洗浄を行う．必要なら抜歯窩の掻爬を行う．症状が強い場合は抗菌薬の静脈内投与を考える．

　口腔外創部の感染では，感染源を見極める．口腔内からの漏出がないか十分に検査し，発見した際は速やかに閉鎖する．確実にドレナージを行い，創内を生理食塩液で洗浄し，縫合糸などの異物がないかを確認し壊死組織，凝血塊を除去する．経過によっては抗菌薬の変更を行う．

　特に頸部郭清，原発巣切除，血管吻合を伴う再建術施行後の感染治療には注意を要する．抗菌薬の選択を誤らず，確実にドレナージを行い，血管吻合部の圧迫やねじれ，緊張を起こさないようにする．さらに感染に伴い吻合血管の塞栓を生じないように注意する．特にMRSAや多剤耐性菌の感染の治療は困難であり，院内に感染を伝播させないことにも細心の注意を払う．

第2編 症例に学ぶ診断手順

　症例編では，系統的な診断手順を実際のカルテと同じ形式で臨場感のある内容を提示した．主訴および症状から適切な診断名に至る過程を学んでほしい．臨床研修等に必要かつ頻度の高い疾患（42疾患）を項目立てて，初めて臨床の場に出る研修歯科医等が理解しやすいように，問診のポイント，局所所見，全身所見，検査，診断，治療法の選択，鑑別診断の流れで系統的に記載した．臨床上必要な知識は適宜"メモ""ここに注意""ここが大切""見落としやすい"として，その場に記載した．また，鑑別診断として類似疾患の写真を多く収載し，視覚的に理解できるよう努めた．

　各疾患の説明の前に，部位分類と症状分類があげてある．部位分類を縦系に，疾患分類を横系にして，各種疾患が系統的に分類されている鑑別診断の一覧表を掲載しているので，目次や索引的に大いに活用していただきたい．遭遇する頻度に応じて☆印（頻度別に☆☆☆から☆）をつけて記載した．また，高齢社会を迎え増加しつつある疾患群（口腔乾燥症，舌痛症，扁平舌など）を採用し，対処法を解説した．

診断フローチャート

問診のポイント

1. 主訴
Q：お困りのところはどこですか？
Q：どこが（何が）心配ですか？

2. 現病歴
Q：いつからですか？（急性，慢性）
Q：どのような症状ですか？（痛み，腫脹，機能障害，形態異常）
Q：どこが痛みますか？
（部位が特定できるか）
Q：どんな痛みですか？
（ズキズキ痛く，鋭い）
Q：どんなとき痛みますか？
（開口時，咀嚼時）
Q：今までに同じような症状が起こったことがありますか？
そのときの対処は？

3. 既往歴
Q：現在病気にかかっていますか？
（基礎疾患の有無）
Q：通院中ですか，服用している薬は？
Q：入院や手術歴は？ 輸血は？
Q：アレルギーはありますか？

4. 家族歴・社会歴
家族の病歴，し好品，職歴（必要に応じ）

5. 既往歴の有無
糖尿病，貧血，自己免疫疾患，高血圧など

全身所見

- ●体温
- ●血圧
- ●体格
- ●ADL
- ●食欲
  ・食欲がない
  ・食欲はあるが食べられない
- ●脱水症状
- ●呼吸困難

> **局所所見**

- ●顔面・顎
  - ・対称性（腫脹変形，麻痺の有無）
  - ・色調（発赤，黄疸や貧血の有無）
  - ・開口障害
  - ・咀嚼障害

- ●リンパ節腫脹
  - ・部位，大きさ，硬度
  - ・圧痛の有無
  - ・可動性か否か

- ●舌・口腔粘膜
  - ・舌苔
  - ・水疱，びらん，潰瘍
  - ・白斑，色調の異常
  - ・腫脹，発赤
  - ・創傷，出血
  - ・腫瘤（大きさ，数，硬さ，境界の有無）
  - ・知覚異常

- ●歯周・歯
  - ・発赤，腫脹，排膿
  - ・歯の状態（破折，重度齲蝕）
  - ・歯の変色
  - ・歯の動揺・移動

> **検査所見**

- ●臨床検査
  - ・一般血液検査
  - ・血液凝固系検査
  - ・ウイルス検査（肝炎など）

- ●ウイルス検査
  - ・ウイルス抗体値（上昇は遅れる）

- ●X線検査等
  - ・パノラマ，デンタル
  - ・CT検査
  - ・X線造影検査
  - ・その他のX線
  - ・MRI

- ●細菌学的検査
  - ・口腔レンサ球菌
  - ・カンジダ菌
  - ・膿汁の分離培養

- ●病理組織検査（生検）

臨床診断（鑑別診断）

専門医へ転送
- ●病院歯科，大学病院
- ●その他の専門医
  - ・脳神経外科（脳腫瘍）
  - ・一般外科（縦隔への広がり）

治療法の選択

部位分類・症状分類一覧

部位分類：歯・歯肉

症状分類	採りあげた疾患（→ページ）	主な鑑別すべき疾患（＊見落としてはいけない疾患）
疼痛を訴える疾患	歯の外傷→42	
	歯根破折（亀裂）→45	歯周炎（辺縁性，根尖性，咬合性外傷，エンド-ペリオ病変，根分岐部病変）
	歯肉癌→52	辺縁性歯周炎，褥瘡性潰瘍，白板症＊，扁平苔癬，エプーリス
	智歯周囲炎→56	骨膜炎，骨髄炎，歯肉癌などの腫瘍性病変＊
	上顎骨骨膜炎，歯性上顎洞炎→59	術後性頬部囊胞，外傷による腫脹，上顎良性腫瘍，上顎癌・上顎洞癌＊，骨肉腫＊
	歯根囊胞，上顎囊胞→76	歯周炎，静止性骨空洞，（単胞性）エナメル上皮腫＊，顎骨中心性腫瘍＊
	術後性上顎囊胞→80	歯性上顎洞炎，歯根囊胞，その他の上顎囊胞，上顎歯肉癌＊，上顎洞癌＊
	上顎洞癌→84	歯根囊胞，頬部膿瘍，歯性上顎洞炎，術後性上顎囊胞，上顎歯肉癌＊，上顎良性腫瘍＊，肉腫＊
	褥瘡性潰瘍→88	扁平苔癬，アフタ性口内炎，扁平上皮癌＊，結核などの特異性炎
	アフタ性口内炎→92	ウイルス性口内炎，帯状疱疹，ヘルパンギーナ，手足口病，カンジダ性口内炎，Behçet病＊
	カンジダ症→96	扁平苔癬，白板症，ウイルス性口内炎，頬部白癬，扁平上皮癌＊，天疱瘡＊
	扁平苔癬→100	カンジダ性口内炎，白板症，扁平上皮癌＊，天疱瘡＊，類天疱瘡，アフタ性口内炎
	下顎骨骨膜炎→156	智歯周囲炎などの炎症性疾患，歯肉癌などの腫瘍性病変＊，顎放線菌症，ガマ腫や類皮囊胞などの囊胞性疾患
	ビスフォスフォネート系薬剤による顎骨壊死→175	口腔癌＊，放射線性骨髄炎，ウイルス性口内炎，細菌性骨髄炎
	帯状疱疹→196	三叉神経痛，他のウイルス性口内炎，カンジダ性口内炎
腫脹を呈する疾患	歯肉癌→52	辺縁性歯周炎，褥瘡性潰瘍，白板症＊，扁平苔癬，エプーリス
	智歯周囲炎→56	骨膜炎，骨髄炎，歯肉癌などの腫瘍性病変＊
	エプーリス→59	歯周炎，歯肉膿瘍，ニフェジピン歯肉増殖症，線維腫などの良性腫瘍，歯肉癌＊
	エナメル上皮腫→66	歯根囊胞，含歯性囊胞，角化囊胞性歯原性腫瘍，下顎骨周囲膿瘍，顎骨中心性腫瘍
	上顎骨骨膜炎，歯性上顎洞炎→72	術後性頬部囊胞，外傷による腫脹，上顎良性腫瘍，上顎癌・上顎洞癌＊，骨肉腫＊
	歯根囊胞，上顎囊胞→76	歯周炎，静止性骨空洞，（単胞性）エナメル上皮腫＊，顎骨中心性腫瘍＊
	術後性上顎囊胞→80	歯性上顎洞炎，歯根囊胞，その他の上顎囊胞，上顎歯肉癌＊，上顎洞癌＊
	上顎洞癌→84	歯根囊胞，頬部膿瘍，歯性上顎洞炎，術後性上顎囊胞，上顎歯肉癌＊，上顎良性腫瘍＊，肉腫＊
	血管腫→126	血腫，Blandin-Nuhn囊胞，リンパ管腫，線維腫，その他の軟組織腫瘍，血管肉腫＊
	顎骨囊胞→148	歯根囊胞，含歯性囊胞，（単胞性）エナメル上皮腫＊，顎骨中心性腫瘍＊，静止性骨空洞
	下顎骨骨膜炎→156	智歯周囲炎などの炎症性疾患，歯肉癌などの腫瘍性病変＊，顎放線菌症，ガマ腫や類皮囊胞などの囊胞性疾患

部位分類：**歯・歯肉**（つづき）

症状分類	採りあげた疾患（→ページ）	主な鑑別すべき疾患（＊見落としてはいけない疾患）
X線にて異常を示す疾患	歯の外傷→42	
	歯根破折（亀裂）→45	歯周炎（辺縁性，根尖性，咬合性外傷，エンド-ペリオ病変，根分岐部病変）
	歯肉癌→52	辺縁性歯周炎，褥瘡性潰瘍，白板症＊，扁平苔癬，エプーリス
	エナメル上皮腫→66	歯根囊胞，含歯性囊胞，角化囊胞性歯原性腫瘍，下顎骨周囲膿瘍，顎骨中心性腫瘍
	上顎骨骨膜炎，歯性上顎洞炎→72	術後性頬部囊胞，外傷による腫脹，上顎良性腫瘍，上顎癌・上顎洞癌＊，骨肉腫＊
	歯根囊胞，上顎囊胞→76	歯周炎，静止性骨空洞，（単胞性）エナメル上皮腫＊，顎骨中心性腫瘍＊
	術後性上顎囊胞→80	歯性上顎洞炎，歯根囊胞，その他の上顎囊胞，上顎歯肉癌＊，上顎洞癌＊
	上顎洞癌→84	歯根囊胞，頬部膿瘍，歯性上顎洞炎，術後性上顎囊胞，上顎歯肉癌＊，上顎良性腫瘍＊，肉腫＊
	顎骨囊胞→148	歯根囊胞，含歯性囊胞，（単胞性）エナメル上皮腫＊，顎骨中心性腫瘍＊，静止性骨空洞
	ビスフォスフォネート系薬剤による顎骨壊死→175	口腔癌＊，放射線性骨髄炎，ウイルス性口内炎，細菌性骨髄炎
形態異常を示す疾患	歯の外傷→42	
	歯肉癌→52	辺縁性歯周炎，褥瘡性潰瘍，白板症＊，扁平苔癬，エプーリス
	エプーリス→59	歯周炎，歯肉膿瘍，ニフェジピン歯肉増殖症，線維腫などの良性腫瘍，歯肉癌＊
	乳頭腫→63	線維腫，血管腫，扁平上皮癌＊，疣贅状癌＊
	褥瘡性潰瘍→88	扁平苔癬，アフタ性口内炎，扁平上皮癌＊，結核などの特異性炎
	アフタ性口内炎→92	ウイルス性口内炎，帯状疱疹，ヘルパンギーナ，手足口病，カンジダ口内炎，Behçet病＊
	カンジダ症→96	扁平苔癬，白板症，ウイルス性口内炎，頬部白癬，扁平上皮癌＊，天疱瘡＊
	扁平苔癬→100	カンジダ性口内炎，白板症，扁平上皮癌＊，天疱瘡＊，類天疱瘡，アフタ性口内炎
	白板症→104	扁平苔癬，カンジダ口内炎，扁平上皮癌＊，頬部白癬，天疱瘡＊
	血管腫→126	血腫，Blandin-Nuhn囊胞，リンパ管腫，線維腫，その他の軟組織腫瘍，血管肉腫＊
口腔異常感を訴える疾患	歯根破折（亀裂）→45	歯周炎（辺縁性，根尖性，咬合性外傷，エンド-ペリオ病変，根分岐部病変）
機能異常を示す疾患	上顎洞癌→84	歯根囊胞，頬部膿瘍，歯性上顎洞炎，術後性上顎囊胞，上顎歯肉癌＊，上顎良性腫瘍＊，肉腫＊
	口腔出血→108	薬剤（抗凝固薬：ワーファリン®など）投与による出血，歯周炎による出血，血友病＊などの凝固疾患，白血病＊その他の血液疾患
	血管腫→126	血腫，Blandin-Nuhn囊胞，リンパ管腫，線維腫，その他の軟組織腫瘍，血管肉腫＊

部位分類：口腔粘膜		
症状分類	採りあげた疾患（→ページ）	主な鑑別すべき疾患（＊見落としてはいけない疾患）
疼痛を訴える疾患	上顎骨骨膜炎，歯性上顎洞炎→72	術後性頬部嚢胞，外傷による腫脹，上顎良性腫瘍，上顎癌・上顎洞癌＊，骨肉腫＊
	歯根嚢胞，上顎嚢胞→76	歯周炎，静止性骨空洞，（単胞性）エナメル上皮腫＊，顎骨中心性腫瘍＊
	術後性上顎嚢胞→80	性上顎洞炎，歯根嚢胞，その他の上顎嚢胞，上顎歯肉癌＊，上顎洞癌＊
	褥瘡性潰瘍→88	扁平苔癬，アフタ性口内炎，扁平上皮癌＊，結核などの特異性炎
	アフタ性口内炎→92	ウイルス性口内炎，帯状疱疹，ヘルパンギーナ，手足口病，カンジダ性口内炎，Behçet病＊
	カンジダ症→96	扁平苔癬，白板症，ウイルス性口内炎，頬部白癬，扁平上皮癌＊，天疱瘡＊
	扁平苔癬→100	カンジダ性口内炎，白板症，扁平上皮癌＊，天疱瘡＊，類天疱瘡，アフタ性口内炎
	三叉神経痛→112	歯髄炎，歯根破折などの歯科疾患，智歯周囲炎・骨膜炎などの炎症，上顎癌などの悪性腫瘍＊
	口蓋の唾液腺腫瘍（悪性）→152	外形性腺腫（良性）などの唾液腺腫瘍＊，口蓋隆起，口蓋膿瘍，硬口蓋癌＊，神経鞘腫
	下顎骨骨膜炎→156	智歯周囲炎などの炎症性疾患，歯肉癌などの腫瘍性病変＊，顎放線菌症，ガマ腫や類皮嚢胞などの嚢胞性疾患
	顎顔面の外傷→189	
	帯状疱疹→196	三叉神経痛，他のウイルス性口内炎，カンジダ性口内炎
腫脹を呈する疾患	上顎骨骨膜炎，歯性上顎洞炎→72	術後性頬部嚢胞，外傷による腫脹，上顎良性腫瘍，上顎癌・上顎洞癌＊，骨肉腫＊
	歯根嚢胞，上顎嚢胞→76	歯周炎，静止性骨空洞，（単胞性）エナメル上皮腫＊，顎骨中心性腫瘍＊
	術後性上顎嚢胞→80	歯性上顎洞炎，歯根嚢胞，その他の上顎嚢胞，上顎歯肉癌＊，上顎洞癌＊
	血管腫→126	血腫，Blandin-Nuhn嚢胞，リンパ管腫，線維腫，その他の軟組織腫瘍，血管肉腫＊
	ガマ腫→130	嚢胞性疾患（甲状舌管嚢胞，類皮嚢胞，類表皮嚢胞，鰓嚢胞），腫瘍性疾患（粘表皮癌＊）
	口蓋の唾液腺腫瘍（悪性）→152	外形性腺腫（良性）などの唾液腺腫瘍＊，口蓋隆起，口蓋膿瘍，硬口蓋癌＊，神経鞘腫
	下顎骨骨膜炎→156	智歯周囲炎などの炎症性疾患，歯肉癌などの腫瘍性病変＊，顎放線菌症，ガマ腫や類皮嚢胞などの嚢胞性疾患
	顎顔面の外傷→189	
X線にて異常を示す疾患	上顎骨骨膜炎，歯性上顎洞炎→72	術後性頬部嚢胞，外傷による腫脹，上顎良性腫瘍，上顎癌・上顎洞癌＊，骨肉腫＊
	歯根嚢胞，上顎嚢胞→76	歯周炎，静止性骨空洞，（単胞性）エナメル上皮腫＊，顎骨中心性腫瘍＊
	術後性上顎嚢胞→80	歯性上顎洞炎，歯根嚢胞，その他の上顎嚢胞，上顎歯肉癌＊，上顎洞癌＊
	顎顔面の外傷→189	
形態異常を示す疾患	乳頭腫→63	線維腫，血管腫，扁平上皮癌＊，疣贅状癌＊
	褥瘡性潰瘍→88	扁平苔癬，アフタ性口内炎，扁平上皮癌＊，結核などの特異性炎
	アフタ性口内炎→92	ウイルス性口内炎，帯状疱疹，ヘルパンギーナ，手足口病，カンジダ性口内炎，Behçet病＊
	カンジダ症→96	扁平苔癬，白板症，ウイルス性口内炎，頬部白癬，扁平上皮癌＊，天疱瘡＊
	白板症→104	扁平苔癬，カンジダ性口内炎，扁平上皮癌＊，頬部白癬，天疱瘡＊
	血管腫→126	血腫，Blandin-Nuhn嚢胞，リンパ管腫，線維腫，その他の軟組織腫瘍，血管肉腫＊
機能障害をきたす疾患	口腔乾燥症→116	Sjögren症候群，糖尿病・脱水などの全身疾患，舌痛症
機能異常を示す疾患	口腔出血→108	薬剤（抗凝固薬：ワーファリン®など）投与による出血，歯周炎による出血，血友病＊などの凝固疾患，白血病＊その他の血液疾患
	血管腫→126	血腫，Blandin-Nuhn嚢胞，リンパ管腫，線維腫，その他の軟組織腫瘍，血管肉腫＊
	口蓋の唾液腺腫瘍（悪性）→152	外形性腺腫（良性）などの唾液腺腫瘍＊，口蓋隆起，口蓋膿瘍，硬口蓋癌＊，神経鞘腫

部位分類：顎骨		
症状分類	採りあげた疾患（→ページ）	主な鑑別すべき疾患（＊見落としてはいけない疾患）
疼痛を訴える疾患	上顎骨骨膜炎，歯性上顎洞炎→72	術後性頬部囊胞，外傷による腫脹，上顎良性腫瘍，上顎癌・上顎洞癌＊，骨肉腫＊
	歯根囊胞，上顎囊胞→76	歯周炎，静止性骨空洞，（単胞性）エナメル上皮腫＊，顎骨中心性腫瘍＊
	術後性上顎囊胞→80	歯性上顎洞炎，歯根囊胞，その他の上顎囊胞，上顎歯肉癌＊，上顎洞癌＊
	上顎洞癌→84	歯根囊胞，頬部膿瘍，歯性上顎洞炎，術後性上顎囊胞，上顎歯肉癌＊，上顎良性腫瘍＊，肉腫＊
	ビスフォスフォネート系薬剤による顎骨壊死→175	口腔癌＊，放射線性骨髄炎，ウイルス性口内炎，細菌性骨髄炎
	顎関節脱臼→182	下顎前突症
	顎関節症→185	顎関節脱臼，関節突起骨折＊，顎関節強直症，リウマチ性顎関節炎＊，腫瘍および腫瘍類似疾患＊
	顎顔面の外傷→189	
腫脹を呈する疾患	エナメル上皮腫→66	歯根囊胞，含歯性囊胞，歯原性角化囊胞，下顎骨周囲膿瘍，顎骨中心性腫瘍
	上顎骨骨膜炎，歯性上顎洞炎→72	術後性頬部囊胞，外傷による腫脹，上顎良性腫瘍，上顎癌・上顎洞癌＊，骨肉腫＊
	歯根囊胞，上顎囊胞→76	歯周炎，静止性骨空洞，（単胞性）エナメル上皮腫＊，顎骨中心性腫瘍＊
	術後性上顎囊胞→80	歯性上顎洞炎，歯根囊胞，その他の上顎囊胞，上顎歯肉癌＊，上顎洞癌＊
	上顎洞癌→84	歯根囊胞，頬部膿瘍，歯性上顎洞炎，術後性上顎囊胞，上顎歯肉癌＊，上顎良性腫瘍＊，肉腫＊
	血管腫→126	血腫，Blandin-Nuhn囊胞，リンパ管腫，線維腫，その他の軟組織腫瘍，血管肉腫＊
	顎骨囊胞→148	歯根囊胞，含歯性囊胞，（単胞性）エナメル上皮腫＊，顎骨中心性腫瘍＊，静止性骨空洞
	顎顔面の外傷→189	
X線にて異常を示す疾患	エナメル上皮腫→66	歯根囊胞，含歯性囊胞，角化囊胞性歯原性腫瘍，下顎骨周囲膿瘍，顎骨中心性腫瘍
	上顎骨骨膜炎，歯性上顎洞炎→72	術後性頬部囊胞，外傷による腫脹，上顎良性腫瘍，上顎癌・上顎洞癌＊，骨肉腫＊
	歯根囊胞，上顎囊胞→76	歯周炎，静止性骨空洞，（単胞性）エナメル上皮腫＊，顎骨中心性腫瘍＊
	術後性上顎囊胞→80	歯性上顎洞炎，歯根囊胞，その他の上顎囊胞，上顎歯肉癌＊，上顎洞癌＊
	上顎洞癌→84	歯根囊胞，頬部膿瘍，歯性上顎洞炎，術後性上顎囊胞，上顎歯肉癌＊，上顎良性腫瘍＊，肉腫＊
	顎骨囊胞→148	歯根囊胞，含歯性囊胞，（単胞性）エナメル上皮腫＊，顎骨中心性腫瘍＊，静止性骨空洞
	ビスフォスフォネート系薬剤による顎骨壊死→175	口腔癌＊，放射線性骨髄炎，ウイルス性口内炎，細菌性骨髄炎
	顎関節脱臼→182	下顎前突症
	顎関節症→185	顎関節脱臼，関節突起骨折＊，顎関節強直症，リウマチ性顎関節炎＊，腫瘍および腫瘍類似疾患＊
	顎顔面の外傷→189	
機能異常を示す疾患	上顎洞癌→84	歯根囊胞，頬部膿瘍，歯性上顎洞炎，術後性上顎囊胞，上顎歯肉癌＊，上顎良性腫瘍＊，肉腫＊
	血管腫→126	血腫，Blandin-Nuhn囊胞，リンパ管腫，線維腫，その他の軟組織腫瘍，血管肉腫＊
	顎関節脱臼→182	下顎前突症
	顎関節症→185	顎関節脱臼，関節突起骨折＊，顎関節強直症，リウマチ性顎関節炎＊，腫瘍および腫瘍類似疾患＊
形態異常を示す疾患	血管腫→126	血腫，Blandin-Nuhn囊胞，リンパ管腫，線維腫，その他の軟組織腫瘍，血管肉腫＊
	顎関節脱臼→182	下顎前突症

部位分類：舌		
症状分類	採りあげた疾患（→ページ）	主な鑑別すべき疾患（＊見落としてはいけない疾患）
疼痛を訴える疾患	褥瘡性潰瘍→88	扁平苔癬，アフタ性口内炎，扁平上皮癌＊，結核などの特異性炎
	アフタ性口内炎→92	ウイルス性口内炎，帯状疱疹，ヘルパンギーナ，手足口病，カンジダ性口内炎，Behçet病＊
	カンジダ症→96	扁平苔癬，白板症，ウイルス性口内炎，頬部白癬，扁平上皮癌＊，天疱瘡＊
	扁平苔癬→100	カンジダ性口内炎，白板症，扁平上皮癌＊，天疱瘡＊，類天疱瘡，アフタ性口内炎
	舌痛症→120	扁平舌，地図状舌，正中菱形舌炎，舌癌＊
	扁平舌（Plummer-Vinson症候群）→123	舌痛症，慢性外傷による舌乳頭消失，舌癌＊，地図状舌，正中菱形舌炎，Hunter舌炎，ペラグラ，リボフラビン欠乏症
	舌癌→133	褥瘡性潰瘍，白板症＊，扁平苔癬，乳頭腫などの良性腫瘍
腫脹を呈する疾患	血管腫→126	血腫，Blandin-Nuhn囊胞，リンパ管腫，線維腫，その他の軟組織腫瘍，血管肉腫＊
	ガマ腫→130	嚢胞性疾患（甲状舌管嚢胞，類皮嚢胞，類表皮嚢胞，鰓嚢胞），腫瘍性疾患（唾液腺悪性腫瘍＊）
	舌癌→133	褥瘡性潰瘍，白板症＊，扁平苔癬，乳頭腫などの良性腫瘍
	粘液嚢胞→142	口唇腫瘍＊（多形性腺腫，血管腫，扁平上皮癌など）
形態異常を示す疾患	乳頭腫→63	線維腫，血管腫，扁平上皮癌＊，疣贅状癌＊
	褥瘡性潰瘍→88	扁平苔癬，アフタ性口内炎，扁平上皮癌＊，結核などの特異性炎
	アフタ性口内炎→92	ウイルス性口内炎，帯状疱疹，ヘルパンギーナ，手足口病，カンジダ性口内炎，Behçet病＊
	カンジダ症→96	扁平苔癬，白板症，ウイルス性口内炎，頬部白癬，扁平上皮癌＊，天疱瘡＊
	扁平苔癬→100	カンジダ性口内炎，白板症，扁平上皮癌＊，天疱瘡＊，類天疱瘡，アフタ性口内炎
	白板症→104	扁平苔癬，カンジダ性口内炎，扁平上皮癌＊，頬部白癬，天疱瘡＊
	扁平舌（Plummer-Vinson症候群）→123	舌痛症，慢性外傷による舌乳頭消失，舌癌＊，地図状舌，正中菱形舌炎，Hunter舌炎，ペラグラ，リボフラビン欠乏症
	血管腫→126	血腫，Blandin-Nuhn囊胞，リンパ管腫，線維腫，その他の軟組織腫瘍，血管肉腫＊
	舌癌→133	褥瘡性潰瘍，白板症＊，扁平苔癬，乳頭腫などの良性腫瘍
	舌小帯強直症→140	
	粘液嚢胞→142	口唇腫瘍＊（多形性腺腫，血管腫，扁平上皮癌など）
機能障害をきたす疾患	口腔乾燥症→116	Sjögren症候群，糖尿病・脱水などの全身疾患，舌痛症
機能異常を示す疾患	血管腫→126	血腫，Blandin-Nuhn囊胞，リンパ管腫，線維腫，その他の軟組織腫瘍，血管肉腫＊
	舌小帯強直症→140	
味覚に異常を示す疾患	味覚異常→138	

部位分類：顎下部・頸部		
症状分類	採りあげた疾患（→ページ）	主な鑑別すべき疾患（＊見落としてはいけない疾患）
疼痛を訴える疾患	下顎骨骨膜炎→156	智歯周囲炎などの炎症性疾患，歯肉癌などの腫瘍性病変＊，顎放線菌症，ガマ腫や類皮囊胞などの囊胞性疾患
	顎下腺炎→161	ガマ腫（顎下型），顎骨骨膜炎，頸部蜂窩織炎，顎下リンパ節炎，唾液腺腫瘍＊，甲状舌管囊胞，類皮囊胞・類表皮囊胞，側頸囊胞
	頸部リンパ節腫脹→171	歯性感染症，智歯周囲炎，伝染性単核症，顎下腺炎，サイトメガロウイルス感染症，風疹，麻疹，結核性リンパ節炎，ネコひっかき病，顎下腺腫瘍＊，口腔癌のリンパ節転移＊，悪性リンパ腫＊，白血病＊，梅毒＊
腫脹を呈する疾患	血管腫→126	血腫，Blandin-Nuhn囊胞，リンパ管腫，線維腫，その他の軟組織腫瘍，血管肉腫＊
	ガマ腫→130	囊胞性疾患（甲状舌管囊胞，類皮囊胞，類表皮囊胞，鰓囊胞），腫瘍性疾患（唾液腺悪性腫瘍）
	下顎骨骨膜炎→156	智歯周囲炎などの炎症性疾患，歯肉癌などの腫瘍性病変＊，顎放線菌症，ガマ腫や類皮囊胞などの囊胞性疾患
	顎下腺炎→161	ガマ腫（顎下型），顎骨骨膜炎，頸部蜂窩織炎，顎下リンパ節炎，唾液腺腫瘍＊，甲状舌管囊胞，類皮囊胞・類表皮囊胞，側頸囊胞
	顎下腺腫瘍→165	唾石（腺体内，排泄管内），顎下腺炎，他部位の悪性腫瘍のリンパ節転移
	唾石症→168	顎下腺炎，ガマ腫，顎骨骨膜炎・頸部蜂窩織炎，顎下腺腫瘍＊
	頸部リンパ節腫脹→171	歯性感染症，智歯周囲炎，伝染性単核症，顎下腺炎，サイトメガロウイルス感染症，風疹，麻疹，結核性リンパ節炎，ネコひっかき病，顎下腺腫瘍＊，口腔癌のリンパ節転移＊，悪性リンパ腫＊，白血病＊，梅毒＊
形態異常を示す疾患	血管腫→126	血腫，Blandin-Nuhn囊胞，リンパ管腫，線維腫，その他の軟組織腫瘍，血管肉腫＊
機能異常を示す疾患	口腔出血→108	薬剤（抗凝固薬：ワーファリン®など）投与による出血，歯周炎による出血，血友病＊などの凝固疾患，白血病＊その他の血液疾患
	血管腫→126	血腫，Blandin-Nuhn囊胞，リンパ管腫，線維腫，その他の軟組織腫瘍，血管肉腫＊
	顎下腺炎→161	ガマ腫（顎下型），顎骨骨膜炎，頸部蜂窩織炎，顎下リンパ節炎，唾液腺腫瘍＊，甲状舌管囊胞，類皮囊胞・類表皮囊胞，側頸囊胞
	顎下腺腫瘍→165	唾石（腺体内，排泄管内），顎下腺炎，急他部位の悪性腫瘍のリンパ節転移
	唾石症→168	顎下腺炎，ガマ腫，顎骨骨膜炎・頸部蜂窩織炎，顎下腺腫瘍＊
X線にて異常を示す疾患	顎下腺炎→161	ガマ腫（顎下型），顎骨骨膜炎，頸部蜂窩織炎，顎下リンパ節炎，唾液腺腫瘍＊，甲状舌管囊胞，類皮囊胞・類表皮囊胞，側頸囊胞
	顎下腺腫瘍→165	唾石（腺体内，排泄管内），顎下腺炎，他部位の悪性腫瘍のリンパ節転移
	唾石症→168	顎下腺炎，ガマ腫，顎骨骨膜炎・頸部蜂窩織炎，顎下腺腫瘍＊

部位分類：顔面

症状分類	採りあげた疾患（→ページ）	主な鑑別すべき疾患（＊見落としてはいけない疾患）
疼痛を訴える疾患	上顎洞癌→84	歯根嚢胞，頬部膿瘍，歯性上顎洞炎，術後性上顎嚢胞，上顎歯肉癌＊，上顎良性腫瘍＊，肉腫＊
	三叉神経痛→112	歯髄炎，歯根破折などの歯科疾患，智歯周囲炎・骨膜炎などの炎症，上顎癌などの悪性腫瘍＊
	顎関節症→185	顎関節脱臼，関節突起骨折＊，顎関節強直症，リウマチ性顎関節炎＊，腫瘍および腫瘍類似疾患＊
	顎顔面の外傷→189	
	帯状疱疹→196	三叉神経痛，他のウイルス性口内炎，カンジダ性口内炎
腫脹を呈する疾患	上顎洞癌→84	歯根嚢胞，頬部膿瘍，歯性上顎洞炎，術後性上顎嚢胞，上顎歯肉癌＊，上顎良性腫瘍＊，肉腫＊
	血管腫→126	血腫，Blandin-Nuhn嚢胞，リンパ管腫，線維腫，その他の軟組織腫瘍，血管肉腫＊
	顎顔面の外傷→189	
X線にて異常を示す疾患	上顎洞癌→84	歯根嚢胞，頬部膿瘍，歯性上顎洞炎，術後性上顎嚢胞，上顎歯肉癌＊，上顎良性腫瘍＊，肉腫＊
	顎関節症→185	顎関節脱臼，関節突起骨折＊，顎関節強直症，リウマチ性顎関節炎＊，腫瘍および腫瘍類似疾患＊
	顎顔面の外傷→189	
機能異常を示す疾患	上顎洞癌→84	歯根嚢胞，頬部膿瘍，歯性上顎洞炎，術後性上顎嚢胞，上顎歯肉癌＊，上顎良性腫瘍＊，肉腫＊
	血管腫→126	血腫，Blandin-Nuhn嚢胞，リンパ管腫，線維腫，その他の軟組織腫瘍，血管肉腫＊
	顎関節症→185	顎関節脱臼，関節突起骨折＊，顎関節強直症，リウマチ性顎関節炎＊，腫瘍および腫瘍類似疾患＊
	顔面神経麻痺→194	Ramsay Hunt症候群
形態異常を示す疾患	血管腫→126	血腫，Blandin-Nuhn嚢胞，リンパ管腫，線維腫，その他の軟組織腫瘍，血管肉腫＊
	顔面神経麻痺→194	Ramsay Hunt症候群

部位分類：口唇

症状分類	採りあげた疾患（→ページ）	主な鑑別すべき疾患（＊見落としてはいけない疾患）
疼痛を訴える疾患	褥瘡性潰瘍→88	扁平苔癬，アフタ性口内炎，扁平上皮癌＊，結核などの特異性炎
	アフタ性口内炎→92	ウイルス性口内炎，帯状疱疹，ヘルパンギーナ，手足口病，カンジダ性口内炎，Behçet病＊
	カンジダ症→96	扁平苔癬，白板症，ウイルス性口内炎，頬部白癬，扁平上皮癌＊，天疱瘡＊
	帯状疱疹→196	三叉神経痛，他のウイルス性口内炎，カンジダ性口内炎
機能異常を示す疾患	血管腫→126	血腫，Blandin-Nuhn嚢胞，リンパ管腫，線維腫，その他の軟組織腫瘍，血管肉腫＊
形態異常を示す疾患	乳頭腫→63	線維腫，血管腫，扁平上皮癌＊，疣贅状癌＊
	褥瘡性潰瘍→88	扁平苔癬，アフタ性口内炎，扁平上皮癌＊，結核などの特異性炎
	アフタ性口内炎→92	ウイルス性口内炎，帯状疱疹，ヘルパンギーナ，手足口病，カンジダ性口内炎，Behçet病＊
	カンジダ症→96	扁平苔癬，白板症，ウイルス性口内炎，頬部白癬，扁平上皮癌＊，天疱瘡＊
	血管腫→126	血腫，Blandin-Nuhn嚢胞，リンパ管腫，線維腫，その他の軟組織腫瘍，血管肉腫＊
	粘液嚢胞→142	口唇腫瘍＊（多形性腺腫，血管腫，扁平上皮癌など）
異常感を訴える疾患	Quincke浮腫→146	肉芽腫性口唇炎，蕁麻疹

部位分類：**口唇**（つづき）

症状分類	採りあげた疾患（→ページ）	主な鑑別すべき疾患（＊見落としてはいけない疾患）
腫脹を呈する疾患	**血管腫**→126	血腫，Blandin-Nuhn囊胞，リンパ管腫，線維腫，その他の軟組織腫瘍，血管肉腫＊
	粘液囊胞→142	口唇腫瘍＊（多形性腺腫，血管腫，扁平上皮癌など）
	Quincke浮腫→146	肉芽腫性口唇炎，蕁麻疹

部位分類：頸部・胸・腹部

症状分類	採りあげた疾患（→ページ）	主な鑑別すべき疾患（＊見落としてはいけない疾患）
X線にて異常を示す疾患	**誤飲，誤嚥**→200	

歯の外傷 raumatic injury of tooth

★★★

外木守雄

部位分類	歯・歯肉
症状分類	疼痛を訴える疾患，形態異常を示す疾患，X線にて異常を示す疾患

診査　12歳，男児　主訴：歯がめり込んだ．歯冠の破折，しみる，痛い，出血している

現病歴：
①いつから：約2時間前
②どこが：上顎前歯
③症状：歯冠破折，噛み合わせの異常
④どの程度：出血，痛み，噛み合わせられない

既往歴：特記事項なし
感染症／易感染性／出血性素因／薬剤アレルギー／輸血歴／常用薬：なし

家族歴：特記事項なし
現症：
視診：
全身所見：体温36.6℃．体格，栄養状態良好．
顔貌所見：上唇の腫脹，上唇皮膚の擦過傷
口腔内所見（図1）：上顎前歯の嵌入，咬合異常を認める．

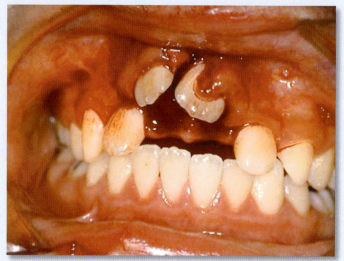

図1　歯の嵌入例

ここが大切　歯の外傷の発生頻度は上顎前歯が最も多く，続いて下顎前歯である．年齢では若年者に多く，性差では男性が多い．発症原因は，低年齢児では転倒が多く，高学年になるにつれスポーツ，交通外傷，けんかなど要因がさまざまとなる．

診断・治療

診断に至る過程▶▶　受傷時の状況を，本人，付添者などからよく聴取することで，外力の方向と程度などから，診断は容易となる．また，視診およびデンタル，パノラマX線写真にて，組織の損傷状況を精査できる．歯槽骨骨折，歯根破折を伴っていることもしばしば認められるため，要注意である．

初診時所見▶▶ 歯の埋入．

> **MEMO** 歯の外傷の場合，歯が折れるほどの外力が加わったので，頭部には何らかの損傷があると考え，周囲の歯槽部，顎骨はもとより，顔面頭部の損傷について精査するのは当然である．歯科医師であるから，歯以外は診れないというのは，昨今の医療を取り巻く社会情勢では許されない可能性が高い．頭部外傷が疑われる場合には，速やかに関連診療科へ相談が必要である．また，乳歯の嵌入の場合には，永久歯胚を損傷することがあり，その結果，エナメル質形成不全など永久歯への影響も考慮する必要がある．

ここが大切 本症例のように埋入性の脱臼は，ソケットが破壊されているので歯の脱臼のなかで一番予後が悪いとされている．

治　療▶▶ 嵌入がわずかの場合には，経過観察のみ．嵌入が著しい場合には，牽引し，固定が必要である．露髄していない場合は，抜髄せずに再固定し経過をみる．歯髄の失活症状がみられたら，歯内療法を開始する．

ここが大切 歯冠破折で露髄している場合や，歯髄出血，変色などがある場合を除き，歯髄は温存したほうがよい．特に幼若永久歯などの場合，歯髄も再生することが多く，生着する確率が高い．ただし，固定後，十分な観察を行い，自発痛，打診痛などが続いたり，歯が変色してきたらただちに歯内療法を開始することが重要である．

脱臼歯の生着のポイント
①歯根膜を乾燥，損傷させない．
②可及的に速やかに再植する．
③適正な固定を施す（3～4週）．
④歯の再植養生中は咬合力を加えない．
⑤受傷時の歯髄処置は原則行わない．

その他特記事項▶▶ 現在，各学校施設などで，歯の救急ビンを常備しているところが増えている．

> **MEMO**
> **対処例**
> ●歯冠破折
> 歯髄に及んでいない場合：必要に応じて歯髄覆髄し，歯冠形態修正．
> 歯髄に及んでいる場合：抜髄，根充後，歯冠修復．
> ●歯根破折：原則抜髄であるが，根側であれば保存も可能．
> ●歯槽骨骨折：整復固定，要経過観察．
> ●歯牙埋入：整復固定，要経過観察．

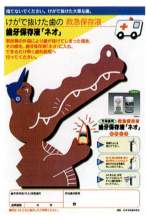
図2　歯牙保存液「ネオ」　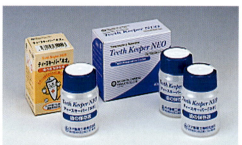 Teeth Keeper NEO

鑑別診断

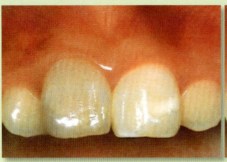

打撲歯
歯髄壊死により変色したもの．右は治療後．

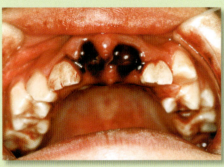 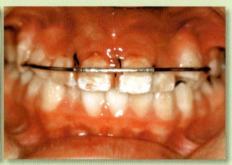

歯の脱落例
再植後，周囲との固定を施した．

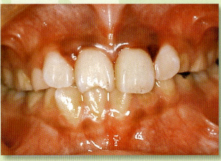 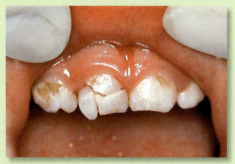

歯冠破折例　　　　　　　　　　　**歯冠破折例**
（歯髄に及んでいない）　　　　　　　（歯髄に及んでいる）

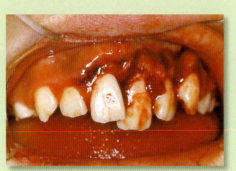 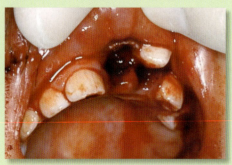

歯槽骨骨折例　　　　　　　　　　**歯の埋入例**

歯根破折（亀裂） *root fracture*

★★★

佐分利紀彰

部位分類	歯・歯肉
症状分類	疼痛を訴える疾患，X線にて異常を示す疾患

診査　52歳，女性　主訴：右下のブリッジに違和感がときどきある

現病歴：
- ①いつから：2カ月ほど前から
- ②どこが：5̲の歯肉周辺部
- ③症状：不快感がときどきあるが，今日はない
- ④どの程度：疲れると咬合時に違和感がある程度で，しばらくすると治る
- ⑤治療・随伴症状：精査希望で来院

既往歴： 糖尿病（−）
5年以上前に5̲，6̲が痛み，6̲は保存不可能と診断され抜歯．5̲は根管治療後，⑦6̲⑤Brを装着．その後，脱落もなく経過良好であった．

生活歴： 右側でよく咀嚼する

現症：

視診：
- 口腔外所見：顎下リンパ節に左右差，圧痛なし．その他特記事項なし．
- 口腔内所見：早期接触，咬合関係などに明らかな異常所見は認められない．

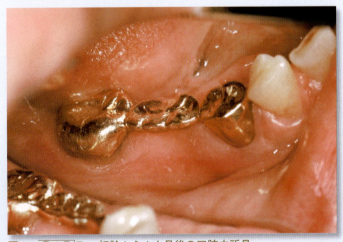

図1　⑦6̲⑤Br．初診から1カ月後の口腔内所見

問診メモ
①外傷による水平性歯根破折（亀裂）の診断は臨床症状や諸検査で比較的容易であるが，無髄歯の垂直性歯根破折（亀裂）の診断は視診，触診，X線検査で明らかな場合（50頁：症例1〜3）を除いて一般的に難しい．疑いのある症例は特徴（表1），原因（表2）を参考にしながら注意深く診査していく．
②主咀嚼歯に歯根破折（亀裂）は起こりやすい．
③歯周治療や根管治療で長期間症状が改善しない症例は，歯根破折（亀裂）を疑って再精査する．
④歯根破折（亀裂）時に破折音が発生することがある．
⑤軟化象牙質がなく不適合でないポストコアの脱落は，歯根破折（亀裂）の可能性が高いので，治療歴や根管内を精査する．

表1　垂直性歯根破折の特徴

①不適切なメタルポストコアの装着された歯に多く発生する．
②破折線は頰舌方向に発生する場合が多い．
③歯根破折の初期は，ほとんど不完全破折（亀裂）で診断は難しい．

表2　垂直性歯根破折の主な原因とその対策

原因		対策
無髄歯	・歯質の劣化	・歯髄と歯質をできるかぎり保存する ・矯正や外科的挺出
築造体	・不適切なメタルポストコア（最大の原因）	・歯質の弾性係数に近い材料を選択（ファイバーコア，コンポジットレジン） ・できるかぎりポストは細く，長くして鋭角にしない ・合着は接着性セメントを使用
歯内療法	・過剰な根管拡大	・根管の形態に注意 ・EDTAを過剰には使用しない
	・過剰な力での加圧根充	・側方加圧の力と方向に注意
無理な修復物の設計	・削除量の多いインレー	・咬合関係を考慮
	・ロングスパンBr，延長Br	・咬合面を小さく．義歯やインプラントで対応
咬合関係	・早期接触 ・対合歯の鋭い咬頭と深い裂溝	・適切な形態に修正する ・定期的な管理
強い咀嚼力		・生活指導 　硬いものは避ける 　バランスよく噛む 　ソフトに噛む
ブラキシズム	・特にクレンチング	・ストレスの解消 ・ナイトガード ・自己暗示療法

X線検査

パノラマX線断層写真

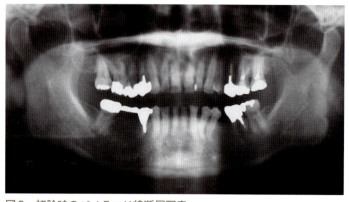

図2　初診時のパノラマX線断層写真

デンタルX線写真

メタルポストコアの位置異常と，その周辺部に軽度の骨透過像がみられる．

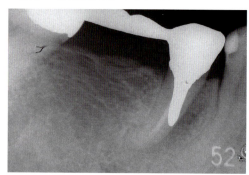

図3　初診時のデンタルX線写真（⑤）

診断・治療

治療経過▶▶　歯根破折（亀裂），穿孔の疑いがあるが，確定には至らず．患者は，日常生活になんの支障もないのでこのまま様子をみたいことを希望．クレンチングを含むブラキシズムの有無の確認と1カ月後の再来院を指示．

　1カ月後，硬いものを噛むと違和感が強くなった．初診時と1カ月経過後の診査結果を以下にまとめた．

診査結果（5|, |7について）

	初診時	1カ月経過後
①問　診	疲れると違和感程度 ブラキシズムの自覚はなく，家族にも言われたことはない．	硬いものを噛むと違和感，咬合痛あり． パソコン使用時に食いしばりを自覚．
②視　診	歯肉の炎症症状（－） プラークコントロール良好 ブラキシズムを疑う口腔内所見（－）	5|頬側歯肉やや発赤（図1）
③打診，咬合診	5|（±），|7（±）	5|（＋），|7（±）
④動揺度	生理的動揺	生理的動揺
⑤プロービング値	5|，|7 全周に2～3mm 出血（－）	5|頬側に1カ所8mm，その他2～3mm 出血（＋），排膿（－）
⑥触　診	根面の引っかかり（－） |75|周辺の歯肉の圧痛（－）	頬側根面に引っかかり（＋） 5|頬側歯肉の圧痛（＋）
⑦X線検査	5|のメタルポストコアの位置異常とその先端歯槽骨に軽度の透過像（図2, 3）	
⑧その他の方法		患者の同意を得てFCK除去．頬舌側方向に破折線を確認（図4, 5, 6）

診査のポイント ②視　診：

- 口腔内を乾燥して注意深く観察する．破折線（亀裂），歯肉の発赤，歯肉膿瘍の有無．
- ブラキシズムを自覚していない人は多いので，口唇の力，骨隆起，咬耗，楔状欠損の有無と状態などを注意深く観察する．

③打診，咬合診：

- 水平，垂直打診は一般的には（＋）．
- 割り箸などを強く噛ませたあと，瞬間的な痛みが出やすい．

④動揺度：一般的に（＋）で不自然な動揺があるが，不完全歯根破折（亀裂）の場合は（－）のこともある．

⑤プロービング値：一般的に，破折部位に限局した深い歯周ポケットが，頬舌側か近遠心側に2カ所認められる場合が多い．辺縁性歯周炎は歯牙全周に歯周ポケット，エンド-ペリオ病変は1カ所に深い歯周ポケットが認められる場合が多いが，鑑別は難しい．

⑥触　診：歯周ポケット内の根面を，プローブで引っかかり状態を注意深く確認する．

⑦X線検査：

- 一般的に頬舌方向の破折線は確認しやすいが，近遠心方向の破折線の検出は難しい．破折線が根充剤やポストに重なる場合もあるので，疑いがある症例は，方向を変えて複数枚撮影する．
- 歯根周辺部全体のびまん性（かさ状）透過像は特徴的といわれているが，歯周炎（辺縁性，根尖性，咬合性外傷，エンド-ペリオ病変）との鑑別は難しい（50, 51頁：症例4～6）．

⑧その他の方法：

- 上記の診査で診断できない場合は，修復物を除去することにより診断ができることがある．しかし，十分な説明と同意が必要．最近はみられなくなったバンド冠は，力が緩衝されるためか歯根破折は少ないように思える．
- 歯科用マイクロスコープ，ファイバースコープ，歯科用CTなどを利用する方法もあるが，研修医が行う一般的な診査方法ではない．

診断に至る過程 ▶▶　1カ月後の問診，頬側根面の引っかかり，局在した深い歯周ポケットなどから歯根破折（亀裂）を強く疑い，同意のうえ，補綴物を除去し診断した．

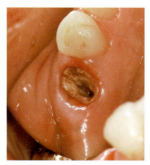
図4 メタルポストコア除去後の口腔内所見．頬舌側に破折線が確認できる

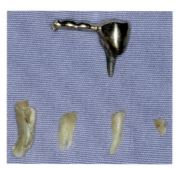
図5 歯牙破折片．右端の小破折片は抜歯時の破折

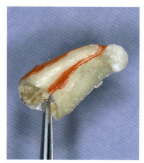
図6 破折片の合成

プラークコントロールが良好な症例（**症例2**）は自他覚症状が乏しい場合が多いので，種々の検査結果を総合して判断する以外に確実な方法はない．

確定診断 ▸▸ 垂直性歯根破折．

治　療 ▸▸ インフォームドコンセントを得たうえで抜歯した．

治療のポイント　外傷による水平性歯根破折は，的確な診断と技術力により予後良好な場合が多い．垂直性歯根破折についても破折片を口腔外で再着し，再植する方法が考案され良好な結果が報告されているが，より高度な診断と技術力が必要であり，研修医は積極的には行うべきではない．
破折片が根尖まで達しておらず矯正，外科的挺出で歯根の長さが確保できる症例や大臼歯の分割可能な症例以外は，基本的には抜歯の適応である．

診査のポイント　垂直性歯根破折（亀裂）の多くは抜歯の適応になるので，治療前（不可逆的処置前）の早い時期に患者に告知しておく．歯周治療途中（**症例7**），根管治療途中（**症例8**）で歯根破折を告知するとトラブルになる場合もあるので注意．自他覚症状があり破折線を明示できる症例は，抜歯の理解が得られやすい．しかし症状が軽度な症例は，告知しても抜歯の同意が得られにくい場合が多い．告知とは本来，患者にとってプラスにならなければならないものである．何回かに分けてマイルドに伝えていくと理解が得られやすい．

予防対策 ▸▸ 垂直性歯根破折（亀裂）は，高齢化の進行や，以前なら保存不可能な歯を保存可能にした医療技術の進歩に伴い，今後ますます増加していくと思われる．しかし，歯根破折（亀裂）を予防する確実な対策は残念ながらない（**表2**）．
　第2，第3の破折歯をつくらないために，日々の臨床の場で，①歯髄や歯質をできるかぎり保存すること，②メタルポストコア形成時の太さ，長さ，形態に注意すること，③歯科医院で定期的に管理していく習慣を患者に身につけさせることが特に大事である．

鑑別診断 歯周炎（辺縁性，根尖性，咬合性外傷，エンド-ペリオ病変，根分岐部病変）

ここが大切 　垂直性歯根破折があれば，細菌が侵入しやすい環境になり，歯周炎と鑑別しにくい状態になる．垂直性歯根破折の診断の意義は，歯周炎（辺縁性，根尖性，咬合性外傷，エンド-ペリオ病変）に罹患している歯に，破折（亀裂）がないことを明らかにし，その後の歯周治療や根管治療を適切かつ積極的に行えるようにすることにある．当該歯が上記の歯周炎に罹患していれば，最初に歯根破折（亀裂）の有無を精査する習慣を身につけることが大切である．

参考症例

症例1　視診（肉眼）だけで容易に遠心根の歯根破折と診断できた症例（6⏋）

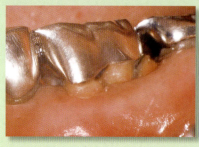
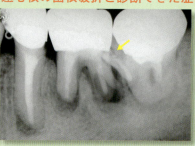

52歳，男性．X線でも破折が確認できるが，近心根の破折はなかった．歯根周囲の透過像だけでは，歯周炎（辺縁性，根尖性，エンド-ペリオ病変）との鑑別は難しい．⏌5 は根尖性歯周炎．

症例2　触診（根面の引っかかり）で診断できた症例（6⏋）

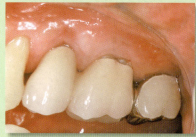
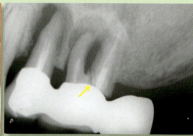

54歳，男性．X線でも破折線が確認できる．2年前に自費の延長ブリッジを装着したとのこと．動揺はみられたが，連結のため不自然な動きはなかった．プラークコントロールは良好．自覚症状が乏しいため抜歯の同意は得られなかった．破折線が確認できなければ根分岐部病変との鑑別は難しい．

症例3　X線で点状の不透過像（根充剤）が確認でき，歯根破折と診断できた症例（⏌5 ）

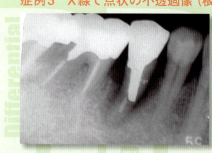
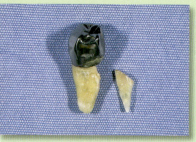

40歳，女性．動揺度2であるが不自然な動揺はなかった．全周に4mm前後の歯周ポケットがみられたが，深い歯周ポケットは確認できなかった．X線で点状の不透過像がなければ，辺縁性歯周炎の垂直性骨欠損像との鑑別は難しい．軽度の打診痛程度であったが，割り箸を一瞬強く噛ませたあとに瞬間的な鋭い痛みがあった．

症例4　歯肉の腫脹や膿瘍形成を繰り返し，X線で破折線が確認できた症例（⏌5 ）

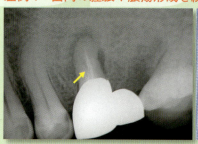
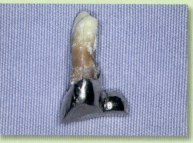

48歳，女性．頬側の1カ所に深い歯周ポケットが形成されていた．X線で歯根周辺全体のびまん性（かさ状）透過像は歯根破折の特徴といわれている．

症例5　歯肉の腫脹と打診痛があり，ブリッジを切断後，不自然な動揺がみられ歯根破折と判明した症例（|5｜）

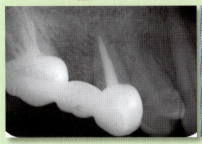
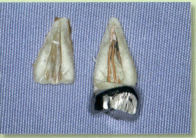

55歳，女性．歯周ポケットは全周3mm前後で，深い歯周ポケットはみられなかった．X線で破折線は確認できないが，歯根周辺部全体にわずかにびまん性（かさ状）透過像がみられる．

症例6　動揺は軽度であったが，X線で重度の歯周炎と診断し抜歯した症例（|5）

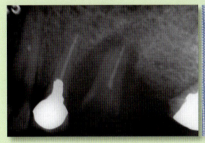
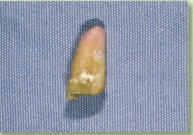

50歳，男性．全周に8mm前後の歯周ポケットがみられた．X線では破折線は確認できない（破折線を染め出し液で染色）．

症例7　歯周炎の初期治療中に歯肉が腫脹し，再検査で近心根面部の引っかかりが確認できた症例（|3）

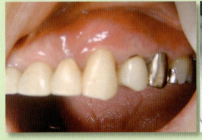
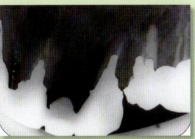

55歳，女性．X線では破折線は確認できないが，近心根面部周辺部に透過像がみられる．初診時，近心の1カ所に7mmの歯周ポケットが存在していたので，エンド-ペリオ病変を疑っていた．抜歯後の処置が大掛かりになるため抜歯の承諾は得られず，経過観察．

症例8　リーマー挿入時に痛みはないが，引き抜くときに痛みがあり，3カ月間打診痛が改善しなかった症例（｜5｜）

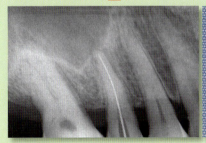
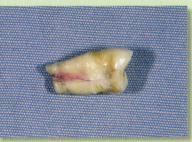

45歳，女性．根管を閉鎖すると自発痛はないが，圧迫感が強くなる．歯周ポケットは全周3mm程度で，動揺もなかった．X線では破折線も歯根周囲の特徴像も認められない（亀裂を染め出し液で染色）．

歯肉癌 *cancer of gum*

角　保徳

部位分類	歯・歯肉
症状分類	疼痛を訴える疾患，膨張を呈する疾患，形態異常を示す疾患，X線にて異常を示す疾患

診査　62歳，女性　主訴：歯肉にできものができた，腫れた

現病歴：
①いつから：2カ月前，上顎右側臼歯部側の違和感と歯肉の腫脹に気づく
②どこが：上顎右側臼歯部頬側
③症状：しこりを伴う歯肉腫脹および一部潰瘍形成
④どの程度：1カ月前より接触痛を認める
⑤治療・随伴症状：増大傾向を認めるので，心配となり親戚の歯科医を受診．当科紹介来院．

既往歴： 3年前より糖尿病で内科受診，投薬を受けている．インスリンの自己注射はしていない．
易感染性：軽度な糖尿病（HbA1c値は，6.0％）
常用薬：スルホニル尿素系薬服用中
感染症／出血性素因／薬剤アレルギー／輸血歴：なし

家族歴： 叔母が子宮癌にて死亡
生活歴： タバコは吸わず，アルコールはたしなむ程度とのこと

現症：
視診：
全身所見：体温36.1℃．食欲もあり，歩行可能．
口腔外所見：特記すべき所見はない
口腔内所見（図1）：上顎右側歯肉（8765⏋部）頬側に15×60mmの肉芽様の腫脹を認める．一部口蓋側にも進展している．⏋7の金属冠は紹介医によって外されている．4⏋は残根状態である．
触診：弾性硬の境界やや不明瞭な肉芽様腫瘤，周囲に硬結を認め，同部位に一致して圧痛を認める．易出血性である．87⏋は動揺度3度，6⏋は動揺度1度であった．
頸部リンパ節触診では，右顎下部に直径12mmの固着性のリンパ節を2個触知し，転移を疑う所見であった．

打診：
8⏋	7⏋	6⏋	5⏋	4⏋	3⏋
≠	≠	＋	＋	＋	−

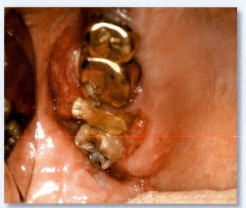
図1

MEMO
糖尿病の血液学的評価
赤血球中のヘモグロビンは，ブドウ糖と結びついてグリコヘモグロビンとなる．グリコヘモグロビンA1c（HbA_{1c}）は赤血球寿命がつきるまで血中に残るので，HbA_{1c}は過去1〜2カ月の血糖値の平均とよく相関することで，1カ月に1回定期的に測定することで血糖コントロール状態をほぼ正確に推定することができる（正常値は4.2〜5.8％）．

X線検査

パノラマX線断層写真（図2）

87|部および 6|の遠心部の歯槽骨が完全に吸収している．臼後結節も消失している（↑）．歯はいわゆる宙に浮いた状態となっている．骨吸収は上顎洞下壁に達しており，洞底下壁のラインが一部ぼやけており（▲），上顎洞への癌の浸潤を疑う所見である．図3は初診8カ月前のパノラマX線断層写真（紹介医のご好意により借用）である．87|部および 6|の遠心部の歯槽骨は保存されている．臼後結節も明瞭で（↑），遠心部境界のラインも明確に認められる．また，洞底下壁のラインが明瞭に確認できる（▲）．歯肉癌は早期に顎骨の浸潤破壊をきたしやすく，悪性腫瘍の浸潤がいかに急速であるか，2枚のX線にて確認してほしい．

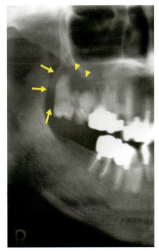
図2

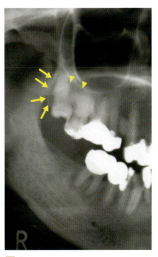
図3

CT検査（図4）

876|部の歯槽骨が完全に吸収されており，歯根（↑）のみがX線不透過像として認められる．876|部の頰側，口蓋側に腫瘍と考えられる軟組織を認め，一部咽頭に浸潤している．

ここに注意　骨吸収所見の評価：上顎智歯周囲炎（61歳，女性）のX線写真（図5，6）を比較のために提示する．炎症性疾患でもパノラマX線断層写真やCTに示すように，臼後結節を消失させるような骨吸収（↑）を示すことがある．腫瘍性の疾患との鑑別が必要である．

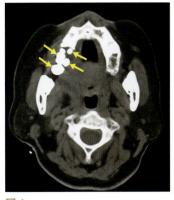
図4

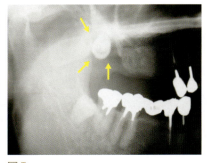
図5

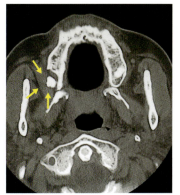
図6

臨床検査

スクリーニング検査を行う（白血球：7,600/μL，CRP：0.3mg/dL）．
明確な感染症の所見はない．

診断・治療

診断に至る過程▶▶ 本症例は，典型的な歯肉癌の所見である．腫瘍の周囲はやや盛り上がり，硬結が著明である．また，圧痛や接触痛が認められることもある．X線検査にて骨が歯周炎と異なる吸収状態を示していることに注意してほしい．歯周炎での骨吸収は一般に全顎的にほぼ水平的であり，本症例のように一部の病変部の骨のみが吸収されることは少ない．

初診時臨床診断▶▶ 歯肉癌（扁平上皮癌）．

治　療▶▶ 生検を施行．糖尿病があるので感染に注意して抗菌薬を点滴しながら行った．なお，本症例は全麻下にて全摘術を施行し，術後20年を経ても再発なく予後良好である．

> 歯肉癌の発生率は口腔癌のうち舌癌に次いで多い．わが国で歯肉癌を発症する患者は，年間2,000人以上で，中年以降の男性に多い．歯肉に癌が発症した場合には歯肉の腫脹，潰瘍形成などさまざまな症状が現れる．初期の頃は特に無症状であるが，進行するにつれ次第に粘膜が白くなる，潰瘍ができる，食べ物が当たると痛い，腫れる，急に歯がぐらぐらするなどの症状が認められる．歯周炎との鑑別が重要で，安易な抜歯を行わないよう注意したい．

病理組織学的診断▶▶ 扁平上皮癌（squamous cell carcinoma）中等度分化型．

その他特記事項▶▶
①告知の問題：場合によっては死に至る疾患なので，心のケアも重要である．
②個人情報保護法により病状の家族への説明自体が本人の許可が必要となったことに注意してほしい．

ここが大切　安易な抜歯に注意を： 近歯科医院にて歯肉癌を歯周病と誤診して，抜歯した症例を提示する．術後1日目ですでに縫合部に潰瘍形成が認められる．7日目には縫合創は哆開し，潰瘍形成や腫瘍組織の増殖が認められる．患者は癌治療を受けたが死亡に至った．

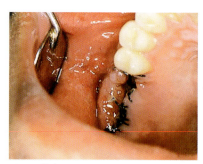
図7　抜歯後1日目の所見

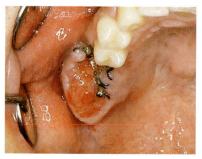
図8　抜歯後7日目の所見

鑑別診断　辺縁性歯周炎，褥瘡性潰瘍，白板症＊，扁平苔癬，エプーリス

本疾患の初期ではエプーリス，辺縁性歯周炎，褥瘡性潰瘍と鑑別しにくい場合がある．その場合，癌である可能性を念頭においてそれぞれの疾患としての治療を行い，1週間以上経過しても改善されない場合は組織生検を行い，病理組織学的診断を得るべきである．

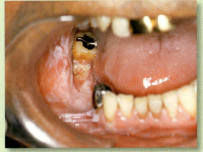

白板症から歯肉癌が発症した症例（104頁参照）
65歳，男性．本症例は，他院で数回生検を施行し，白板症の診断を得ていた．最初の白板症の診断の2年後，写真に示すような一部潰瘍形成（7|近心部）を認め，同部を生検したところ扁平上皮癌であった．

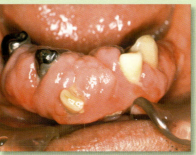

ニフェジピンによる歯肉増殖症
68歳，男性．高血圧症や狭心症などの治療に処方されるカルシウム拮抗薬（アダラート®など）の内服により誘発される疾患で，無歯顎では発症せず，歯のあるところにのみ発生する．

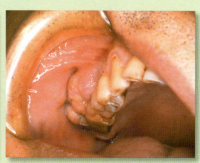

悪性腫瘍を疑った歯肉膿瘍
42歳，男性．このように外見だけでは判断しにくいことがあるので，生検にて確定診断を得ること．歯周炎や歯肉膿瘍でも歯肉癌に類似する場合があることに注意．また，逆に歯肉癌を歯周炎などと誤診して抜歯をしないように注意が必要である．抜歯した場合，癌が血行性に転移したり，抜歯刺激により急激な増悪を示す場合がある．

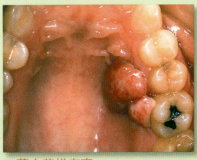

口蓋肉芽様病変
22歳，女性．臨床的に歯肉癌との判別がつきにくい．生検が必要である．

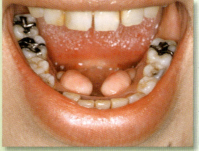

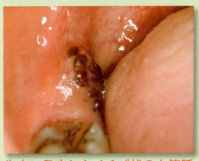

下顎隆起
37歳，女性．下顎隆起は，しばしば腫瘍を心配して来院される疾患であり，下顎骨小臼歯部舌側にみられる硬い半球状の骨隆起で，両側性に生じることが多い．部分床義歯の製作時に障害になることがある．

歯肉に発生したイチゴ状の血管腫
9歳，男性．小児によくみられる血管腫．

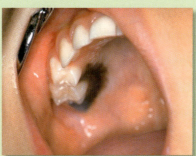

歯肉のメラニン沈着
8歳，女性．

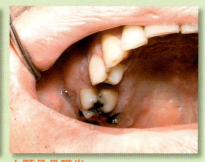

上顎骨骨膜炎
51歳，男性．6|歯肉部に腫脹がみられる．歯肉の表面は平滑で肉芽形成，潰瘍形成を認めず，炎症の所見と考えられる．

智歯周囲炎 *pericoronitis of wisdom tooth*

★★★

角　保徳

|部位分類|顎下部・頸部，口腔粘膜，歯・歯肉|
|症状分類|疼痛を訴える疾患，腫脹を呈する疾患|

診　査　25歳，男性　主　訴：親知らずの位置の歯肉が痛い

現病歴：
① いつから：2カ月前，⌞8 部の歯肉が腫れた．その後，腫脹，消退を繰り返している．
② どこが：腫れた部位は，⌞8 部歯肉
③ 症状：腫脹，発赤および自発痛
④ どの程度：我慢できないことはないが気になる
⑤ 治療・随伴症状：近歯科医受診後，紹介来院

既往歴： 特記すべき事項なし
感染症／易感染性／出血性素因／薬剤アレルギー／輸血歴／常用薬：なし

家族歴： 特記事項なし
現　症：
視診：
全身所見：体温36.4℃．特記すべき事項なし．
口腔外所見：軽度の開口障害あり
口腔内所見（図1）：⌞8|8 部の歯肉に腫脹が認められる．⌞8 頰側歯肉および頰粘膜は，咬傷にて線維化している所見がある．
触診：⌞8|8 部の歯肉に圧痛を認める．
打診：8|　|8
　　　＋　＋

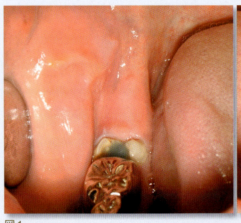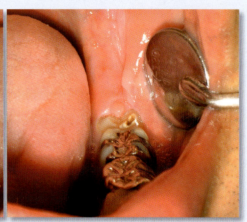

図1

X線検査

パノラマX線断層写真（図2）

8| は近心部にう蝕および充填物を認める．左側は，|8，|8 が萌出傾向を示し，頰粘膜の咬傷を引き起こす所見と一致している．

臨床検査

施行せず．

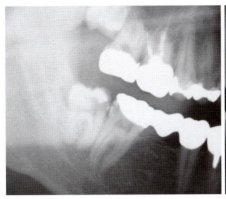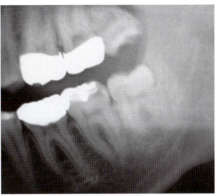

図2

診断・治療

診断に至る過程▶▶ 本症例は，口腔外科臨床でよく遭遇する歯性感染症の症例であるので，その診断，治療に習熟する必要がある．

初診時臨床診断▶▶ 下顎両側智歯周囲炎．

ここが大切 智歯周囲炎：智歯周囲炎は，一部萌出もしくは埋伏している歯冠周囲の軟組織の感染による炎症である．診断としては，智歯部の歯肉を手指で圧迫すると痛みが強くなる．まれに，対合（智）歯の挺出により歯肉への圧迫により痛みが生じたり，頬粘膜に潰瘍をつくったりする症例（図3）もあるので注意が必要である．また，放置すると骨膜炎や骨髄炎，さらには蜂窩織炎に移行することがあるので注意を要する（156頁参照）．

治　療▶▶ 抗菌療法を行い，消炎したあと，抜歯した．最小限の手術侵襲で最短時間でより安全確実に抜歯を行うよう努力する．また，術後感染や下歯槽神経麻痺などの合併症の発生機序に習熟し，これらを起こさないようにする．

> **MEMO ドライソケット**
>
> ドライソケットは，抜歯窩に血餅や肉芽組織の形成が少なく，骨が露出し，触れると激しい痛みを引き起こす症状をいう．主に智歯の抜歯後に生じる．局所麻酔の過量な使用による微小血管の収縮による血行障害や，抜歯窩に形成された血餅をうがいなどで洗い流すことなどが原因である．

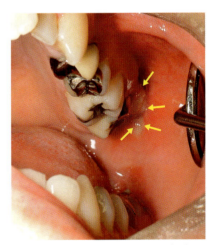

図3　上顎智歯が頬粘膜に潰瘍（↑）を形成した症例

鑑別診断 骨膜炎（72, 156頁参照），骨髄炎，歯肉癌などの腫瘍性病変＊（52頁参照）

> **ここが大切　智歯抜歯の基準**：親知らずだからといってむやみに抜かない

ここでは智歯抜歯の診断基準，予知性（predictability）について考えてみたい．2症例提示するので，十分検討していただきたい．

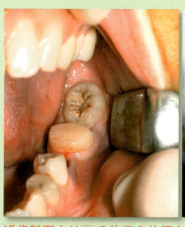
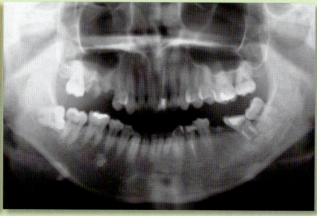

近歯科医より8⏌の抜歯を依頼された症例①

29歳，女性．6⏌はすでに欠損し，8⏌には軽度のう蝕を認めるが，生活歯であり，歯周組織の炎症も軽微で，歯根も比較的しっかりしている．一方，7⏌は失活歯であり，パノラマX線断層写真にて歯根が比較的短く，予知性に乏しいと考えられる．これらを考えると，8⏌を抜歯するのではなく，予知性の乏しい7⏌の将来のバックアップ（部分床義歯やブリッジの支台）として残しておいたほうが口腔全体の予後を考えると良好であると判断した．

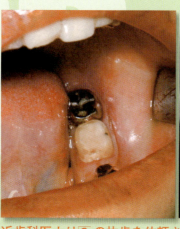
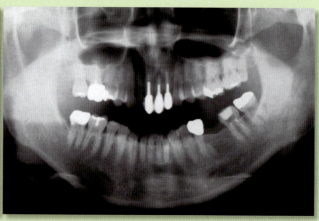

近歯科医より8⏌の抜歯を依頼された症例②

44歳，女性．今までに同部の腫脹や疼痛はない．この症例についても読者は，パノラマX線断層写真と臨床所見をよくみて抜歯の適否をご検討いただきたい．6⏌はすでに欠損し，7⏌は失活歯で将来的に予知性が乏しい．智歯だからといって安易に抜歯と決め込むことは避け，将来の口腔機能を考えた適切な診断のもとに治療計画を立てたい．また若年者では，智歯の他欠損部への移植を考慮することもある．

エプーリス *epulis*

部位分類	歯・歯肉
症状分類	腫脹を示す疾患，形態異常を示す疾患

診査

56歳，男性　主訴：歯肉にできものができた，腫れた

現病歴：
① いつから：1年前
② どこが：32|部頬側
③ 症状：しこりを伴う歯肉腫脹
④ どの程度：1カ月前より違和感を認める
⑤ 治療・随伴症状：増大傾向を認めるので，心配となり親戚の歯科医を受診．当科紹介来院．

既往歴： 3年前より高血圧で内科受診，投薬を受けている
常用薬：アダラート®（ニフェジピン）
感染症・易感染性／出血性素因／薬剤アレルギー／輸血歴：なし

家族歴： 特記すべき事項なし

生活歴： タバコは30本／日を25年，アルコールはビール1本／日を約20年

現症：
視診：
全身所見：体温36.2℃．食欲もあり，歩行可能．
口腔外所見：特記すべき所見はない

口腔内所見（図1）：上顎右側歯肉（32|部）側に12×16mmの有茎性肉芽様の表面滑沢な腫脹を認める．歯石，歯垢が多く，口腔衛生状態は悪い．

触診：弾性軟の境界明瞭な肉芽様腫瘤で，硬結を認めず，圧痛もない．易出血性である．21|は動揺度1度である．

打診：<u>4</u>| <u>3</u> <u>2</u> <u>1</u> |<u>1</u>
　　　－ － － －

打診痛は認めない．

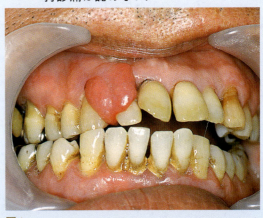

図1

X線検査

パノラマX線断層写真
中等度の辺縁性骨吸収を認めるも，病変部に顕著な骨吸収像は認めない．

臨床検査

採血は行わず．

診断・治療

診断に至る過程▶▶ エプーリスとは歯肉に生じた限局性腫瘤のうち，良性の線維性増殖あるいは肉芽腫を総括した臨床名として用いられている．歯肉，歯根膜，歯槽骨膜などから発生する腫瘤で，腫瘍ではない．

歯肉の腫脹の主な原因となる疾患としては，以下のものがあげられる．
①炎症（歯周炎，骨膜炎など）
②腫瘍（扁平上皮癌などの悪性腫瘍，エナメル上皮腫，線維腫などの良性腫瘍など）
③囊胞（歯根囊胞，濾胞性歯囊胞などの顎骨内に生じる囊胞）
④その他（エプーリス，埋伏歯，血腫など）

本症例は，典型的なエプーリスの所見である．

初診時臨床診断▶▶ エプーリス．

エプーリス
歯肉に生じた良性の限局性の炎症性あるいは反応性の増殖物をエプーリスとよぶ．歯間乳頭部に好発し，多くは有茎性である．

治　療▶▶ 骨膜を含めて全摘出し，病理組織学的診断を行った．かつては該当歯を抜歯するとしていたが，QOLの観点からその必要はないと考える．再発したときに再度摘出することを，十分説明する．また，癌を心配する患者には病態をよく説明して納得してもらう必要がある．炎症性あるいは反応性の増殖物なので，口腔衛生指導を徹底し，除石，PMTC（Professional Mechanical Teeth Cleaning）を行った．

病理組織学的診断▶▶ エプーリス．

鑑別診断　歯周炎，歯肉膿瘍，ニフェジピン歯肉増殖症，線維腫などの良性腫瘍，歯肉癌＊

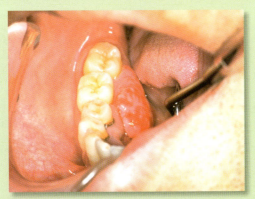

歯肉癌
55歳，男性．エプーリスと歯肉癌との鑑別は重要である．

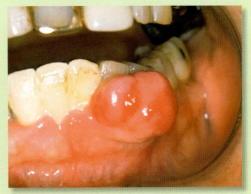

典型的エプーリス
61歳，男性．

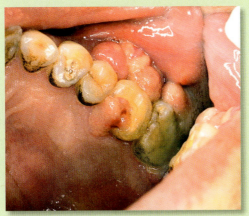

歯肉膿瘍
42歳，男性．

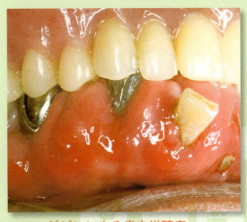

ニフェジピンによる歯肉増殖症
68歳，男性．歯のあるところにのみ発生する．

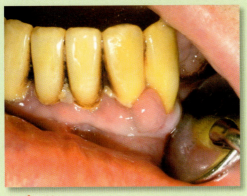

エプーリス
75歳，女性．

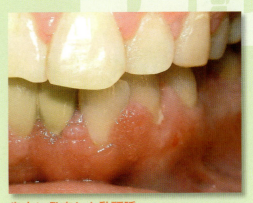

歯肉に発症した乳頭腫
34歳，男性．エプーリスに類似しているが，乳頭腫は前癌病変なので注意が必要．

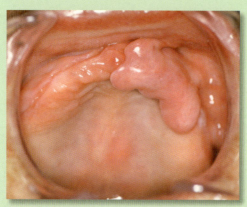

義歯性線維腫（so called fibroma）
74歳，女性．臨床的には線維腫とよばれることが多いが，その多くは真の腫瘍ではなく，刺激に対する反応性，修復性の線維性増殖物である．

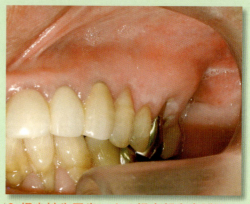

|6 根尖性歯周炎による根尖部歯肉腫脹
72歳，女性．エプーリスとは腫脹する部位が異なる．

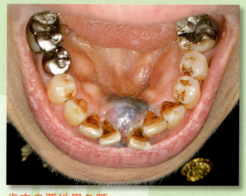

歯肉の悪性黒色腫
73歳，女性．

乳頭腫 *papilloma*

★★　　　　　　　　　　　　　　　　　　　　　　　角　保徳

部位分類	歯・歯肉，口腔粘膜，舌，口唇
症状分類	形態異常を示す疾患

診査　16歳，女性　主訴：口蓋にぶつぶつの腫瘍ができた

現病歴：
① いつから：3カ月前より
② どこが：口蓋
③ 症状：ぶつぶつの腫瘍に気づく
④ どの程度：無痛性，有茎性
⑤ 治療・随伴症状：徐々に増大しているので，近歯科医を受診したところ，精査を勧められ紹介来院．

既往歴：特記すべき事項なし
　感染症／易感染性／出血性素因／薬剤アレルギー／輸血歴／常用薬：なし

家族歴：祖母が乳癌で死亡

現　症：
　視診：
　　全身所見：体温36.4℃．体格良好，元気．
　　口腔外所見：特記すべき事項なし
　　口腔内所見（図1）：左口蓋に12×8mmの有茎性，乳頭状の腫瘤を認める．
　触診：弾性硬，周囲に硬結は触れない．触診にて圧痛は認めない．

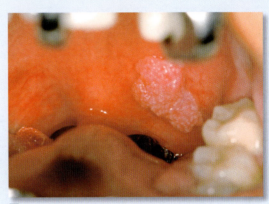

図1

X線検査

撮影せず．

臨床検査

血液検査にて特記すべき事項はない．

診断・治療

診断に至る過程▶▶ 肉眼所見でブロッコリーのようにブツブツした形状が特徴である．臨床所見のみで安易に診断せず，全摘もしくは生検を行い，悪性像の有無を含めて確定診断は病理組織学的診断にゆだねる．乳頭腫は上皮由来の良性腫瘍で，口腔内良性腫瘍のなかで比較的頻度が高く，口腔では，頬，口蓋などによくみられる．乳頭状に隆起発育した重層扁平上皮の増殖よりなる良性腫瘍で，硬度は比較的硬いものが多く，周囲に硬結は触れない．一般に疼痛はなく，自覚症状はほとんど認めない．

その特徴的な臨床所見により診断は容易であるが，扁平上皮癌や疣贅状癌(ゆうぜい)と鑑別が重要となる．

ここに注意 **前癌病変へのステロイド軟膏塗布**：本疾患は前癌病変（105頁参照）なので，口内炎のようにステロイド軟膏（デキサルチン軟膏®など）の塗布は禁忌である．

初診時臨床診断▶▶ 乳頭腫．

治　療▶▶ 限局性の疾患なので，5mmのマージンを設定し，全摘生検を行った．

病理組織学的診断▶▶ 多数の乳頭状突起を形成する増殖した重層扁平上皮を認めた．異型細胞は認めない．

鑑別診断　線維腫，血管腫，扁平上皮癌＊，疣贅状癌＊

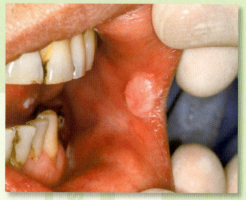

頬粘膜の線維腫（so called fibroma）
40歳，男性．

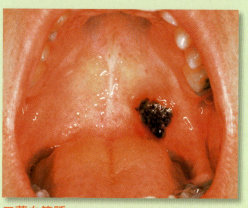

口蓋血管腫
9歳，男児．

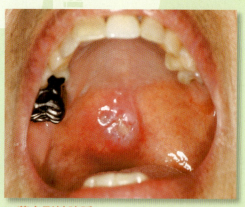

口蓋多形性腺腫
85歳，女性．

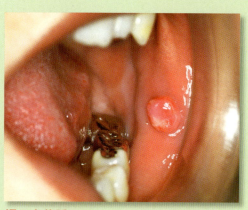

頬の肉芽腫
39歳，女性．感染性疾患である．

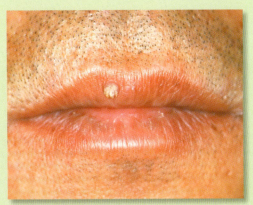

口唇の乳頭腫
46歳，男性．

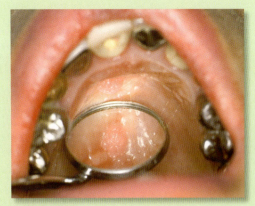

口蓋乳頭腫
45歳，男性．

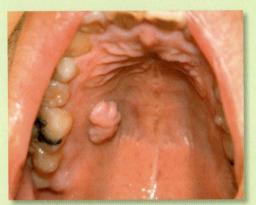

口蓋線維腫
30歳，男性．

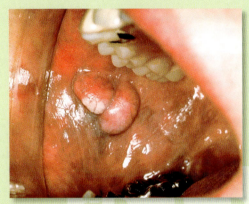

咬傷によると考えられる線維腫
（so called fibroma）
62歳，男性．

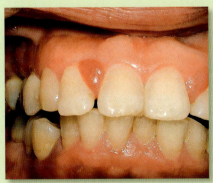

歯肉エプーリス
47歳，女性．

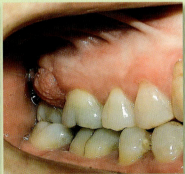

歯肉乳頭腫
56歳，女性．

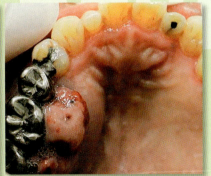

肺癌の上顎歯肉転移
61歳，男性．

エナメル上皮腫 *ameloblastoma*

中村康典

部位分類 歯・歯肉，顎骨
症状分類 腫脹を呈する疾患，X線にて異常を示す疾患

診査　18歳，男性　主訴：右の顎が腫れた

現病歴：
① いつから：10日前の起床時に右下顎角部の腫脹と疼痛を自覚する
② どこが：腫れた部位は右下顎角部および7̅8̅部頰側歯肉
③ 症状：腫脹および疼痛
④ どの程度：顔貌が左右非対称になる腫れと持続する疼痛
⑤ 治療・随伴症状：開口障害も生じたため，同日近歯科医を受診．同医にて7̅8̅歯肉の切開排膿処置を受け，抗菌薬，鎮痛薬を処方され服用し，現在腫脹は軽減，疼痛は消失している．X線上で右下顎部の透過像を指摘され精査，加療のため紹介来院．

既往歴： 原因不明の蕁麻疹，口唇腫脹（2歳時，14歳時），小学生の頃に気管支喘息（年に1～2回喘息発作あり．発作は冬場に多く，風邪を引いたときによく起こる．最終発作は6カ月前）．
感染症・易感染性／出血性素因／薬剤アレルギー／輸血歴：なし
常用薬：喘息発作時に吸入薬使用
家族歴： 特記事項なし
現症：
視診：
　全身所見：体温36.5℃．体格は普通．栄養状態良好．倦怠感なし．
　口腔外所見（図1）：顔貌は左右非対称，右下顎角部から下顎枝部にかけての腫脹を認める．圧痛はなし．オトガイ部，口唇の神経麻痺はなし．
　口腔内所見（図2）：6̅の後方頰側歯肉にびまん性の腫脹を認める．6̅の約10mm後方歯槽部に歯冠が一部露出．排膿はない．
触診：6̅の後方頰側にびまん性の骨膨隆を認める．羊皮紙様感なし．同部位に圧痛は認めない．
打診：6̅　5̅　4̅　3̅
　　　＋　－　－　－
歯髄診断：6̅は生活歯

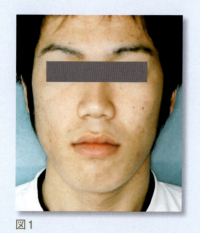
図1

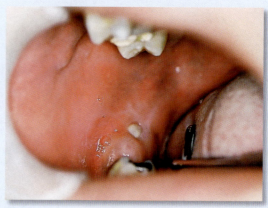
図2

ここが大切　気管支喘息に関して発作の誘因，タイプ，頻度，季節性，程度などを問診し症状の評価を行うとともに，主治医に必ず対診し病状と発作時の対応策を確認する．喘息患者では携帯用吸入薬を所持していることが多いので，歯科治療に際しては吸入薬を必ず持参してもらう．

ここに注意　死亡例も報告されるアスピリン喘息は，成人喘息の4〜10％を占めるとされる．気管支喘息の既往のある患者に対しては詳しく問診を行い，アスピリン喘息が疑われた場合には専門医に対診を行い，誘引物質，使用禁忌薬を確認する．

> **MEMO**
> アスピリン喘息とは，アスピリンだけではなく種々の酸性非ステロイド性消炎鎮痛薬（non-steroidal anti-inflammatory drug：NSAID）により誘発される喘息．投与後10分前後から数時間以内に発症し，発作は激烈で，意識障害やショックなどを伴い致死的なこともある．30〜50歳代に発症することが多く，やや女性に多い．通年性の喘息で慢性鼻炎，慢性副鼻腔炎，鼻ポリープを高率に合併する．

問診のポイント　炎症を伴うか感染しないかぎり無痛性の顎骨の腫脹を呈し，X線で偶然発見されることが多い．問診で顎骨の腫脹にどのように気づいたかを聞き出すことは診断の一助になる．

> **MEMO**
> **羊皮紙様感**
> 骨吸収が進み，骨が菲薄になった際に認められる．指で押したとき羊皮紙のようなペコペコとした感触．

X線検査

パノラマX線断層写真（図3）

　右下顎骨において6┘遠心部から右下顎枝の下顎切痕部にかけて鶏卵大の境界明瞭な単胞性のX線透過像を認める．病変内部は均一なX線透過性を示し，87┘が埋伏している．病変内に含まれる歯根の吸収は認められない．

後頭前頭法X線写真（図4）

　頰舌的な皮質骨の菲薄化，膨隆を認める．

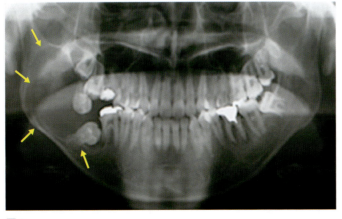

図3

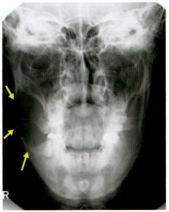

図4

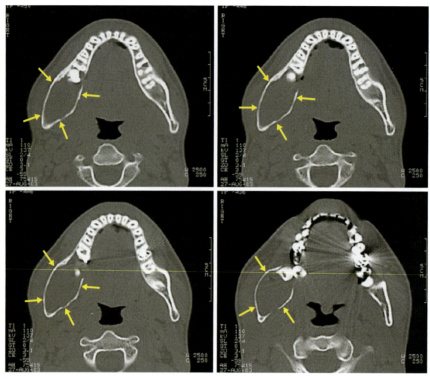

図5

CT検査（図5）

$\overline{6|}$遠心部から下顎枝，下顎切痕にかけて境界明瞭，辺縁整で径約50mm強の囊胞様病変を認める．病変内に$\overline{87|}$および$\overline{6|}$遠心根が含まれている．病変部の歯槽骨および下顎枝は頰舌的に膨隆，菲薄化している．

  腫瘍が大きくなると顎骨の皮質骨が薄くなったり，骨膜のみを残す状態となり軟部組織への膨隆性侵襲がみられるので，CTによる病変の広がりを検索することは治療方針の決定に重要である．

臨床検査

スクリーニング検査を行う．白血球：9,500/μL，CRP：1.3mg/dLと軽度の上昇を認め，$\overline{87|}$の炎症，腫脹所見と合致する．他に異常値はなし．

診断・治療

診断に至る過程▶▶ 本症例は下顎角から下顎枝にかけての骨膨隆を伴う腫脹であり，下顎骨の腫瘍性疾患，囊胞性疾患を疑う所見である．X線検査，CT検査にて埋伏歯を含む透過像を認めエナメル上皮腫および含歯性囊胞などの下顎骨囊胞を示唆する所見である．確定診断には病理組織学的診断が必要である．

病理組織学的所見▶▶ 腫瘍の実質は，円柱状の基底細胞が配列し内部に星状細胞を認め不規則な索状の増殖を呈している．索状胞巣は吻合し網状を呈し，間質は水腫状である（叢状型）．

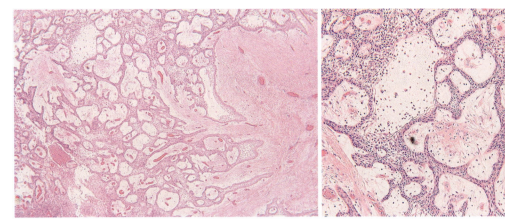

弱拡　　　　　　　　　　　　　　　　　強拡

初診時臨床診断▶▶ エナメル上皮腫，含歯性嚢胞．

治　療▶▶ 確定診断を得るために生検を施行し，エナメル上皮腫であることを確認したうえで，入院下，全身麻酔下にて腫瘍摘出術，開窓術を施行した．

 X線，CTなどの画像診断を行い，生検による病理組織学的診断を経て治療方針を決める．

その他特記事項▶▶ 本症例は，顎骨に発生する代表的な良性の歯原性腫瘍である．無痛性の顎骨の腫脹で，大きくなると顔面が非対称性となり，顎骨の膨隆，変形を訴えて来院することが多い．本症例は $\overline{8|}$ の歯冠が一部萌出し同部の炎症を伴ったため疼痛の訴えがあったが，原則的には疼痛の訴えは少ない．X線所見で発見されることも多く，境界明瞭な透過像を示し，単胞型，多胞型，蜂巣型に大別される．本症例のように埋伏歯を含むことが多い．本症例では認めなかったが，歯根吸収像を呈することが多く，診断上重要である．

鑑別診断　歯根嚢胞，含歯性嚢胞，角化嚢胞性歯原性腫瘍，下顎骨周囲膿瘍，顎骨中心性腫瘍＊

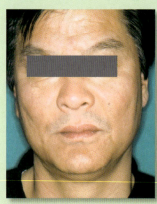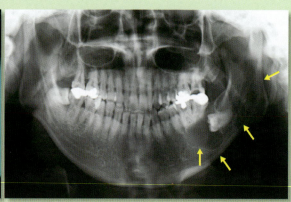

含歯性嚢胞
52歳，男性．従来，濾胞性歯嚢胞とよばれていたもののうち，埋伏歯の存在するものを含歯性嚢胞とよぶ．小さいものでは無症状であるが，大きくなるに従い顎骨の膨隆や周囲の歯の位置異常をきたす．嚢胞は通常単胞性のことが多い．内溶液はやや粘稠で淡黄色透明のことが多い．X線所見では境界明瞭な類円形の透過像を示し，その中に埋伏歯の歯冠を含む．エナメル上皮腫と類似したX線所見を示し，鑑別が困難な症例では，病理組織学的診断が必要である．

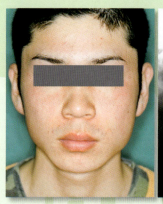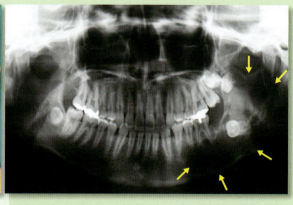

角化嚢胞性歯原性腫瘍
18歳，男性．嚢胞壁に角化性重層扁平上皮を有し，臨床所見は含歯性嚢胞に類似し，無痛性に増大し顎骨の膨隆を示す．頰舌的方向に比べて近・遠心的方向に増大する傾向にある．内容物に軟泥物，チーズ状，粥状の角化物が含まれる．X線的には境界明瞭な単胞性あるいは多胞性の骨透過像を示す．含歯性嚢胞と同様にエナメル上皮腫と類似したX線所見を示し，鑑別が困難な症例では，試験切除による病理組織学的診断が必要である．本疾患は再発の可能性が高いので，治療には注意を要する（148頁参照）．

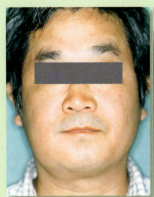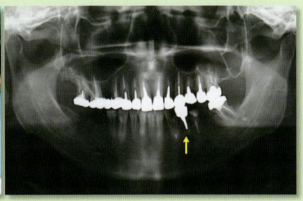

下顎骨周囲膿瘍
48歳，男性．全身性の発熱，倦怠感，食欲不振を示す．局所的には顎下部の腫脹，発赤，疼痛を示し，骨膜下，顎下隙に膿瘍形成を認める．また，原因歯の打診痛，咬合痛および周囲歯肉に発赤，腫脹，疼痛を認める．臨床検査では白血球数の上昇，CRPの上昇など炎症所見を示す．臨床所見，X線所見にて鑑別は容易である．

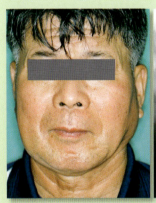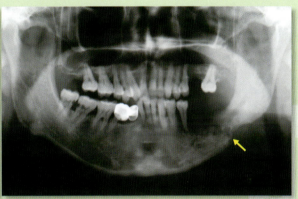

下顎歯肉癌
62歳，男性．口腔癌のうち舌癌についで多い．一般的に早期には臨床症状が乏しく，歯肉の腫脹，潰瘍形成，歯の動揺などにより自覚されることが多い．腫瘍は骨膜に沿って浸潤するため，比較的早期に顎骨の破壊吸収をきたしやすい．X線的に顎骨の虫食い像，皿状吸収像を示す．本例では病的骨折を認める．臨床経過，肉眼所見，X線所見にて鑑別は容易である．

> **MEMO　基底細胞母斑症候群**
> 多発性基底細胞母斑，多発性顎嚢胞，骨系統の異常を主症状とし，多種多様の徴候を示す常染色体優性遺伝性疾患．多発性顎嚢胞の多くは角化嚢胞性歯原性腫瘍の性格を有する．

上顎骨骨膜炎　*maxillary periostitis*
歯性上顎洞炎　*odontogenic maxillary sinusitis*

★★★　　　　　　　　　　　　　　　　角　保徳

部位分類　歯・歯肉，口腔粘膜，顎骨
症状分類　疼痛を訴える疾患，腫脹を呈する疾患，X線にて異常を示す疾患

診査　45歳，男性　主訴：顔面が腫れて，痛みがある

現病歴：
①いつから：11日前，近歯科医で 4| の根充を受ける．3日前にコアを装着．直後より，歯肉，顔面が腫脹した．
②どこが：腫れた部位は，右顔面
③症状：腫脹および発赤
④どの程度：3日前より徐々に腫脹は増大している
⑤治療・随伴症状：2日前より，抗菌薬を内服するも，腫脹は増大傾向を示すために，紹介来院．来週，仕事で海外出張を予定している．

既往歴：上顎洞の手術既往はない
胃潰瘍（5年前：薬物治療にて完治）
感染症／易感染性／出血性素因／薬剤アレルギー／輸血歴／常用薬：なし

家族歴：特記事項なし

現　症：
視診：
全身所見：体温37.1℃．多少倦怠感はあるが，食欲はあり，歩行可能．
口腔外所見（図1）：右頬から眼窩にかけて腫脹，発赤が認められる．右眼は，周囲の腫脹のために閉鎖気味である．右顎下部に小指頭大のリンパ節2個を触知する．
口腔内所見：54|部根尖部を中心に腫脹，発赤を認める．
触診：弾性軟の境界不明瞭な腫脹，発赤を認め，同部位に一致して圧痛を認める．
打診：7| 6| 5| 4| 3|
　　　＋　＋　＋　＋　＋

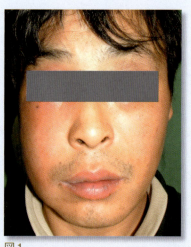

図1

問診のポイント　腫脹や疼痛の始まった時期，その程度をよく聞き出し，歯原性疾患か否か，前医での治療内容を把握し歯科治療との関連性を評価する．しかし，前医の治療を批判，誹謗したり，患者が前医の治療に疑問をもつような言動は慎む．

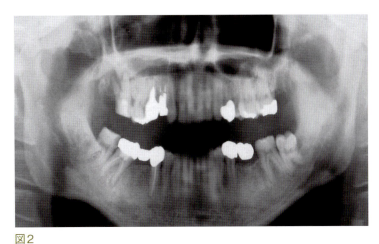
図2

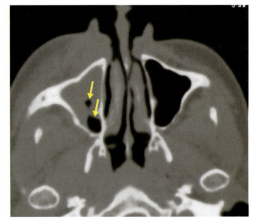
図3

X線検査

パノラマX線断層写真（図2）

右上顎洞下部にX線不透過像を認め，上顎洞下壁は比較的シャープに確認され，骨の破壊は認められない．754|に辺縁性，根尖性の骨透過像を認める．

ここに注意 **上顎洞のX線での腫瘍と炎症の鑑別**：上顎洞底や側壁の骨のラインを確認する．不連続だったり，吸収しているような場合（53頁：歯肉癌のパノラマ，CT参照），CTにて腫瘍の有無を確認する．本症例ではCT検査を行ったが，腫瘍を全く疑わない場合は，CTは必ずしも必要な検査ではない．

CT検査（図3）

右上顎洞にX線不透過像を認め，一部気泡様の透過像（↑）を認める．上顎洞骨壁の破壊は認められない．右頰部軟組織に肥厚を認める．

臨床検査

炎症系の検査を行う（白血球：14,500/μL，CRP：4.25mg/dL，白血球分画像：杆状核球が22％）．

ここが大切 **核の左方移動**：炎症のステージを把握するためには，白血球は単に数だけでなく，その構成もみる必要がある．一般に細菌感染症では好中球が増加し，血流中の成熟好中球のうち杆状核球（未成熟な好中球）の割合が増加する場合を核の左方移動という．一般に杆状核球が15％以上なら明らかに左方移動と考えられる．炎症反応が遅延しやすい高齢者の炎症性疾患では，白血球増加がなくても核の左方移動で炎症の存在を推定することができる．

診断・治療

診断に至る過程▶▶ 現病歴から炎症か腫瘍かを見極めることが大切．顔面の腫脹の主な原因となる疾患としては，以下のものがあげられる．

①炎症（歯周炎，骨膜炎，唾液腺炎，上顎洞炎など）

②腫瘍（扁平上皮癌などの悪性腫瘍，エナメル上皮腫，血管腫などの良性腫瘍など）
　③囊胞（歯根囊胞，濾胞性歯囊胞などの顎骨内に生じる囊胞，粘液囊胞，ガマ腫，類皮囊胞などの軟組織内に生じる囊胞）
　④その他（血腫，術後出血，Quincke浮腫など）

　本症例での腫脹は弾性軟，発赤，疼痛を伴い，腫瘍性疾患ではなく，炎症を疑う所見である．現病歴，現症，X線検査，血液検査の結果，炎症と診断された．上顎臼歯は根尖が上顎洞底に近接もしくは突出していることもあり，根尖性歯周炎，歯根囊胞，骨吸収が進行した辺縁性歯周炎など，歯が感染源となって上顎洞炎が生じることがある．そのため，歯が原因の上顎洞炎を歯性上顎洞炎とよんでいる．鼻閉，後鼻漏などを訴える症例もあるので確認する．歯性上顎洞炎では，一般的に痛みは持続的で，頭を動かしたときや，下にさげたときに強い．CTを含むX線検査での評価が重要であり，上顎洞の悪性腫瘍との鑑別が必要となる．また，上顎洞炎の手術の既往がないので，類似の疾患ではあるが術後性頰部囊胞とは診断されない．

初診時臨床診断▶▶ 7654｜根尖性歯周炎，歯性上顎洞炎，上顎骨骨膜炎．

治　　療▶▶ 入院下，安静を指示し，ピペラシリンナトリウム2g，クリンダマイシン600mgを1日2回点滴静脈注射にて，抗菌療法を行った．点滴開始後，4日目でほぼ腫脹は消失し，抗菌薬投与下で原因歯の1本と考えられ保存不能と判断した7｜を抜歯した．

その他特記事項▶▶ 本症例は，臨床でよく遭遇する，歯性感染症の症例である．治療する場合は，根管治療，根管充塡には十分注意を払い，正確に行うことが要求される．本症例のように骨膜炎，歯性上顎洞炎を併発し，入院加療が必要な場合も生じるので注意が必要である．また，患者には適切な説明を行い，前歯科医と十分な連絡を取り，無用な医療トラブルを招かないように配慮することも大切である．

鑑別診断 術後性頬部嚢胞（80頁参照），外傷による腫脹，上顎良性腫瘍，上顎癌＊（52頁参照），上顎洞癌＊（84頁参照），骨肉腫＊

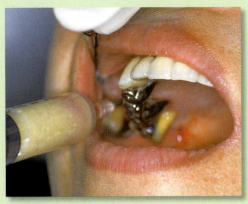

術後性頬部嚢胞の穿刺所見
44歳，女性．黄色の膿を多量に吸引した．

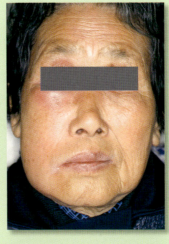

上顎骨骨膜炎
70歳，女性．

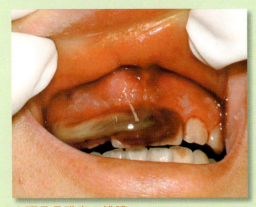

上顎骨骨膜炎の排膿
17歳，女性．歯肉溝からの膿の排出．

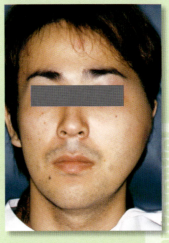

咬筋周囲炎（S. pneumoniaeによる感染症）
28歳，男性．初診時には，骨肉腫を疑った症例．悪性腫瘍を見逃さないように．

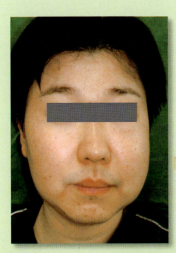

8 抜歯後の気腫
32歳，男性．左顔面のびまん性腫脹に注意．握雪感（雪を握ったときの触感）を認め，皮膚を押すと気泡がつぶれるぱちぱちという音がする．

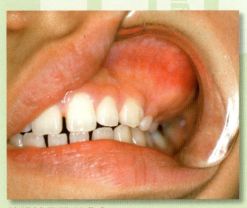

線維性骨異形成症
16歳，女性．良性の類腫瘍性の疾患では，粘膜腫脹はあっても，炎症像がないことに注意．

歯根嚢胞 radicular cyst
上顎嚢胞 maxillary cyst

★★★　　　　　　　　　　　　　　　　　　角　保徳

部位分類	歯・歯肉，口腔粘膜，顎骨
症状分類	疼痛を訴える疾患，腫脹を呈する疾患，X線にて異常を示す疾患

診査　44歳，男性　主訴：上顎歯肉が腫れた

現病歴：
① いつから：3カ月前
② どこが：2̄1̄部歯肉
③ 症状：腫脹
④ どの程度：徐々に増大傾向を示す
⑤ 治療・随伴症状：近耳鼻科医を受診し，抗菌薬の投薬など2カ月にわたり治療を施行．当院耳鼻科を経て，当科紹介受診．

既往歴： 7歳時に両側の上顎洞根治術を受けた．36歳時，7̄を近歯科医で抜歯したところ，上顎洞に交通し，近病院歯科にて閉鎖術を受けた．感染症・易感染性／出血性素因／薬剤アレルギー／輸血歴・常用薬：なし

家族歴： 特記事項なし

現症：
視診：
　全身所見：体温36.6℃．体格は普通．栄養状態は良好．病的所見は認められず，元気である．
　口腔外所見：耳鼻科にて内視鏡で対孔開存を確認．上顎洞より嚢胞様の粘膜を確認した．鼻閉塞は認めない．
　口腔内所見（図1）：2̄1̄根尖部に直径約12mm，境界明瞭，類円形の腫瘤を認める．
触診：弾性軟，波動を触知した．羊皮紙様感はなし．圧迫にて違和感とともに，軽度の圧痛あり．
打診：4̄ 3̄ 2̄ 1̄ |1̄
　　　－ ＋ ＋ ＋ ±
歯髄診断：3̄2̄1̄は失活歯である．

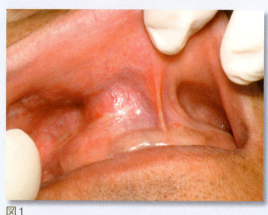

図1

X線検査

デンタルX線検査（図2）

3̄2̄1̄根尖部に一致した透過像（↑）を認める．

パノラマX線断層写真（図3）

3̄2̄1̄根尖部より，鼻腔底，上顎洞に至る直径約40mmの類円形の透過像（↑）を認める．

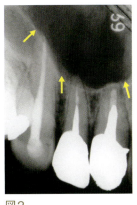
図2

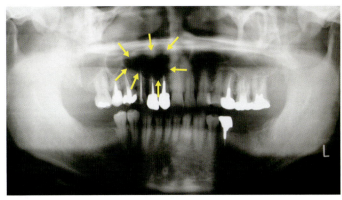
図3

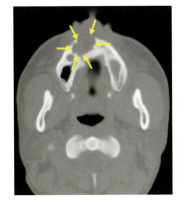
図4

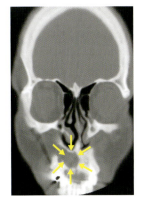
図5

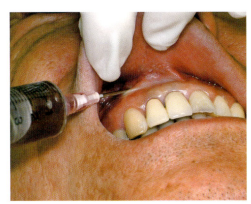
図6 穿刺時の所見．褐色の内容物を吸引した．ただちに培養検査に提出した．

CT検査（図4，5）

　上顎右側前歯部根尖付近に類円形，一部多胞性，直径30mmの骨破壊像（↑）を認める（図4）．辺縁は比較的なめらかで，内部は軟組織と思われる物質で充満している．右上顎洞には空気を認め，本疾患とは異なる像を示す．前頭断のCT画像（図5）では，321｜根尖部より，鼻腔底，上顎洞に至る直径約30mmの類円形の透過像を認める．

臨床検査

　術前のスクリーニング検査（心電図，血液検査，血液凝固検査）を行う．
　GTP，GOT値が軽度に上昇している以外，特記すべき所見はない．

診断・治療

診断に至る過程▶▶　本症例のデンタルX線写真，オルソパントモグラフィー，CTに認められる骨透過像の境界がなめらかかつ明瞭で，内容物が均一の画像を呈しているので，悪性腫瘍よりむしろ良性腫瘍もしくは囊胞を疑う所見である．さらに，穿刺にて3mLの膿を吸引した（図6）ので囊胞性疾患と臨床診断を下した．病理検査をかねて全摘開窓術，歯根端切除術を予定した．

細菌学的検査▶▶　*Peptostreptococcus*などの嫌気性菌が検出された．

初診時臨床診断▶▶　歯根囊胞，上顎囊胞．

治　療▶▶ 確定診断のために生検をかねた開窓術を施行した．局所麻酔下で，上顎洞隣接部を除き囊胞壁を可及的に一塊として摘出し，病理組織学的検査を行った．開窓部は口腔の副腔とし，閉鎖しないように抗菌薬塗布軟膏ガーゼを挿入した．術中の所見では，囊胞と上顎洞の間には，骨は存在せず，軟組織，すなわち囊胞壁のみで隔離されていた．上顎洞隣接部の囊胞壁は，上顎洞との交通が生じないよう保存した．

病理組織学的診断▶▶ 歯根囊胞

> 歯根囊胞は，口腔領域では最もよくみられる囊胞で，感染根管や歯髄の失活が原因で発生する．根尖部歯肉の腫脹，疼痛などを主訴として来院することが多い．X線写真所見として，根尖を含む類円形の境界明瞭な透過像を示す．本症例のように拇指頭大以上に発育すると，骨膨隆，波動が出現する．囊胞性疾患は初期には無症状であるが，増大するにつれて，顎骨の膨隆や近隣歯の位置異常を起こすことがある．

その他特記事項▶▶ 本症例は，臨床でよく遭遇する囊胞性疾患であるが，同じ囊胞性の疾患でも歯根囊胞と角化囊胞性歯原性腫瘍（歯原性角化囊胞）は治療方針が異なるので十分鑑別する必要がある．

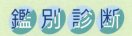 歯周炎，静止性骨空洞，（単胞性）エナメル上皮腫＊，顎骨中心性腫瘍＊

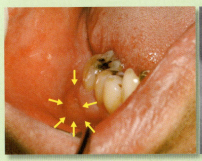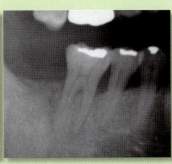

歯根破折による歯肉腫脹
64歳，男性．6|根尖部に腫脹，瘻孔を認める．根尖性歯周炎を疑い，デンタルX線写真を撮影したが，明確な根尖病巣は認めず，精査すると歯冠から根分岐部，近心根に至る破折を認めた．歯冠，歯根の破折は見逃しやすいので注意が必要である．本症例ではヘミセクションを施行し，遠心根を保存した（45頁参照）．

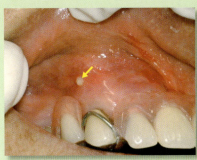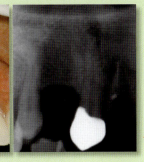

3|根尖性歯周炎による瘻孔
76歳，男性．

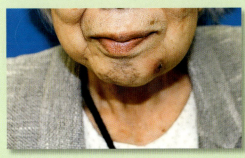

外歯瘻
84歳，女性．外歯瘻とは，歯性の根尖病巣などの排膿路が，顔面皮膚に形成されたものをいう．
皮膚面に瘢痕を伴った陥凹を形成し，原病巣の治療と併せて，皮膚を切除し瘢痕修正する．

術後性上顎嚢胞 *postoperative maxillary cyst*

★★

中村康典

部位分類	歯・歯肉，口腔粘膜，顎骨
症状分類	疼痛を訴える疾患，腫脹を呈する疾患，X線にて異常を示す疾患

診査　50歳，男性　主訴：右の頬を押さえたときの痛みと腫れ

現病歴：
①いつから：10日前より右側眼窩下部に圧痛を感じ，次第に自発痛と腫脹を自覚した
②どこが：腫れた部位は右眼窩下部および上顎右側臼歯の歯肉頬移行部
③症状：疼痛と腫脹
④どの程度：持続する疼痛と，顔貌が非対称になる腫脹
⑤治療・随伴症状：自発痛があったため，近歯科医を受診．同医にて 7| 根尖部の切開排膿処置を受け，抗菌薬，鎮痛薬を処方され服用するが，疼痛は軽減するものの腫脹が増大したため，同医より精査，加療を目的に紹介された．

既往歴： 35年前に両側上顎洞根治術を受けた．6年前にアルコール性肝炎（現在は治療を受けていない）．
感染症・易感染性／出血性素因／薬剤アレルギー／輸血歴・常用薬：なし
家族歴： 特記事項なし
現　症：
視診：
　全身所見：体温36.8℃．体格は普通．倦怠感もなく，食欲もある．
　口腔外所見（図1）：顔貌はわずかに左右非対称で，下方からみると右の眼窩下部の腫脹を認める．同部に圧痛はあるが，知覚異常は認めない．
　口腔内所見（図2）：両側小臼歯部から臼歯部の歯肉頬移行部に，瘢痕を認める（手術瘢痕）．上顎右側臼歯部歯肉は発赤し，腫脹を認める．
触診： 7| 歯肉頬移行部はびまん性に腫脹し，波動を触知する．
打診： 7| 6| 5| 4| 3|
　　　 ＋　－　－　－　－

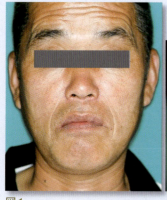
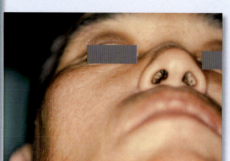

図1

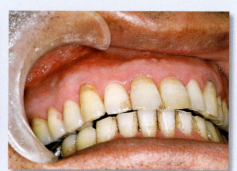

図2

> **ここが大切**　肝機能が障害されると出血傾向，易感染性，創傷治癒遅延などの歯科治療上問題が生じる．現在治療を受けていない場合，肝機能障害が進行している可能性もあるため，内科専門医に現状について対診する．

> **ここに注意**　肝炎の既往がある場合，ウイルス性肝炎の検索を行ったほうがよい．

> **問診のポイント**　自覚症状が耳鼻科的症状，眼科的症状，歯科・口腔外科的症状など多様で，また上顎洞炎や上顎洞癌とその症状も類似する．本疾患では上顎洞炎の根治手術の既往があり，問診でこの既往を聞き出すことが診断の一助となる．

X線検査

パノラマX線断層写真（図3）

76|根尖から右側上顎結節にかけて，境界明瞭な単胞性のX線不透過像を認める．病変内部はほぼ均一なX線不透過性を示す．上顎左側にも臼歯部から上顎結節にかけて多胞性の境界明瞭なX線不透過像（囊胞様病変）を認めるが，洞底部の骨破壊像は認めない．

Waters法所見（図4）

上顎右側に境界明瞭な囊胞様病変の中にX線不透過像を認める．洞底部の骨破壊像は認めない．

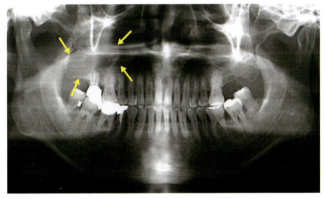

図3　　　　　　　　　　　　　　　図4

CT検査（図5）

右側上顎骨に25mm大の囊胞様病変を認める．上顎洞前壁は陥凹し上顎洞側壁から後壁の一部は骨の吸収があり欠損している．内部は均一であるが，上部に液状面を認める．上顎左側は多胞性で，隔壁があり，内部は均一である．

> **ここが大切**　囊胞により圧迫され上顎洞後壁の皮質骨が薄くなり，骨膜のみを残す状態となることがある．CTによる骨の吸収の状態，囊胞様病変の内部の状態の検索は，手術をするうえで重要な資料となる．

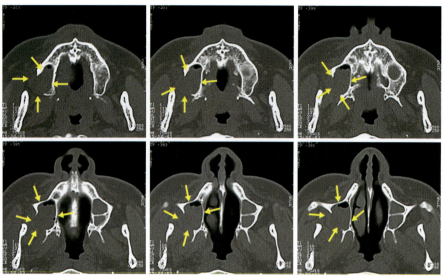

図5

臨床検査

スクリーニング検査（白血球：9,800/μL，TP：7.8g/dL，GOT：78IU/L，GPT：62IU/L，γ-GTP：108IU/L，LDH：422IU/L，CRP：1.1mg/dL，HBS抗原：陰性，HCV抗体：陰性）．

白血球数，CRPが軽度上昇し炎症所見を示す．HBS抗原，HCV抗体ともに陰性．GOT，GPT，γ-GTPの軽度上昇を認めるが，著しい肝機能障害はない．

診断・治療

診断に至る過程▶▶ 本症例は右側眼窩下部の腫脹，圧痛が主訴であり，上顎右側臼歯部歯肉頬移行部に波動を触知することから，上顎骨の囊胞性疾患，歯根囊胞，歯性上顎洞炎，腫瘍性疾患を疑う所見である．X線検査，CT検査で両側上顎に境界明瞭な単胞性あるいは多胞性の囊胞様病変があり，洞底部の骨破壊像は認めず，上顎洞炎根治手術の既往，手術瘢痕があるので，術後性上顎囊胞を最も疑う．

見落としやすい 上顎洞炎根治手術の既往に加えて，歯肉頬移行部の手術瘢痕の有無を確認することは，診断の一助となる．

初診時臨床診断▶▶ 術後性上顎囊胞．

治　療▶▶ 入院下で，全身麻酔下にて上顎洞炎根治手術に準じて囊胞摘出術を施行した．

その他特記事項▶▶ 本疾患は，上顎洞炎根治手術後，数年から数10年の長期間を経て出現する囊胞で，男性にやや多い．自覚症状は耳鼻咽喉科的症状，眼科的症状，口腔外科的症状など多岐にわたり，口腔外科領域では頬部の腫脹・圧痛，歯の違和感などが多い．診断は上顎洞炎根治手術の既往（手術瘢痕で診断できる），X線検査（パノラマX線，Waters法，P-A）を参考に臨床症状と対比して行う．大きな囊胞では骨吸収像，進展部位を知るためにCTでの検索が有用である．

鑑別診断

歯性上顎洞炎，歯根嚢胞，その他の上顎嚢胞，上顎歯肉癌*，上顎洞癌*

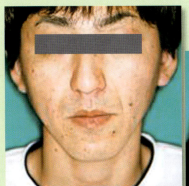
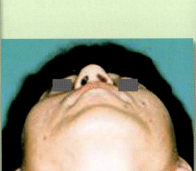
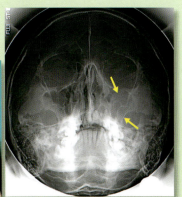
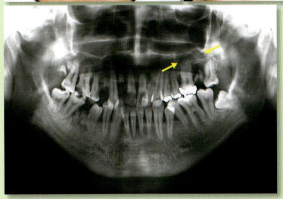

歯性上顎洞炎

24歳，男性．歯性上顎洞炎は，急性根尖性歯周炎の直接波及や，慢性根尖病巣の急性化，顎炎の波及，根管治療剤，根管充填材や歯根の迷入などによって引き起こされる上顎洞の炎症で，一般に片側性に現れる．X線所見では，根尖と洞底との位置関係はもとより，根尖病巣の有無や歯槽硬線の消失，さらには洞底線の消失や不連続性は，本疾患鑑別上重要である．

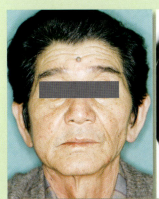
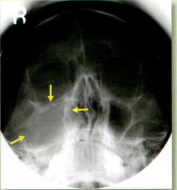
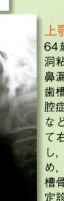

上顎洞癌

64歳，男性．上顎洞癌は，多くは上顎洞粘膜に由来する扁平上皮癌で，鼻閉，鼻漏，鼻出血などの鼻症状，頰部腫脹，歯槽部，口蓋部腫脹，歯の動揺などの口腔症状，眼球突出，眼窩下部の知覚異常などがみられる．本症例はWaters法にて右上顎洞の白濁した半不透過性を示し，虫食い状の広範な骨吸収破壊を認め，パノラマX線所見でも右側臼歯部歯槽骨はほとんど破壊吸収されている．確定診断は病理組織学的検査による．

上顎洞癌 *carcinoma of maxillary sinus*

中村康典

部位分類	歯・歯肉，顔面，顎骨
症状分類	疼痛を訴える疾患，腫脹を呈する疾患，機能異常を示す疾患，X線にて異常を示す疾患

診査　62歳，男性　主訴：右頬の腫れと右上歯ぐきの腫れ

現病歴：
- ①いつから：約2週間前に上顎右側小臼歯部に違和感を自覚
- ②どこが：上顎右側小臼歯部歯肉および右頬部
- ③症状：同部の腫脹
- ④どの程度：腫脹は徐々に増大し，顔貌は左右非対称となる
- ⑤治療・随伴症状：約2週間前に上顎右側小臼歯部に違和感を自覚するも疼痛等の症状がないため様子をみていた．その2日後くらいから同部の歯肉が腫脹し，右頬部も腫脹してきたため，かかりつけの歯科医院を受診．炎症性病変が疑われたため抗菌薬を処方され内服したが，腫脹は徐々に増大してきた．また，上顎右側小臼歯部歯肉の腫脹も増大し潰瘍形成もしてきたため，同医の紹介により来院．

既往歴： 3年前より高血圧症．降圧薬を内服していたが1年ぐらいで中断．
2年前，検診にて糖尿病の指摘を受けるが，内科受診していない．
易感染性：あり
感染症／出血性素因／薬剤アレルギー／輸血歴／常用薬：なし

家族歴： 特記事項はなし

現　症：
　視診：
　　全身所見：体温36.8℃．少し太りぎみ．体重の減少傾向はない．倦怠感はない．血圧190/100mmHg．
　口腔外所見（図1）：右頬部の腫脹により顔貌は左右非対称．右眼窩部の神経麻痺なし．複視なし．開口障害なし．右顎下部に小指頭大のリンパ節を1個，左顎下部に小指頭大のリンパ節を1個触知する．いずれも可動性で圧痛はない．
　口腔内所見（図2）：6543|の頬側から口蓋側の歯肉に45×30mmの腫瘤形成を認める．腫瘤の表面は発赤を伴い，43|部歯頸部および65|相当部に偽膜形成を伴った潰瘍形成を認め，潰瘍の中心部は壊死化している．
　触診：潰瘍は易出血性で接触痛が強い．腫瘤の表層は軟らかく周囲に硬結を認めないが，腫瘤深部に硬結を触知する．43|歯牙動揺．

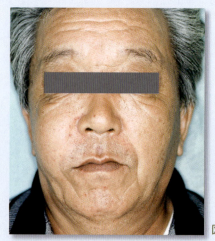

図1

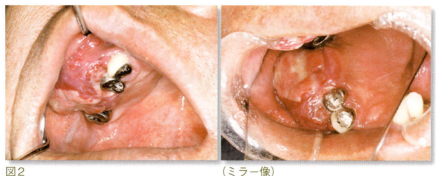

図2　　　　　　　　　　　　　　　　（ミラー像）

ここが大切　高血圧の既往があるが，治療を中断している．血圧を測定し，現状を確認する．また，病状が把握されておらず血圧のコントロールが不良の可能性があり，治療に際しては必ず内科専門医に対診し，血圧のコントロールを行う必要がある．

また，糖尿病の既往もあるが，高血圧同様治療を受けていないので，糖尿病のスクリーニングを行い内科専門医に必ず対診し，血糖のコントロールを行う．

問診のポイント　症状が上顎洞炎や術後性上顎囊胞に類似するが，進行が早いので，問診で症状出現から来院までの経過・期間を詳しく聞くことは重要である．しかし，問診の際に前医からの紹介までの期間や前医の治療に患者が疑いをもつような言動は慎まなければならない．上顎洞癌では腫瘍の進展方向によって鼻症状，眼症状，口腔内症状，頰部の症状が出現する．問診で症状を詳しく聴取することで腫瘍の進展方向を類推することができる．

X線検査

パノラマX線断層写真（図3）

6┃から┃3部歯槽部から右上顎洞底部にかけて，辺縁不規則な虫食い状の骨破壊を認める．34┃は浮遊歯状態になっている．

Waters法X線写真（図4）

右上顎洞内は不透過像を示し，腫瘍が充満しており，右上顎洞底線，内側壁下部の消失を認める．外側壁，後壁，眼窩底は骨の連続性が確認できる．

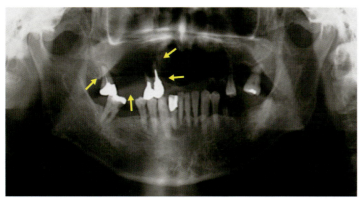

図3

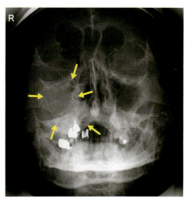

図4

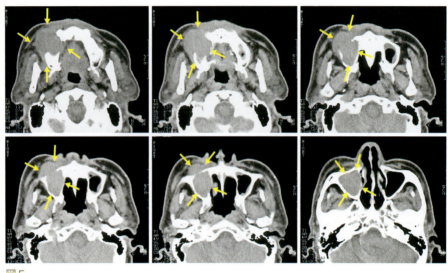

図5

CT検査（図5）

7─3|部歯槽骨頬口蓋側皮質骨，上顎洞底の骨吸収像を認める．右上顎洞前壁，外側壁の菲薄化，一部消失を認める．右上顎洞内は腫瘍（↑）で占拠され，腫瘍の一部は上顎洞前壁，外側壁から前外方および7─3|部歯槽骨から口蓋側に進展している．

臨床検査

スクリーニング検査を行う（白血球：8,800/μL，CRP：1.9mg/dL，血糖：221mg/dL，HbA_{1c}：6.7%）．白血球数，CRPの上昇がみられ，炎症所見を認める．血糖値が高値を示し，HbA_{1c}の上昇を認め，糖尿病のコントロールが不良である．

 HbA_{1c}は赤血球の寿命120日中に末梢で徐々に生成されるため，血糖値が高いほどHbA_{1c}は多く生成され，過去1〜3カ月間の血糖コントロールの目安になる．

診断・治療

診断に至る過程▶▶ 経過が早く，口腔内の腫瘍は硬結を触知し，偽膜形成を伴った中心部が壊死化した潰瘍を認め，悪性腫瘍を強く疑わせる所見である．X線検査，CT検査から右上顎洞内は不透過像を示し，6─3|部歯槽部から右上顎洞底部にかけて辺縁不規則な虫食い状の骨破壊を認め，洞原発の悪性腫瘍を示唆する．

初診時臨床診断▶▶ 上顎洞癌．

治　療▶▶ 確定診断のため生検を行い，扁平上皮癌の病理組織学的診断を得た．入院下にて放射線外照射，抗腫瘍薬の局所動注を施行後，全身麻酔下にて上顎部分切除術を施行した．

その他特記事項▶▶ 上顎洞癌は，その多くは上顎洞粘膜に由来する扁平上皮癌で，硬組織内に存在するため，初期においては症状が上顎洞炎と似ており診断が困難である．初発症状としては，鼻閉，鼻漏，鼻

出血などの鼻症状のほか，頰部腫脹，歯肉頰移行部の無痛性腫脹，歯槽部や口蓋部腫脹による義歯不適合，歯痛，歯の動揺などの口腔内症状，片頭痛など千差万別である．口腔内症状が強い場合，歯科を最初に受診することが多いので，診断には注意を要する．症状は腫瘍の増大，進展に伴い増悪し，その進展方向によりさまざまな様相を呈する．本例では下方への進展が強く，腫瘍は歯槽突起を破壊・侵食し，口腔へ直接露呈し潰瘍形成を認める．

鑑別診断 歯根囊胞，頰部膿瘍，歯性上顎洞炎，術後性上顎囊胞，上顎歯肉癌＊，上顎良性腫瘍＊，肉腫＊

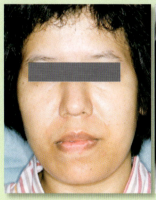
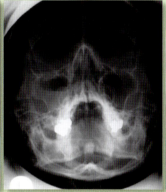
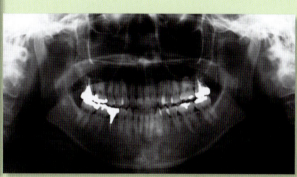

歯性上顎洞炎
32歳，女性．歯牙疾患およびこれに関する炎症性疾患が上顎洞内に波及し上顎洞粘膜が炎症を起こし発症する上顎洞炎．根尖性歯周炎などの歯性炎症，歯原性囊胞の感染，抜歯創の上顎洞との交通，リーマーなどによる上顎洞内穿孔などの原因が存在する．本例では，パノラマX線断層写真で洞底部の骨破壊像は認めないが，7|根尖部で洞底線の一部消失，洞内に根充剤迷入を認める．さらに，Waters法X線写真で右上顎洞部の不透過像を認め，歯性上顎洞炎が最も考えられる．

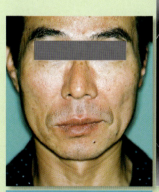
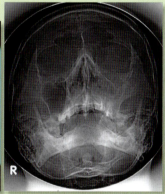
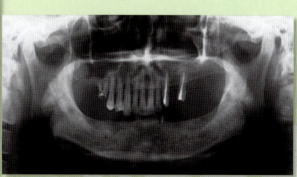
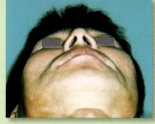

術後性上顎囊胞
43歳，男性．上顎洞炎根治手術後，数年から数10年の長期間を経て発生する囊胞．症状は歯性上顎洞炎や上顎洞癌の初期症状に類似し，多様である．口腔外科的症状としては，頰部の腫脹と疼痛，上顎歯肉頰移行部の腫脹，歯痛などを認める．X線所見では上顎洞部に単胞性または多胞性の不透過像を認める．本例は，上顎洞炎根治手術の既往があり，歯肉頰移行部に手術瘢痕を認める．また，X線所見で左上顎洞内に不透過像を認めるが，洞底部の骨破壊像は認めず，上顎洞癌とは鑑別できる．

褥瘡性潰瘍 *decubital ulcer*

★★★

角　保徳

部位分類　歯・歯肉，口腔粘膜，舌，口唇
症状分類　疼痛を訴える疾患，形態異常を示す疾患

診　査　80歳，女性　主　訴：歯肉が痛い，義歯をはめて食事ができない

現病歴：
　①いつから：3週間前より
　②どこが：下顎歯肉
　③症状：刺激痛，自発痛
　④どの程度：義歯をはめていられないくらい
　⑤治療・随伴症状：なかなか治らないので精査希望にて来院

既往歴：糖尿病（2年前発症．通院中，投薬中）
　常用薬：抗糖尿病薬内服中
　感染症／易感染性／出血性素因／薬剤アレルギー／輸血歴：なし

家族歴：祖父が舌癌で死亡

現　症：
　視診：
　　全身所見：体温35.4℃．体格良好，元気．
　　口腔外所見：特記すべき事項はない

口腔内所見（図1）：義歯の床縁に一致して歯肉に7×4mmの中央が白色で周囲が赤色の潰瘍を認める．
触診：触診にて軽度の刺激痛を認める．周囲に硬結は認めない．

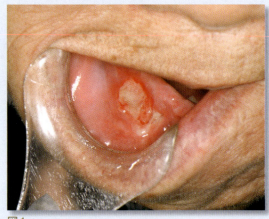
図1

X線検査
　行わず．

臨床検査
　軽度の血糖値上昇を認める以外，血液検査にて特記すべき事項はない．

診断・治療

診断に至る過程▶▶　本症例は義歯の有無，潰瘍と義歯の辺縁の位置関係に着目し義歯による褥瘡性潰瘍と臨床診断を行った．
　　口腔粘膜の潰瘍は，外傷性潰瘍，アフタ性潰瘍，壊死性潰瘍，梅毒や結核などによる肉芽腫性炎症による潰瘍，悪性潰瘍（主として癌による潰瘍）に大別される．本症例では義歯に一致した潰瘍病

変で周囲に硬結を認めないので，悪性腫瘍の可能性は低いと判断し義歯による褥瘡性潰瘍と診断した．義歯による褥瘡性潰瘍は不適合義歯の床縁に生じることが多いので，義歯の辺縁との一致性の確認も診断の一助となる．一般に潰瘍は刺激痛が強く，不整形で，潰瘍面は薄い白色の偽膜で覆われ，周囲粘膜は発赤するが硬結は認めない．

初診時臨床診断▶▶ 義歯による褥瘡性潰瘍．

潰瘍の発生機序
義歯による継続的な粘膜面への圧迫や摩擦が作用すると，その部分に循環障害や上皮の剝離を生じ，最終的には潰瘍が発生する．

義歯性口内炎
義歯装着者においては，義歯の内面にプラークが増殖し，その中のカンジダなどの刺激で義歯性口内炎が起きやすい．これを予防するには，義歯にプラークを付着させず清潔に保つことが大切である．義歯洗浄は，食後に必ず義歯を流水下でブラシを用いて清掃すること，夜間など義歯をはずす時間を確保するとともに義歯洗浄剤などを併用することも重要である．

治　療▶▶ 義歯の調整を行い，潰瘍が消失するまで食事時以外の義歯装着を禁止した．周囲に硬結は認めず，悪性腫瘍は臨床的に考えにくいので，少量のステロイド軟膏（デキサルチン軟膏®）を粘膜面と義歯に薄く塗布するように指示した．また，難治性の潰瘍では悪性腫瘍を鑑別したうえで，カンジダ感染症も考慮しアムホテリシンB®（ファンギゾン）などの投与が必要な場合もある．

ここが大切　口腔潰瘍は癌の初期病変の一つである：義歯による褥瘡性潰瘍は，原因となる刺激を除去すると治癒する．しかし，口腔潰瘍が癌の初期病変であることがあるので注意が必要である．潰瘍周囲に硬結を認めることなど，癌を少しでも疑う場合は，癌を増殖させる危険性があるので潰瘍にステロイド軟膏の塗布は禁忌である．また，刺激を除去して1〜2週間様子をみても潰瘍が改善しない場合は，生検を考慮すること．また，歯肉癌は早期に顎骨，歯槽骨に浸潤し，骨破壊像を呈することが多いので，X線写真による評価を併用する．癌性潰瘍は通常孤立性で，形状は不規則で，深い場合は穿掘性である．表面に白斑や紅斑がみられることがあり，潰瘍辺縁は癌細胞の浸潤によって周囲組織には硬結がみられ，ときに堤防状に隆起してカリフラワー状に外翻することがある．

鑑別診断
扁平苔癬，アフタ性口内炎，扁平上皮癌＊，結核などの特異性炎

以下に参考例として褥瘡性潰瘍の臨床所見を提示する．

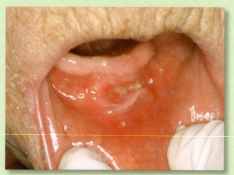

典型的な義歯による潰瘍所見
75歳，女性．

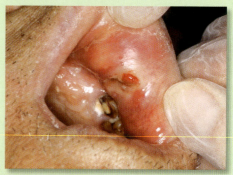

残根が頰粘膜に当たってできた口唇潰瘍 73歳，男性．

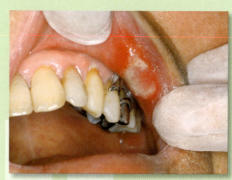

義歯クラスプの慢性的な刺激による口唇粘膜潰瘍
71歳，女性．義歯の設計には注意が必要である．

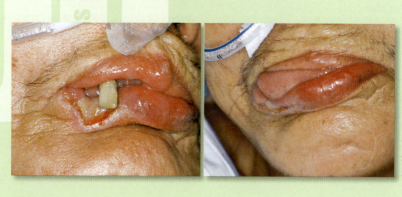

上顎犬歯による口唇の潰瘍
77歳，女性．寝たきり等の患者で無意識に口唇を閉鎖すると生じるので，抜歯を含む適切な処置が必要．写真右は抜歯後1週間目の治癒した所見．

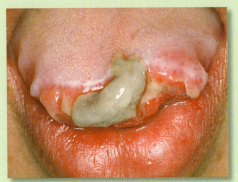

てんかんによる舌の咬傷
16歳，男性．

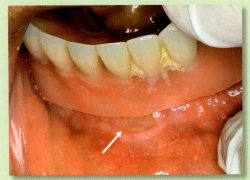

義歯性潰瘍
80歳，男性．

アフタ性口内炎 aphthous stomatitis

★★★

角　保徳

部位分類　歯・歯肉，口腔粘膜，舌，口唇
症状分類　疼痛を訴える疾患，形態異常を示す疾患

診査　73歳，女性　主訴：口内炎を繰り返す

現病歴：
①いつから：7年前より
②どこが：口唇，舌粘膜
③症状：潰瘍形成
④どの程度：潰瘍形成，治癒を繰り返している
⑤治療・随伴症状：7年前より，某大学病院，某市民病院歯科口腔外科など受診を繰り返している．近歯科医を受診し相談したところ，紹介来院．

既往歴： 2年前より糖尿病の診断のもと，内服薬投薬中
グリコヘモグロビンA_{1c}：7.7%
血糖値：249mg/dL
易感染性：糖尿病
常用薬：ジアベン®（トルブタミド：SU剤）
500mg　2×1にて服用中

感染症／出血性素因／薬剤アレルギー／輸血歴：なし
家族歴： 特記事項なし
現症：
視診：
全身所見：体温35.9℃．食欲はあるも口腔内の疼痛のために摂食状態はやや不良．歩行可能．ADLは良好．
口腔外所見：特記すべき事項なし
口腔内所見（図1）：舌，口唇に直径3～9mmの有痛性潰瘍を合計5個認める．舌の潰瘍形成部位に一致して咬頭が尖った金属冠が装着されている．
触診：軽度の接触痛がある．周囲に硬結は認めない．

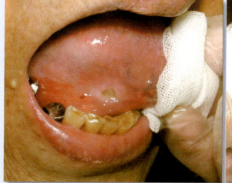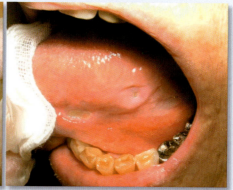

図1

X線検査・臨床検査

X線撮影，採血は行わず．

診断・治療

診断に至る過程▶▶ アフタ性口内炎は，口唇，頬粘膜，歯肉などにできる，最も頻度の高い一般的な口内炎の一つである．類円形の偽膜性小潰瘍で，潰瘍の周辺には炎症性発赤（紅暈）を伴うものである．本症例では典型的な臨床所見および7年にわたる経過の既往からアフタ性口内炎と診断され，各種検査は行わず．

初診時臨床診断▶▶ アフタ性口内炎．

治　療▶▶ アフタッチ®（トリアムシノロンアセトニド貼付薬）を貼薬もしくはデキサルチン軟膏®を塗布するよう指示した．共にステロイド薬で，剤形が異なるだけで効果はほぼ同じなので，この薬の選択は患者の希望に添うこと．舌後方部や軟口蓋にはサルコート®（プロピオン酸ベクロメタゾン）の噴霧が便利である．また，舌を刺激していると考えられた尖った金属冠の舌側咬頭を丸めた．全身状態が関与している可能性も否定できないので，本症例の場合，糖尿病の管理を内科にて行うように十分説明した．

ここが大切 再発性アフタ性口内炎の場合は，本人の体質に由来すると考えられるので予防しにくいものだが，誘因として微小外傷（魚の骨やフランスパンの硬い部分などによる本人の気づかない小さな外傷）が考えられる．また，発症の初期に軟膏を塗布することで約2週間の1サイクルの病期を経ずして治ることもあるので，アフタ性口内炎になりやすい人には，以下の注意を与えている．
　①微小外傷を受けないように注意する．
　②口腔内を清潔に保つ．
　③アフタの発症に気づいたら早急にアフタッチ®もしくはデキサルチン軟膏®を塗布する．
　④必要に応じて，総合ビタミン剤を摂取する．
　⑤極端な疲労，ストレスを避け，適切な栄養摂取を行う．

その他特記事項▶▶ アフタ性口内炎は，一番頻繁にみられる口内炎である．その特徴として，①口腔粘膜に生じる直径数～10mm，類円形の浅い潰瘍形成，②紅暈といわれる潰瘍の周囲を縁取るように発赤がみられる，③再発を繰り返す，④自発痛は比較的軽度であるが接触痛が強い，ことがあげられる．再発性アフタは2：1と女性に多く，通常1～2週間で治るが，Behçet病などの全身疾患が隠れていることもあるので注意が必要である．

鑑別診断

ウイルス性口内炎，帯状疱疹（196頁参照），ヘルパンギーナ（ウイルスによって引き起こされる口腔内の炎症性疾患で，38〜40℃の高熱が2〜3日続く），手足口病，カンジダ性口内炎（96頁参照），Behçet病＊

鑑別診断としては，Behçet病が重要である．これは，①口腔粘膜のアフタ性潰瘍，②皮疹，③目のぶどう膜炎，④外陰部の潰瘍を主症状とする全身性炎症疾患．副症状として関節炎などを認め，1972年に特定疾患難病の一つに設定されている．再発性アフタとBehçet病によるアフタとの病理組織学的な差異は明らかではない．

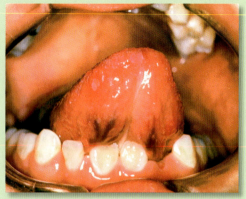

アフタ性口内炎
6歳，男性．舌に典型的なアフタを認める．

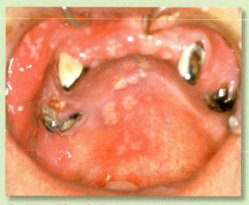

ウイルス性口内炎
50歳，男性．片側口蓋に水疱形成，びらんを認める．

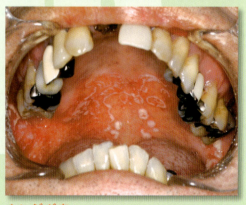

カンジダ症
69歳，男性．容易に拭い取れる白斑が点在するのが特徴．

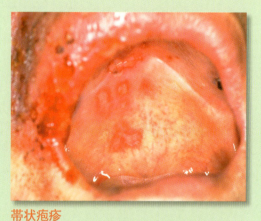

帯状疱疹
42歳，男性．口唇と口蓋に潰瘍形成を認める．

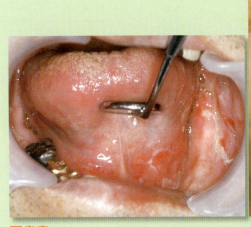
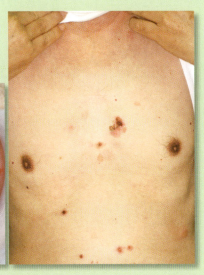

天疱瘡
69歳，男性．粘膜や皮膚に水疱を形成する疾患で，口腔粘膜に初発することもある．口腔粘膜に初発したときは，通常の再発性アフタ性口内炎と鑑別が必要であるが，天疱瘡では水疱が破れてびらんとなり，治癒傾向に乏しく，全身へ拡大していくことで容易に区別できる．写真では，口腔内に水疱が破れてびらん状態を示している．また，写真右のように皮膚に多発性の水疱形成を認める．

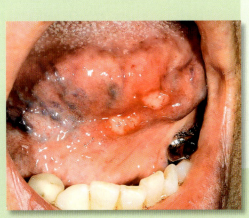

口腔底のアフタ
62歳，女性．

カンジダ症 *candidiasis*

★★★　　　　　　　　　　　　　　　　　　　　　　　　　　角　保徳

部位分類　歯・歯肉，口腔粘膜，舌，口唇
症状分類　疼痛を訴える疾患，形態異常を示す疾患

診　査　72歳，男性　主　訴：頬粘膜の白い病変が気になる

現病歴：
① いつから：3カ月前より
② どこが：両側頬粘膜および舌
③ 症状：粘膜に白色の付着物が認められる．接触痛，軽度の灼熱感がある
④ どの程度：刺激痛があり，食事がしにくい
⑤ 治療・随伴症状：徐々に口腔内に広がっているので，内科主治医より精査を勧められ紹介来院．内科医では，洗口剤，ビタミン剤が約1カ月投与されていた．

既往歴： 慢性関節リウマチにてステロイド薬服用中
易感染性： ステロイド薬服用中
輸血歴： あり

常用薬： プレドニゾロンで5mg 1×1内服中
感染症／出血性素因／薬剤アレルギー： なし
家族歴： 母がリウマチ
現　症：
視診：
　全身所見： 体温35.9℃．体格やや不良．手指関節の変形を認める．
　口腔外所見： 特記すべき事項なし
　口腔内所見（図1）： 頬粘膜および舌に広範囲の白斑が認められる．
触診： 触診にて軽度の接触痛がある．ガーゼにて擦過すると白斑は容易に除去できた（図2）．

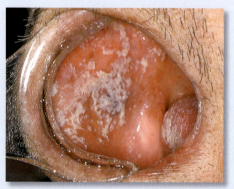
図1

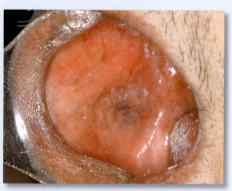
図2　ガーゼで拭い取ったときの所見

ここが大切　カンジダ性口内炎の臨床的特徴： カンジダ症の場合，白板症や扁平苔癬と異なり，白斑がガーゼなどで簡単に除去できることが特徴である（図2）．

MEMO
ステロイド薬長期連用による易感染性
　本症例では，長期にわたるステロイド薬の内服により抗感染力が低下し，本来病原性の低いカンジダの口腔内増殖を認めた（日和見感染症）．

X線検査

撮影せず．

臨床検査

RAテスト：＋

細菌検査：*Candida albicans*　∔

診断・治療

診断に至る過程▶▶　カンジダ性口内炎は，口腔内常在菌でもあるカンジダというカビ（真菌）が通常より増殖して発症する口内炎である．臨床症状は，頰，舌，口蓋など口腔粘膜に白い苔のようなものが点状や地図状に広がり付着する．食事のときに痛みを伴い，白い苔がはがれると出血や粘膜発赤を認める．日和見感染症なので健康な人にカンジダ性口内炎が発症する可能性は低く，糖尿病や血液疾患，悪性腫瘍，エイズなどの何らかの基礎疾患がある人や免疫抑制剤やステロイド長期服用患者に生じやすい．

白板症や扁平苔癬のように上皮の肥厚や過角化を生じる疾患では，粘膜は白色を呈する．また，カンジダ性口内炎などのように微生物塊や偽膜が粘膜表面に付着した場合にも白色を呈する．ガーゼなどで拭っても除去されない粘膜の白斑として，白板症，慢性肥厚性カンジダ症，扁平苔癬などがあるので，鑑別が必要である．カンジダ症とは細菌学的および病理組織学的な検査により鑑別される．

初診時臨床診断▶▶　カンジダ性口内炎．

口角のカンジダ症：カンジダ感染症は，口腔内のみならず口角にもまれに発症する．口角炎の症例のうち，高齢者では難治性の口角炎は細菌検査による確認が必要である．

> **MEMO**
>
> **日和見感染症**
>
> 口腔内微生物は，全身および口腔の健康状態と密接に関係し，その種類や数が変動している．この口腔微生物叢と宿主の間に成立している均衡関係が何らかの要因により破綻すると，通常は無害であるはずの常在微生物が増えて，日和見感染症の原因になることがある．加齢もその要因の一つで，免疫機能や唾液分泌機能の低下により，日和見感染症の代表微生物であるカンジダも増殖する．

治　療▶▶ アムホテリシンBシロップ（ファンギゾン）を1日数回含嗽を指示したところ，約1週間で軽快した．

ここに注意 口腔カンジダ症の処方薬は，患者が服用している薬の種類によっては併用が禁忌になるため，処方する際には注意が必要である．含嗽が可能であればアムホテリシンBシロップ（ファンギゾン）を基本的には第一選択としている．アムホテリシンBシロップはアゾール系のミコナゾールゲル剤（フロリードゲル経口用2%®）の抗真菌薬に比べ，他剤との相互作用による副作用がほとんどなく，さまざまな薬を服用している高齢者に用いやすい抗真菌薬である．ミコナゾールゲル剤は口唇や口角などのカンジダ症には使用しやすく有効である（表1）．

表1　ミコナゾール（フロリードゲル®）との相互作用例

1. 併用禁忌	睡眠薬	トリアゾラム（ハルシオン）
	コレステロール低下薬	シンバスタチン（リポバス）
	安定剤	ピモジド（オーラップ）
	抗不整脈薬	キニジン
	高血圧の薬	アゼルニジピン（カルブロック，レザルタス） ニソルジピン（バイミカード）
	頭痛薬	エルゴタミン系薬剤（クリアミン，ジヒデルゴット）
2. 慎重投与 （禁忌ではない）	抗血栓薬	ワーファリン
	免疫抑制薬	シクロスポリン（ネオーラル）
	血糖降下薬（SU薬）	

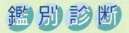
鑑別診断 扁平苔癬（100頁参照），白板症（104頁参照），ウイルス性口内炎（281頁参照），頬部白癬，扁平上皮癌＊（52，133頁参照），天疱瘡＊（103，106頁参照）

カンジダ症は，その特徴的な臨床所見により診断は比較的容易であるが，扁平苔癬，天疱瘡や扁平上皮癌などと鑑別する必要がある．

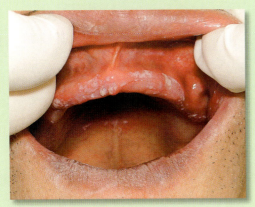

カンジダ性口内炎
67歳，男性．ガーゼで拭い取れる白斑が特徴である．

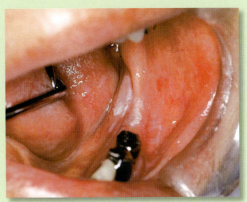

のちに癌化した白板症
67歳，女性．

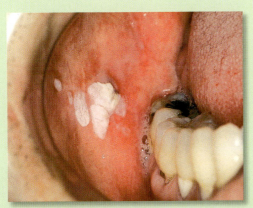

頬粘膜の白板症
65歳，男性．上皮の肥厚がみられる．

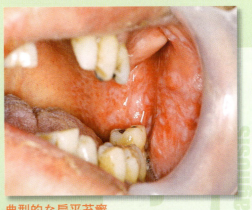

典型的な扁平苔癬
55歳，男性．

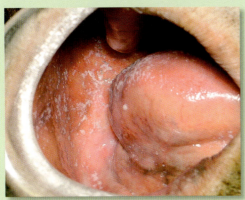

頬粘膜，舌の典型的なカンジダ症の所見
62歳，男性．

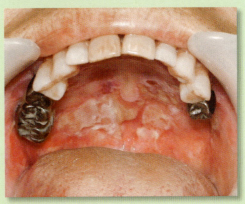

口蓋のカンジダ症
73歳，女性．

扁平苔癬 *lichen planus*

★★ 角　保徳

| 部位分類 | 歯・歯肉，口腔粘膜，舌 |
| 症状分類 | 疼痛を訴える疾患，形態異常を示す疾患 |

診査　52歳，女性　主訴：頬粘膜の刺激痛

現病歴：
①いつから：3カ月前より
②どこが：両側頬粘膜
③症状：刺激痛
④どの程度：塩分の濃いものに刺激痛がある
⑤治療・随伴症状：なかなか治らないので癌を疑い来院

既往歴： 高血圧（2年前発症．通院中，投薬中）
常用薬：アダラート®（ニフェジピン）服用中
感染症／易感染性／出血性素因／薬剤アレルギー／輸血歴：なし

家族歴： 母親が高血圧，糖尿病

現症：
視診：
全身所見：体温36.4℃．体格良好，元気．
口腔外所見：特記すべき事項はない
口腔内所見（図1）：左右頬粘膜にレース状の白斑が認められる．上下顎第一大臼歯に金属冠が装着されている．
触診：軽度の刺激痛を認める．ガーゼで擦過しても白斑は除去できない．

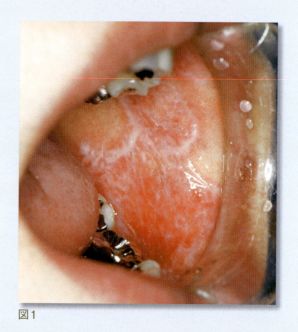

図1

X線検査

行わず．

臨床検査

高脂血症を認める以外，血液検査にて特記すべき事項はない．

診断・治療

診断に至る過程▶▶ 扁平苔癬は，皮膚や口腔粘膜に生じる疾患の一つで，角化異常を伴う難治性炎症で口腔内にしばしばみられる．レース状あるいは網目状の白色病変を呈し，発赤やびらんを伴うこともしばしばみられる．

　　白板症や扁平苔癬のように上皮の肥厚や過角化を生じる疾患では，粘膜は白色を呈する．また，Candida性口内炎などのように微生物塊や偽膜が粘膜表面に付着した場合にも白色を呈する．ガーゼなどで拭っても除去されない粘膜の白斑として，白板症，慢性肥厚性カンジダ症，扁平上皮癌などがあるので，鑑別が必要である．

初診時臨床診断▶▶ 頰粘膜扁平苔癬．

病理組織学的検査▶▶ 上皮の角化亢進，基底細胞層の破壊および上皮層下に帯状のリンパ球浸潤がみられた．

治　療▶▶ 生検にて確定診断を得たあと，口腔清掃を指示し，PMTC（Professional Mechanical Teeth Cleaning）を施行した．極めて少量のステロイド軟膏（デキサルチン軟膏®）を夜寝る前に薄く塗布するように指示した．

その他特記事項▶▶ 口腔粘膜の扁平苔癬は，角化異常を伴う炎症性病変で，白斑の紋様がレース状あるいは網状の模様を示すことが特徴の一つで，頰粘膜の両側性に発現することが多い．また，違和感，灼熱感あるいは刺激痛を訴えることがある．本症例では上下顎第一大臼歯に金属冠が装着されており，冠による刺激あるいは金属アレルギーが関与している可能性もある．

鑑別診断　カンジダ性口内炎，白板症，扁平上皮癌＊，天疱瘡＊，類天疱瘡，アフタ性口内炎

典型的な扁平苔癬は，その特徴的な臨床所見により診断は容易であるが，びらん性の場合は天疱瘡，類天疱瘡，扁平上皮癌などと鑑別する必要がある．

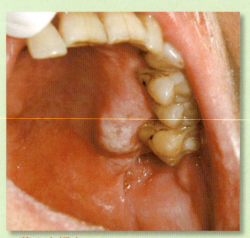

口蓋の白板症
60歳，男性．

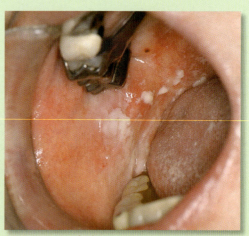

頬粘膜カンジダ症
74歳，女性．

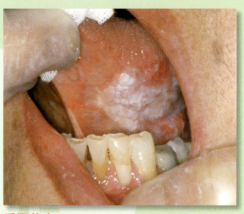

扁平苔癬
41歳，女性．白板症を疑うような角化を認めた症例．

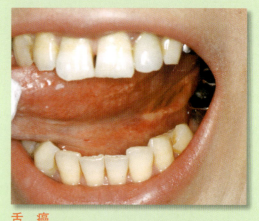

舌癌
26歳，女性．扁平苔癬と病理組織学的診断がされたあと，2年後に写真のような潰瘍を形成し来院．生検にて扁平上皮癌と診断．若くても癌が発生することに注意．

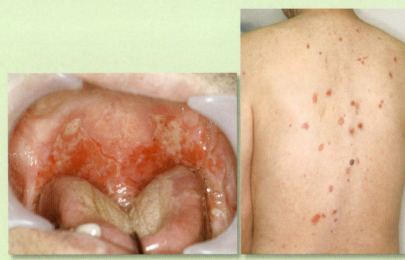

天疱瘡
69歳，男性．天疱瘡は，口腔に初発することが多く，難治性である．早期の診断はその予後に重要な影響を与える．水疱はまもなく破れ，疼痛を伴うびらんとなり，徐々に全身の皮膚に拡大する．びらんのない健常な粘膜や皮膚部に力を加えてこすると，水疱やびらんができる．これをニコルスキー（Nikolsky）現象という．

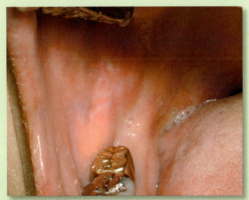

頬粘膜の軽症の扁平苔癬
65歳，女性．

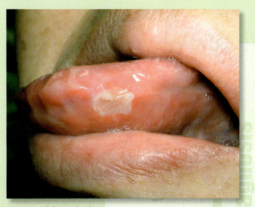

アフタ性口内炎
68歳，女性．

白板症 *leukoplakia*

★★

角 保徳

部位分類	歯・歯肉，口腔粘膜，舌
症状分類	形態異常を示す疾患

診 査　55歳，男性　主 訴：歯肉の白い病変が気になる

現病歴：
①いつから：8カ月前より
②どこが：上顎両側小臼歯部歯肉
③症状：白色，板状の盛り上がりを認めた
④どの程度：痛み等の症状はない
⑤治療・随伴症状：徐々に大きくなっているので近歯科医を受診したところ，精査を勧められ紹介来院．

既往歴：12年前，交通事故にて大腿骨骨折（手術を施行）
輸血歴：あり
感染症・易感染性／出血性素因／薬剤アレルギー／常用薬：なし

家族歴：父が舌癌で死亡

生活歴：タバコを1日20本，30年間継続

現 症：
視診：
全身所見：体温35.9℃．体格良好，元気．
口腔外所見：特記すべき事項なし
口腔内所見（図1）：上顎左右側小臼歯部歯肉に白斑が認められる．右側では，肥厚し盛り上がっている．
触診：圧痛は認めない．ガーゼにて擦過しても白斑は除去できない．

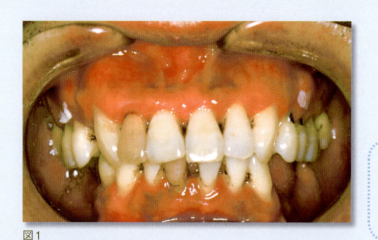

図1

MEMO
交通外傷の既往は全身疾患の素因ではないが，手術や輸血の既往，局所麻酔薬や抗菌薬へのアレルギーの有無の確認に役立つ．

X線検査

パノラマX線断層写真にて白板症に関与するような特記すべき所見はない．

臨床検査

血液検査にて特記すべき事項はない．

診断・治療

診断に至る過程▶▶ 白板症は，口腔粘膜にみられる白色角化性の病変で，臨床的あるいは病理学的に他のいかなる疾患の特徴も有しない白色の板状ないし斑状の病変である．白板症の発症頻度は比較的高く，口腔領域での前癌病変の代表的なものとされている．しこりや潰瘍を伴うものは初期癌が疑われるため，生検を行う必要がある．

　粘膜が白色を呈する病変は数多くあるが代表的なものは白板症，扁平苔癬，扁平上皮癌，カンジダ性口内炎などである．カンジダ性口内炎は，微生物塊や偽膜が粘膜表面に付着しガーゼにて除去できることが多い．ガーゼなどで拭っても除去されない粘膜の白斑として，白板症の他に扁平上皮癌，扁平苔癬などがあるので，生検による鑑別が必要である．カンジダ症とは臨床所見に加えて，細菌学的および病理組織学的な検査により鑑別する．

初診時臨床診断▶▶ 白板症．

ここが大切　白板症と前癌病変：白板症は，「摩擦によって除去できない白斑病変で，ほかの診断可能な疾患に分類できないもの」と定義されている．口腔では，舌，歯肉，頬粘膜，口底の順に多く発生する．組織学的所見で粘膜上皮の角化，錯角化，異型細胞がみられることがあり，数％が癌化する前癌病変なので，生検により扁平上皮癌の鑑別が必要である．また，白板症と診断された場合，本症例のように予防的に全摘するか，定期的にフォローアップし悪性化していないことの確認が必要である．

　前癌病変とは「正常な組織よりも癌を発生しやすい形態学的に変化した組織」のことをさす．特に気をつけるタイプとしては，①不規則な隆起を示すもの，②白斑と紅斑の混在するもの，③隆起，びらん，潰瘍が進行する場合には扁平上皮癌の可能性があるので，病理組織学的診断を行う．

治　療▶▶ 限局性の疾患なので，5mmのマージンを設定し，全摘生検を行った．タバコをやめるよう強く指示した．本疾患は前癌病変なので，扁平苔癬やアフタ性口内炎のように，ステロイド軟膏（デキサルチン軟膏®など）の塗布は禁忌である．

病理組織学的検査▶▶ 粘膜上皮の錯角化，過角化がみられ，一部に異型細胞を認める．

鑑別診断

扁平苔癬，カンジダ性口内炎，扁平上皮癌＊，頬部白癬，天疱瘡＊

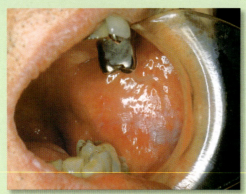

頬粘膜の白板症
52歳，男性．

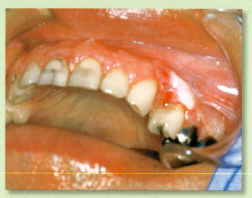

歯肉の白板症（手術時所見）
55歳，男性．全摘し癌の可能性を連続切片による病理組織学的検査にて精査すると同時に，5mmくらいのsafety marginをとり，今後の再発や癌化の危険性を減らした．

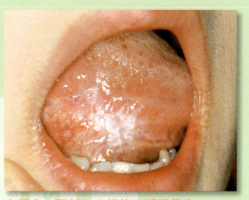

白板症に類似した板状の扁平苔癬
41歳，女性．扁平苔癬の典型例は，レース状あるいは網状の白色模様を呈するので肉眼的に鑑別可能であるが，扁平苔癬で白色部が肥厚した症例では白板症との肉眼的鑑別は難しいので，病理組織学的診断が必要になる．

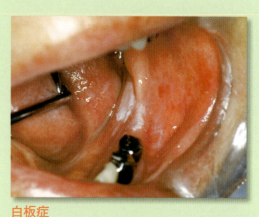

白板症
67歳，女性．7mmのsafety marginにて全摘生検にて白板症との診断が得られた症例．しかし，2年後，舌側に歯肉癌が発症した（52頁参照）．

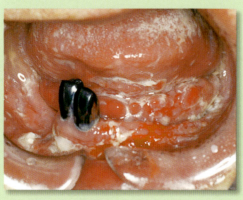

天疱瘡
77歳，男性．天疱瘡は難病の一つで，口腔粘膜および全身の皮膚に水疱とびらんを生じる自己免疫性水疱症である．本症例では，口腔の粘膜にびらんを生じている．

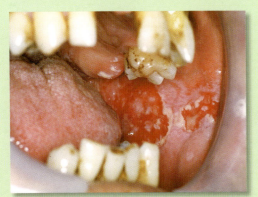

頬粘膜カンジダ症
67歳,女性（96頁参照）.

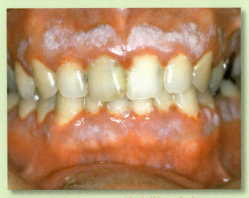

急性の歯肉炎による治癒期の白斑
27歳,女性.

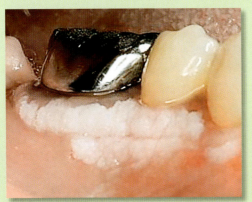

歯肉に生じた白板症
72歳,女性.

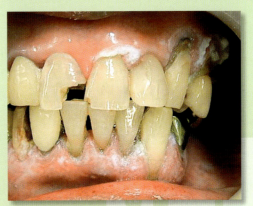

後に癌化した口腔全体の白板症
78歳,女性.

口腔出血 *bleeding in the oral cavity*

★★★　　　　　　　　　　　　　　　　　　　　　角　保徳

部位分類	歯・歯肉，口腔粘膜
症状分類	機能異常を示す疾患

診　査

48歳，男性　　主　訴：上顎臼歯が痛い，鼻出血やけがをして血が止まりにくい記憶がある

現病歴：
① いつから：2年前，上顎左側臼歯部に痛みがあるも放置
② どこが：上顎左側臼歯部
③ 症状：疼痛
④ どの程度：疼痛の程度は日によって異なる
⑤ 治療・随伴症状：出血傾向を自覚しているために怖いので歯科医受診を先延ばししていた．

既往歴： 出血傾向（家族性）あり．20歳時より繰り返す鼻出血を経験し，46歳時に血液内科受診し，凝固第Ⅶ因子欠乏症を診断される．
出血性素因：あり
感染症／易感染性／薬剤アレルギー／輸血歴／
常用薬：なし

家族歴： 家族性に出血傾向あり

現　症：
視診：
　全身所見：体温36.1℃．全身状態良好．

口腔外所見：特記すべき事項なし
口腔内所見（図1）：$\underline{5|}$ が残根状態
触診：特記すべき事項なし
打診：

$\underline{3|}$	$\underline{4|}$	$\underline{5|}$	$\underline{6|}$	$\underline{7|}$
−	−	＋	−	−

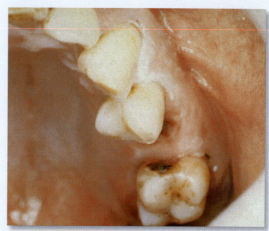

図1　(Sumi Y, Shikimori M, Kaneda T, Kitajima T：Multiple extractions in a factor Ⅶ deficient patient：Using a prothrombin complex concentrate. J Oral Maxillofac Surg, 43：382-384, 1985 より)

X線検査

$\underline{5|}$ は残根状態で抜歯の適応であった．

臨床検査

凝固系の血液検査を行う〔（　）内は基準値〕．
凝固第Ⅶ因子：5.2%（100%）
血小板数：$388 \times 10^3/\mu L$（$190 \sim 240 \times 10^3/\mu L$）
活性化部分トロンボプラスチン時間（APTT）：48秒（31.2秒）
プロトロンビン時間（PT）：24.6秒（13.2秒）
アンチトロンビンⅢ（ATⅢ）：109%（80〜120%）

プラスミノゲン：124%（70～120%）

フィブリノゲン（Fbg）：94mg/dL（200～400mg/dL）

凝固第Ⅶ因子低値，血小板数の増加，活性化部分トロンボプラスチン時間の遅延，およびフィブリノゲンの低値を示した以外は正常範囲であった．

診断・治療

診断に至る過程▶▶ 血液検査で内科の診断と同じくⅦ因子欠乏症と診断された．事前の家族歴や既往歴の確認や内科対診が重要である．口腔出血の原因となる疾患として血友病，特発性血小板減少性紫斑病，白血病などがあり，原因となる薬剤としてワーファリン®，バイアスピリン等がある．

ここに注意 プラザキサ®とイグザレルト®： ワーファリン®以来，50年振りに発売された抗凝固薬として最近発売されたプラザキサ®，イグザレルト®がある．プラザキサ®はトロンビンの活性を直接かつ選択的に阻害し，抗凝固作用・抗血栓作用を発揮し，イグザレルト®は血液凝固カスケード中の第Ⅹa因子を阻害することで血栓形成が抑制される．出血傾向に対する指標として，プラザキサ®の場合は，投与開始前のaPTT値を指標とするが，ワーファリン®の場合のPT-INR値のような明確な指標とはいえない．イグザレルト®では，PT-INR値がある程度状態の把握に有用といわれるが，的確な指標が出る可能性は低いといわれている．

初診時臨床診断▶▶ |5 根尖性歯周炎，凝固第Ⅶ因子欠乏症．

治　療▶▶ |5 を抜歯したところ，図2のように凝固塊を形成せず軽度な出血傾向を認めたので，凝固第Ⅶ因子を含むProthrombin complex concentrate（プロトロンビン複合体濃縮製剤）を投与した（図3）．

その他特記事項▶▶ 血友病など出血傾向のある患者は，内科医と十分に連絡を取り，十分な準備のもとで歯科治療，抜歯を行うことが大切である．

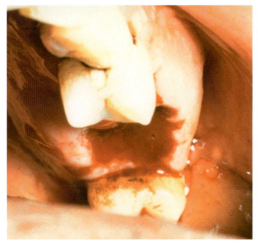

図2 抜歯後．出血傾向を認める．
（Sumi Y, Shikimori M, Kaneda T, Kitajima T：Multiple extractions in a factor Ⅶ deficient patient：Using a prothrombin complex concentrate. J Oral Maxillofac Surg, 43：382-384, 1985 より）

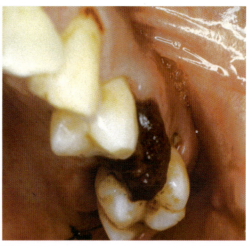

図3 Prothrombin complex concentrate投与後の所見．脆弱ながらも血餅形成を認める．
（Sumi Y, Shikimori M, Kaneda T, Kitajima T：Multiple extractions in a factor Ⅶ deficient patient：Using a prothrombin complex concentrate. J Oral Maxillofac Surg, 43：382-384, 1985 より）

鑑別診断

薬剤（抗凝固薬：ワーファリン®など）投与による出血，歯周炎による出血，血友病＊などの凝固疾患，白血病＊その他の血液疾患

歯肉出血は，辺縁性歯周炎によってよく遭遇する症状であるが，白血病や血友病などの全身疾患が隠れていることがあるので注意が必要である．白血病の初発症状は発熱が多いが，その約1割は口腔出血を初発症状とするといわれているので，口腔出血の症例では，白血病も念頭において診断する必要がある．

見落としやすい **抗凝固薬投与による出血**：高齢社会を迎え，有病者が増加している．特に，脳梗塞，心筋梗塞や狭心症などの虚血性心疾患などの患者では，ワーファリン®やアスピリン®などの抗凝固薬を日常的に服用している患者が多い．なるべく抗凝固薬を中止しないで抜歯することは，その投与を受けている患者にとってはよいことと考える．しかし，抜歯侵襲の程度や抗凝固薬の量などを総合的に判断して，必要に応じて抗凝固薬を投与している内科医や外科医に対診し，投与中止が可能であれば服薬を中止したあとに抜歯することも検討したい．

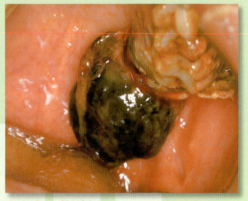

血友病A（軽度）
55歳，男性．血餅形成しているが，止血せず膨隆している．

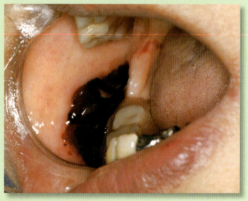

義歯による咬傷
70歳，女性．

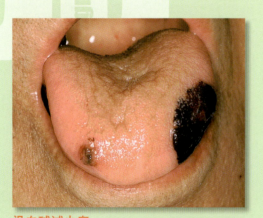

汎血球減少症
64歳，男性．血小板が少ないため，わずかな咬傷でも内出血を認める．貧血のため，舌および口腔粘膜が白っぽいのに注意．

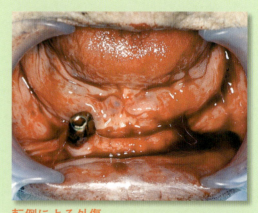

転倒による外傷
70歳，女性．出血傾向がなくても，外傷の種類によっては激しい出血で救急外来に来院することがある．本症例では，義歯のクラスプが歯肉に刺さっていた（写真は義歯を外した状態）．

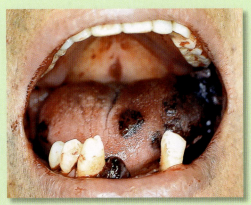

血小板減少性紫斑病による口腔粘膜出血
73歳，男性．

三叉神経痛　*trigeminal neuralgia*

★★

角　保徳

部位分類	口腔粘膜，顔面
症状分類	疼痛を訴える疾患

診　査　55歳，男性　主　訴：上顎の歯痛および歯肉の鋭い痛み

現病歴：
　①いつから：
　　1カ月前，上顎の歯痛および歯肉の軽度な痛みを自覚する．
　　1週間前，右上顎歯肉に電撃痛や焼け火箸を突き刺されるような痛みを覚えた．
　②どこが：右上顎皮膚と右口蓋粘膜
　③症状：食事時のみならず，風があたっても，話す，歯を磨く，顔を洗うなどが引き金となって激痛を認めた．
　④どの程度：疼痛は数秒持続し，すぐ治まるとのこと
　⑤治療・随伴症状：疼痛発作の頻度が増加傾向を示すために，自ら来院
既往歴：
感染症：C型肝炎の既往あり
輸血歴：あり
易感染性／出血性素因／薬剤アレルギー／常用薬：なし
家族歴：特記事項なし
現　症：
　視診：
　　全身所見：体温36.0℃．疼痛のために摂食状態はやや不良．歩行可能．ADLは良好．痛みがないときは全く正常な状態．
　　口腔外所見：特記すべき事項なし
　　口腔内所見：歯周炎を認める
　触診：歯肉の一部および眼窩下孔部の皮膚を刺激すると発作性疼痛を認める．
　打診：行わず

問診のポイント　**疼痛を訴える疾患の問診**：疼痛は本人しかわからず，第三者が客観的に評価するのは困難である．そのため，問診でその程度，特徴，範囲などを十分聞き出す必要がある．三叉神経痛の痛みは，電撃的，間歇的なことが特徴であるので，この特徴を聞き出すことが診断への道である．

X線検査

パノラマX線断層写真（図1）

悪性腫瘍などの所見はない．下顎に根尖性歯周炎の歯を認めるも，疼痛との関連は認めない．

臨床検査

炎症系の血液検査を行うも，炎症所見は認めない（白血球：6,500/μL，CRP：0.1mg/dL）．

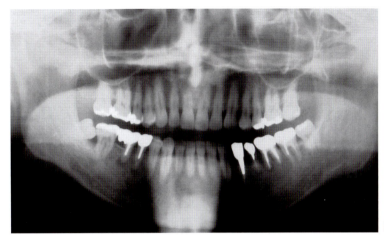

図1

診断・治療

診断に至る過程▶▶ 三叉神経痛の特徴は発作性激痛である．一般の鎮痛薬はもちろん，麻薬も無効なので，消炎鎮痛薬を用いて，診断的治療を行うことがある．すなわち消炎鎮痛薬を投与し，その有効性を評価し，効果がない場合は炎症性疾患が否定され，三叉神経痛を疑う．三叉神経痛では，疼痛発生部位の特性として片側の三叉神経の支配領域に一致した部位に数秒間持続する電撃様の痛みを生じる．Valleixの圧痛点やトリガー帯を刺激すると軽い接触で痛みを誘発する．また，上顎洞癌の症例で激しい疼痛を訴えることがあるので，画像診断などを行い見落とさないこと．

初診時臨床診断▶▶ 三叉神経痛．

治　　療▶▶ 最初に，頭蓋内に腫瘍などの異常がないか脳外科的な診査を依頼したところ，明確な異常所見はないとの返事であった．抗てんかん薬の一つのテグレトール®（カルバマゼピンcarbamazepine）を100mg 2×1で服用させたところ，疼痛は消失した．薬の副作用としてふらつき，眠気，脱力感があることを十分説明し，車の運転などは避けるよう指示した．最小有効量で維持し，長期連用を避ける．通常，一時的に痛みが消失するが，時の経過とともに徐々に効果が減少し，これだけで痛みの消失を得ることができなくなることが一般的である．今後，テグレトール®の有効性が低下して，服用量を増加させなければならないことを十分説明したうえで，神経ブロックによる治療，ガンマナイフによる治療，手術（神経血管減圧術）を説明したところ，神経ブロックによる治療は希望せず，ガンマナイフによる治療，手術（神経血管減圧術）を検討したいとのことなので，MRI撮影を含めて脳外科に対診した．また，アメリカでは最近，Nubain（nalbuphine hydrochloride）の経鼻スプレーを鎮痛用に用いている．

鑑別診断 歯髄炎，歯根破折などの歯科疾患（45頁参照），智歯周囲炎，骨膜炎などの炎症（56，72，156，196頁参照），上顎癌などの悪性腫瘍＊（52，84頁参照）

悪性腫瘍による疼痛
上顎洞癌などでは，X線などで精査しないと見落とすことがあるので注意が必要．原因不明の疼痛でテグレトール®を安易に投与すると癌性疼痛が軽減した症例もあるので，注意が必要である．

炎症などの疼痛
疼痛を主訴に来院し臨床的には炎症を疑う症例で明確な炎症の臨床所見がない場合，抗菌薬と鎮痛薬を診断的治療として投与し，その症状や経過により炎症と診断する場合もある．

歯髄疾患による疼痛（歯髄充血，歯髄炎，歯髄壊死）
歯髄疾患は，X線写真と打診，温熱診など詳細な口腔の診査によって鑑別診断する．また，X線検査によって確認される充物下のう蝕が疑われる修復物は取り除くべきである．

歯周疾患による疼痛
歯の打診により患歯が特定できることが多い．根尖性では失活歯髄，辺縁性では深い歯周ポケットが特徴である．X線検査で歯槽骨の吸収が認められる．

智歯周囲炎による疼痛
一部萌出もしくは埋伏している歯冠周囲の軟組織の感染による炎症によって痛みが生じる．まれに，対合（智）歯の挺出による歯肉の圧迫により生じることがあるので注意が必要である．

神経の圧迫による疼痛
無歯顎患者では，歯槽骨が著しく吸収して，オトガイ孔が相対的に歯槽頂近くに存在する場合，義歯を入れることによりオトガイ神経が圧迫されて，同支配領域に痛みが起こることがある．パノラマX線断層写真でオトガイ孔の位置を確認する必要がある．

帯状疱疹による疼痛
神経の走行に沿って発症するために特徴的な皮疹の分布を示す．そのため皮疹がすでに出現している場合，診断は容易であるが，皮疹の出現前の段階で神経痛，知覚異常などの症状のみが認められる場合，三叉神経痛との鑑別が難しいことがある．

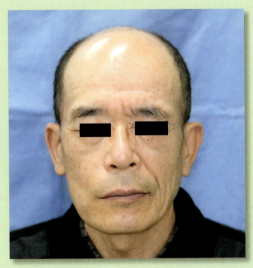

右顔面神経麻痺
62歳，男性．左側は閉眼が可能で目の周りにも皺ができ，鼻唇溝も明確に観察できる．右側は完全な閉眼が不可能で鼻唇溝も明確ではない．運動神経が麻痺すると知覚神経痛や麻痺と異なり，第三者が症状を観察することができる．

口腔乾燥症 xerostomia

★★★　　　　　　　　　　　　　　　角　保徳

部位分類	口腔粘膜，舌
症状分類	機能障害をきたす疾患

診査　72歳，女性　主訴：口が渇いて飲み込めない，しゃべれない

現病歴：
①いつから：1年前より
②どこが：口腔内全体
③症状：口腔乾燥および軽度の嚥下困難
④どの程度：食塊形成，嚥下困難が生じるほど
⑤治療・随伴症状：近内科医受診後，紹介来院

既往歴： 糖尿病（5年前発症．投薬は行われていない），うつ病（神経内科通院中）
常用薬：あり，神経内科医師に処方された向精神薬服用中
　ロヒプノール®（不眠症治療薬）4mg 2×1
　テトラミド®（抗うつ薬）60mg 1×1
　ドグマチール®（精神安定薬）300mg 3×1
　レボトミン®（精神安定薬）15mg 3×1
　メリスロン®（めまい治療薬）18mg 3×1
　タスモリン®（抗パーキンソン薬）3mg 3×1
感染症／易感染性／出血性素因／薬剤アレルギー／輸血歴：なし

家族歴： 特記すべき事項なし

現症：

視診：
　全身所見：体温35.9℃．やや不良．
　口腔外所見：特記すべき事項なし
　　眼瞼結膜の貧血所見なし．
　口腔内所見（図1）：舌は乾燥し，一部乳頭の消失を認める．
触診： 口腔粘膜触診にてざらざら感を認める．顎下腺圧迫による舌下小丘よりの唾液分泌はほとんど認められない．

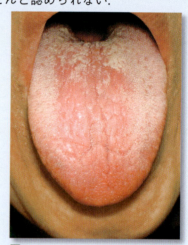

図1

X線検査

特に原因となるような所見は認められない．

臨床検査

コレステロール224mg/dL，トリグリセリド351mg/dL，血糖200mg/dLに高値を認める以外，血液検査にて特記すべき事項はない．
　血糖値が高値なのでヘモグロビンA_{1c}および尿糖も調べたが正常であった．
　ヘモグロビンA_{1c} 5.3%，尿糖（−），ガムテスト 3mL．

> **口腔乾燥症の検査**
>
> 口腔乾燥症の検査としては，以下のものがある．
> ①唾液腺分泌機能検査
> 　ガムテスト：市販のガムを噛み10分間排出させた唾液量を測定する．10mL以下で，口腔乾燥症や唾液腺疾患を疑う
> 　唾液腺シンチグラム：唾液腺への集積の低下の有無の確認
> ②血液・尿・生化学検査：脱水の確認
> ③唾液腺X線造影検査
> ④口唇腺の生検
> 　眼の乾燥性結膜炎や慢性関節炎を伴っている場合はSjögren症候群を疑う．

診断・治療

診断に至る過程▶▶ 　口腔乾燥は症状が進行すると単に口腔内が乾燥するのみならず，う蝕や歯周病，味覚障害，発語不良，義歯不適合，また夜間の睡眠を妨げるといった症状につながるので，適切な診断と治療が必要である．客観的診断にはガムテストを行うが，一般的に現病歴と視診にて診断可能である．

ここに注意　唾液の働き：唾液は，消化，免疫機能において重要な役割を果たすだけでなく，口腔に適度の湿潤を与え，自浄性を確保し，食物の粉砕や食塊の形成を助けている．高齢者の場合，加齢による唾液腺の萎縮や機能低下，降圧薬や向精神薬などの薬の副作用，糖尿病や放射線治療の後遺症などの理由から，唾液分泌量の低下をきたしやすくなる．口腔乾燥症に罹患すると，嚥下障害や構音障害が生じやすくなり，口腔内にたまった食物残渣などが固まってそれを取り除こうとしただけで粘膜が破れ，出血することがある．

初診時臨床診断▶▶ 　（薬剤による）口腔乾燥症．

ここが大切　口腔乾燥症：口腔乾燥症は中高年に多く，口渇，口腔乾燥感，嚥下障害，口腔粘膜の刺激痛と灼熱感，会話障害，味覚障害などを主訴として来院する．原因として，糖尿病などの全身疾患の随伴症状，老人性唾液腺萎縮や薬剤による副作用の唾液分泌量の低下，心因性の口腔乾燥感などがあげられる．高齢者では，唾液分泌低下をきたす薬剤服用や十分な水分摂取ができないため脱水に陥りやすく，口腔乾燥を呈することがしばしば認められ，感染症の誘因や摂食・嚥下機能障害の原因となる．現在，わが国における口腔乾燥症人口は約800万人と推定されている．

　口腔乾燥症の主な原因は，大きく分けて，次のように考えられている．
①薬剤の副作用によるもの（主に抗うつ薬，降圧薬，抗不安薬，利尿薬など）
②外科手術や放射線治療の副作用など唾液腺自体の局所的な疾患によるもの
③Sjögren症候群，脱水，糖尿病，腎疾患などの全身疾患によるもの
④加齢によるもの
⑤ストレスによるもの
⑥自律神経（副交感神経・交感神経）の原因によるもの
⑦口呼吸や喫煙，過度のアルコール摂取などによるもの

治　療▶▶ 　全身的には脱水の有無の確認や服用中の薬剤のチェックが必要である．本症例では，薬剤性の口腔乾燥を疑ったために，精神科医師に向精神薬の減量もしくは変更が可能かどうか照会状にて依頼し

た．対症療法として，オーラルバランスを投与した．また，内服薬として，漢方薬の麦門冬湯を9g分3で投与して様子を見た．

ここに注意 口腔乾燥症に対する現場の対処方法：口腔乾燥症の症状で著明なのは，剥離した上皮や痰が口腔粘膜，口蓋から咽頭部，舌に堆積してさらなる口腔機能障害を引き起こす場合がある（図1）．そのため，口腔内を清潔に保ち，保湿されている状態を保つことが好ましい．適切な専門的口腔ケアの施行が必要であり，口腔ケアの施行時には，口腔ケア用ジェルで湿潤させ，口腔粘膜の上に張り付いている剥離上皮や痰を軟化させて，口腔粘膜自体には刺激や負担をなるべくかけず口腔ケア用ジェルに絡めて口腔内から吸引するとよい（図2）．

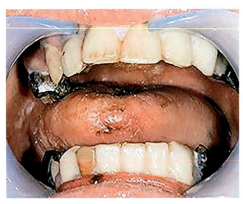

図1　74歳，女性．パーキンソン病
　初診時所見．口腔乾燥が強く，剥離上皮や痰の付着が目立つ．

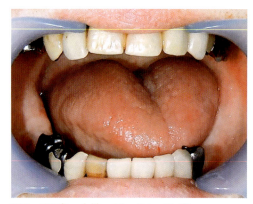

図2　74歳，女性．パーキンソン病
　口腔ケア用ジェルを用いた専門的口腔ケア施行後の所見．剥離上皮や痰の付着は消失し，口腔乾燥も消失している．

鑑別診断　Sjögren症候群，糖尿病や脱水などの全身疾患，舌痛症

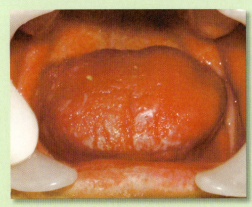

Sjögren症候群
78歳，女性．涙腺・唾液腺をはじめとする全身の外分泌腺に系統的な慢性炎症をきたし，外分泌腺の機能低下に基づく乾燥症状を特徴とする．口腔乾燥症，眼乾燥症，関節痛を主症状とし，40〜60歳の女性に多く，自己免疫疾患と考えられており，関節リウマチをはじめとする膠原病が合併することも少なくない．

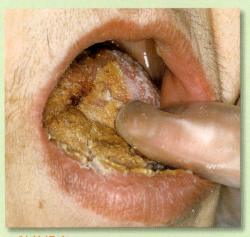

口腔乾燥症
65歳，女性．痰などが固まっている．適切な口腔ケアが必要とされる．

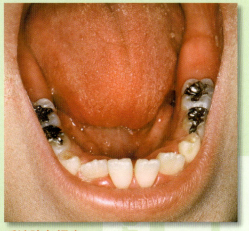

唾液腺欠損症
7歳，女性．先天的に唾液腺の一部が欠損しているため，口腔乾燥を訴える．

舌痛症 *glossodynia*

★★★　　　　　　　　　　　　　　　　　　　　　　　　　　　角　保徳

部位分類	舌
症状分類	疼痛を訴える疾患

診　査　56歳，女性　主　訴：舌がピリピリ，ヒリヒリと痛む

現病歴：
①いつから：2カ月前より
②どこが：舌，特に先端と側縁
③症状：刺激痛および軽度の自発痛（灼熱感）
④どの程度：気になって仕方がない
⑤治療・随伴症状：近歯科医受診後，紹介来院

既往歴：特記すべき事項なし
　感染症／易感染性／出血性素因／薬剤アレルギー／輸血歴／常用薬：なし

家族歴：祖父が胃癌で死亡

現　症：
　視診：
　　全身所見：体温35.7℃．やや不良．軽度の睡眠障害あり．
　　口腔外所見：特記すべき事項なし
　　口腔内所見（図1）：多少口腔乾燥気味ではあるが，舌乳頭も保存され外見的には正常である．
　触診：触診にて刺激痛は認めない

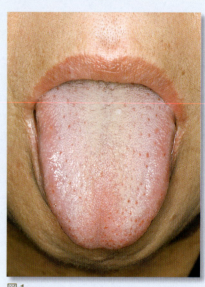

図1

問診のポイント　常用薬の確認：舌痛症には口腔乾燥症が伴っていることも多いので，口腔乾燥を引き起こす薬剤の確認が必要である．

X線検査

行わず．

臨床検査

一般的なスクリーニングで高脂血症を認める以外，血液検査にて特記すべき事項はない．貧血や鉄欠乏も認めない（123頁参照）．

診断・治療

診断に至る過程▶▶ 他覚的には正常な舌で，舌縁あるいは舌尖がピリピリと痛むことで本疾患を考慮する．舌痛症では，食事中は痛みを感じないことが多い．舌に硬結や潰瘍がないことを確認することは，腫瘍性病変を否定する意味で重要である．

初診時臨床診断▶▶ 舌痛症．

> **舌痛症**
>
> 舌の痛みを主訴とする疾患として，舌痛症は頻繁にみられる疾患である．ピリピリとした痛みや灼熱感を訴え，痛みの程度はさまざまである．中年女性に多く，舌に他覚的な病変を認めないことが多い．舌を慎重に観察し，癌の症状である潰瘍や硬結がないかどうか調べ，癌を見落とさないように注意する．また，歯や補綴物が舌を刺激することで舌の痛みが生じていないかを調べ，必要があれば削合など処置を行う．また，本症例のようにその半数以上が口腔乾燥感を伴うという報告もあり，その対応も必要である．

治　療▶▶ 漢方薬の加味逍遙散を7.5g分3で投与して様子をみた．3カ月後には主訴であるピリピリ感はほぼ消失した．不眠を訴える症例ではマイナートランキライザー（セルシン®，リーゼ®など）の投与が有効なこともある．

ここに注意　口腔不定愁訴：原因不明の疼痛や口腔内異常感など口腔不定愁訴を訴え，長期にわたり医療機関を転々とする患者にしばしば遭遇する．口腔不定愁訴の代表的疾患の一つとして舌痛症が知られており，その対応に苦慮することが多い．口腔不定愁訴の特徴を列挙する．
①患者の訴える症状と客観的口腔内所見とが乖離している．
②内科的治療や歯科的処置の繰り返しにもかかわらず，症状が改善しない．
③患者の愁訴は，顎顔面の疼痛，口腔内の違和感など口腔感覚に関する内容が多い．
④ドクターショッピングを繰り返す傾向がみられ，自分で診断を行い，自分から検査・治療を医師に要求する場合がある．

ここが大切　口腔不定愁訴への対応：患者の訴えにはそれなりの理由があるのが普通であり，また，現代医学が人体の機構を解明しているのはほんのわずかな部分であり，安易に心因性の痛みと診断することは慎むべきである．謙虚に，患者の訴えを聞き，診療に当たる心構えを再度強調したい．

　口腔不定愁訴への対応では，研修医が自分の知識で適切な診断や治療ができないからといって，気のせいですとか患者の精神的なものに原因を求めてはいけない．謙虚な姿勢で，何か原因があるという前提で診療し，まちがっても患者に「気のせい」ですというような失礼な発言はしてはいけない．

鑑別診断 扁平舌（123頁参照），地図状舌，正中菱形舌炎，舌癌＊（133頁参照）

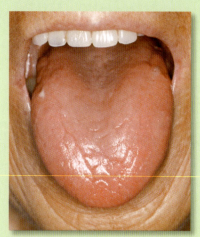

扁平舌
65歳，女性．舌乳頭が広範に消失している．

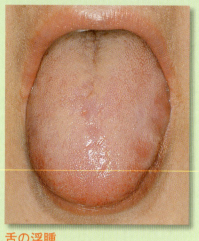

舌の浮腫
50歳，女性．舌の浮腫は気道閉塞につながるので注意が必要である（212頁参照）．

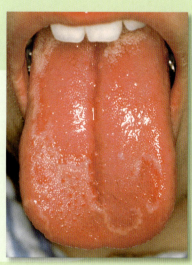

地図状舌
16歳，女性．舌にみられる地図状の赤色斑．原因は不明で，日により形を変え移動する．幼児や若い女性に多くみられる．

扁平舌（Plummer-Vinson症候群） *Plummer-Vinson syndrome*

★★

角　保徳

部位分類	舌
症状分類	疼痛を訴える疾患，形態異常を示す疾患

診査　68歳，女性　主訴：舌がひりひりする．ベロがつるつるになった

現病歴：
① いつから：半年前より
② どこが：舌，特に先端と側縁
③ 症状：刺激痛および軽度の自発痛（ぴりぴり感，灼熱感），嚥下痛
④ どの程度：気になって仕方がない
⑤ 治療・随伴症状：近歯科医受診後，紹介来院

既往歴： 貧血（5年前発症．軽度なため，投薬は行われていない），アルツハイマー型認知症（2年前に発症）

感染症： C型肝炎の既往

常用薬： アリセプト®（認知症治療薬）内服中

易感染性／出血性素因／薬剤アレルギー／輸血歴： なし

家族歴： 特記事項なし

現症：
視診：
全身所見：体温35.7℃．やや不良．

口腔外所見：結膜所見では軽度の貧血を認める．

口腔内所見（図1）：舌乳頭は萎縮し，口角にも一部亀裂がある．

触診：軽度の刺激痛を認める．

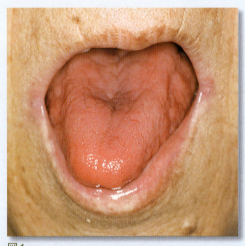

図1

X線検査

行わず．

臨床検査

肝機能は正常．ヘモグロビン値，血清鉄，フェリチン値の低下および不飽和鉄結合能（UIBC）の増加を認めた．

> **ここに注意　鉄欠乏性貧血検査結果の判断の仕方：** 鉄欠乏性貧血では，血清鉄およびフェリチン（組織の鉄分を示す）の値が低下し，反対に不飽和鉄結合能（UIBC）が増加する．UIBCが増加する理由は，体内の鉄分の不足により鉄分を有効利用するために鉄と結合するトランスフェリンの合成が高まるためである．

診断・治療

診断に至る過程▶▶ 典型的な扁平舌は，その特徴的な臨床所見により診断は容易である．扁平舌は，老化や栄養障害によって生じる．特に，鉄欠乏性の貧血や再生不良性貧血，悪性貧血などに伴って起こる．ビタミンの欠乏によっても起こる．血液検査で，鉄欠乏，ビタミン欠乏などの精査を行う．

初診時臨床診断▶▶ Plummer-Vinson症候群．

ここが大切 Plummer-Vinson症候群：鉄欠乏性貧血・口内炎・食道粘膜の萎縮を3主徴とする．口腔症状は口角炎および扁平舌である．前癌病変に分類され，中年の女性に多く，嚥下障害を生じることがある．原因としては，鉄吸収の不全および代謝異常に起因する．ただし嚥下困難が先行し，低栄養状態の一部として鉄欠乏が生じるとする考えもある．合併症は，舌癌，食道癌や下咽頭癌などである．治療としては，血液データを評価しながら鉄の補充を行う．

治　療▶▶ 口腔清掃を指示し，鉄剤（スローフィー® 200 mg 2×1）の内服を指示した．

鑑別診断 舌痛症，慢性外傷による舌乳頭消失，舌癌＊（133頁参照），地図状舌，正中菱形舌炎，Hunter舌炎（悪性貧血でみられる），ペラグラ（主としてニコチン酸欠乏による栄養障害性疾患），リボフラビン欠乏症

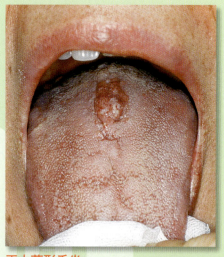

正中菱形舌炎
58歳，女性．一種の形成異常で，舌背の後部中央に菱形，楕円形の境界明瞭な疾患としてみられる．中年に多い．舌乳頭が欠如するために表面はやや平滑で，赤色を呈する．腫瘤状に隆起を示す場合には生検を行い，腫瘍性病変（乳頭腫，リンパ管腫，扁平上皮癌など）を否定することが必要である．

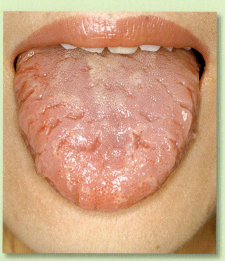

溝状舌
47歳，女性．舌の表面に無痛性の深い溝が生じ，遺伝性があるといわれる．病理学的に問題のある疾患ではないものの，口腔内を不潔にすると病原菌が入りやすい．特に治療の必要はないが，舌の清掃を含む，口腔内を清潔にすることを指導する．

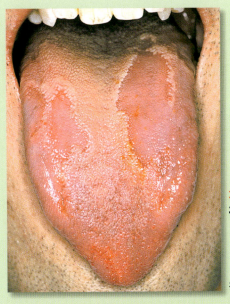

地図状舌
35歳，男性．舌にみられる不規則で境界のはっきりした白色にふちどられた，赤色の平坦なところがあるもので，地図のようにみえる．原因は不明で，その名のとおり地図状で，日により形状を変え移動する．幼児と女性に多い．通常自覚症状はなく，治療も必要はないといわれる．

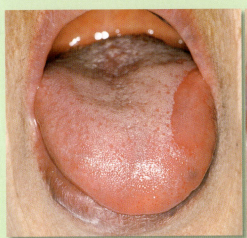 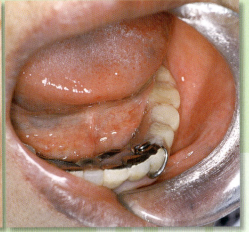

外傷性の舌乳頭消失
62歳，女性．舌左側側縁の舌乳頭消失を認める．義歯装着時の所見（右）では，義歯の鋭利な舌側咬頭にて，乳頭が削られている．

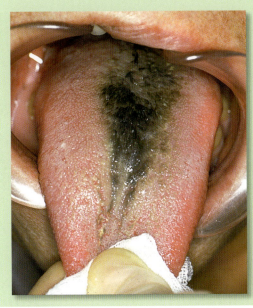

黒毛舌
53歳，女性．薬剤による細菌叢の変化，すなわち菌交代現象によってその部分に増殖した黒色色素産生菌によるものとされている．臨床の現場では，抗菌薬の長期投与によって生じた黒毛舌に比較的多く遭遇する．

血管腫 hemangioma

★★

中村康典

部位分類　舌，歯・歯肉，口腔粘膜，口唇，顔面，頸部，顎骨
症状分類　腫脹を呈する疾患，機能異常を示す疾患，形態異常を示す疾患

診査　21歳，男性　主訴：舌の右側にできものができている

現病歴：
①いつから：出生後すぐに小児科医院で指摘される
②どこが：右舌縁部
③症状：腫瘤形成
④どの程度：腫瘤により膨隆し，舌が左右非対称
⑤治療・随伴症状：出生後すぐに小児科医院にて舌の腫瘤を指摘，血管の集まりと説明を受け，そのままに経過した．その後も疼痛等の自覚症状がないので放置していたが，歯科治療のため近歯科医を受診したところ，右舌縁部の腫瘤形成を指摘，紹介され来院．

既往歴：4歳時，川崎病で1カ月間ほど治療を受ける．現在治療は受けていない．
感染症：あり，HCV（＋）
易感染性／出血性素因／薬剤アレルギー／輸血歴・常用薬：なし
家族歴：祖父がC型肝炎で病死
現症：
視診：
全身所見：体温36.3℃．体格は普通．栄養状態良好．異常所見は認めない．
口腔外所見：顔貌は左右対称，特記所見なし．
口腔内所見（図1，2）：右舌縁部を中心に大きさ35×33mm，暗赤色の腫瘤を認める．腫瘤の膨隆により舌は左右非対称．腫瘤による膨隆の一部は舌正中部を越えている．運動障害はない．
触診：腫瘤の硬さは弾性軟，周囲に硬結なし．硬固物は触知しない．圧迫により退色する．舌の運動麻痺，知覚麻痺はない．

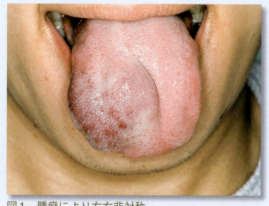

図1　腫瘤により左右非対称

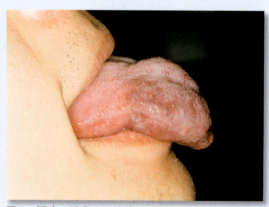

図2　腫瘤は舌背より膨隆

歯科治療では常に血液や唾液に接触する機会が多い．感染症の既往のある患者の治療に際しては歯科医師，アシスタントおよび他の患者への感染予防対策を十分にとらなければならない．

 生下時ないし幼児から認められることが多く，いつから気づいていたかを聞き出すことは臨床診断に役立つ．また，運動障害や神経症状などの機能障害は腫瘍の大きさ，進展度合いを類推でき治療法の選択に役立つので聞き漏らさない．

臨床検査

スクリーニング検査を行う（血小板：$34.0\times10^4/\mu L$，PT：85％，APTT：32.2秒，フィブリノゲン：262mg/dL，TP：7.5g/dL，GOT：22IU/L，GPT：18IU/L，LDH：324IU/L，HCV抗体：陽性）．HCV抗体陽性以外，凝固・線溶系，肝機能含め，他に異常値を認めない．

 血管腫では摘出時に出血をきたす可能性があるため，凝固・線溶系のスクリーニングを必ず行っておく．

診断・治療

診断に至る過程▶▶ 本症例は，舌縁部から舌背部に及ぶ膨隆した暗赤色，軟性の腫瘤で，圧迫により退色を示し海綿状血管腫を疑う所見である．また，病歴からも出生時より存在し，無痛性に経過しており，海綿状血管腫を疑う経過をとっている．血管腫の診断には局麻用の30G針にて穿刺吸引を行い，血液の逆流を確認することがある．

ここに注意 表在性のものは臨床所見から診断できることもあるが，診断に際しては，特に深在性のものではMRI，CT，血管造影，エコーなどの検査が必要である．

病理組織学的所見▶▶ 粘膜下から筋層に一層の血管内皮細胞で覆れた毛細血管を認める．血管は拡張し，血管内は赤血球に満たされ，血栓形成を認める．

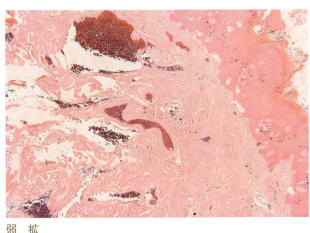
弱拡

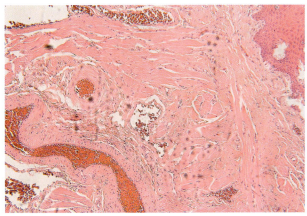
強拡

初診時臨床診断▶▶ 血管腫（海綿状血管腫）．

治　療▸▸　入院下で，全身麻酔下にて腫瘍切除術を施行した．

その他特記事項▸▸　血管腫は口腔領域の良性腫瘍として頻繁にみられるものの一つであり，乳児・小児における腫瘍のなかでは最も多いとされている．血管組織の増生を認める病変であるが，過誤腫や反応性血管増殖，血管拡張であることも少なくない．発生部位，大きさ，血管腫の種類により，多様な治療法が選択されるが，治療に難渋することも少なくない．海綿状血管腫では皮膚，粘膜表面からの深さによって色調は異なるが，腫瘤自体は暗赤色，軟性，圧縮性である．触診により静脈石を触知することがある．

鑑別診断
血腫，Blandin-Nuhn囊胞，リンパ管腫，線維腫，その他の軟組織腫瘍，血管肉腫＊

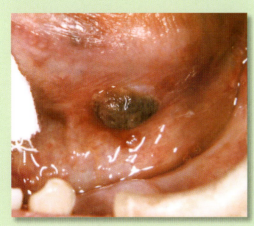

血腫
78歳，男性．外傷による出血で組織内に血液が貯留して起こる．通常，限局性で粘膜下に暗赤色の血液貯留として認める．病歴で原因となる何らかの外傷が存在する．

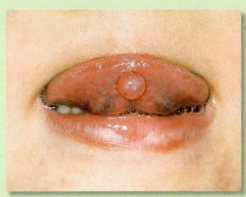

Blandin-Nuhn囊胞
6歳，男性．粘液嚢胞の一つで，舌尖部付近の舌腹に発生する．前舌腺が原因とされ，同腺の別名を冠してBlandin-Nuhn嚢胞とよばれる．無痛性の透明感のある青みを帯びた数mm～10mmのドーム状水疱性腫瘤を呈し，波動を触知する．

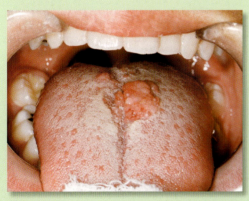

リンパ管腫
13歳，男性．リンパ管腫はリンパ管の先天的な形成異常とされ，過誤腫が多い．組織学的には良性であるが，周囲組織に浸潤性に発育することもあり，血管腫同様，発生部位や大きさにより治療に難渋することも少なくない疾患である．

ガマ腫 *ranula*

★★

外木守雄

部位分類 舌，口腔粘膜，顎下部・頸部
症状分類 腫脹を呈する疾患

診査　36歳，男性　主訴：舌の下が腫れてきた．しゃべりにくい

現病歴：
①いつから：3カ月前より
②どこが：舌下面および舌下部，口腔底
③症状：暗紫色の半球上の腫脹，舌が押し上げられる
④どの程度：しゃべりにくい，食べにくい

既往歴： 特記事項なし
感染症・易感染性／出血性素因／薬剤アレルギー／輸血歴・常用薬：なし

家族歴： 特記事項なし

現　症：
視診：
全身所見：体温36.5℃．体格，栄養状態良好．
口腔外所見：特記事項なし
口腔内所見（図1）：左側舌下面から口腔底にかけて暗紫色の半球性の膨隆を認める．粘膜上皮は健常であるが，毛細血管の走行が強調されている．内部に透明な内容液の貯留がみられた．
触診：触診で波動を触れる．非常に軟らかい．圧痛は認めない．

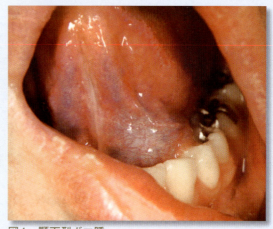

図1　顎下型ガマ腫

画像診査

MRI検査（図2，3）
T2強調画像にて内部高信号を呈する．

臨床検査

血液検査では特記事項なし．

ここが大切　ガマ腫の好発部位は舌下部，口腔底で，舌下型（図4）が多い．まれに顎下三角に発症する顎下型，両方にできる舌下-顎下型がある．通常，片側が腫脹し，舌小帯を越えることはないので，正中にできる類皮嚢胞などと鑑別される．時に自壊して内容液が排出し腫瘤は消失するが，多くの場合，再発する．病理組織学的には溢出型と停滞型に分類され，溢出型には上皮の裏装がないが，停滞型は単層上皮の裏装がある．

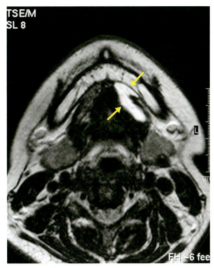

図2 軸位

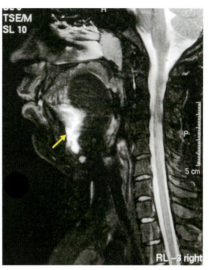

図3 矢状断. 液性信号を確認する.

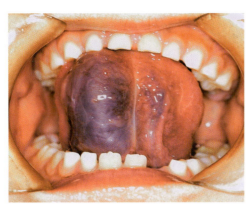

図4 舌下型ガマ腫例

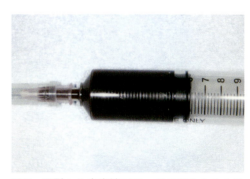

図5 吸引した内容液にヨードを混入したところ, 紫色に変化した.

診断・治療

診断に至る過程▶▶ 内容液は唾液であるため, 確認するには内容液を吸引し (図5), プチアリン試験 (ヨード澱粉反応) を行うこともある. 通常, 臨床症状, MRIなどの画像所見などから判断する. 本例は, 臨床経過, 画像診断より顎下型ガマ腫と診断した.

初診時臨床診断▶▶ ガマ腫.

治　療▶▶ 小さいものであれば周囲組織を含めて, 切除摘出術を行う. 大きいものは, ガマ腫腔を副口腔とした開窓療法を行い, 排出唾液が貯留しないようにする. 本例では, 摘出開窓術を施行した.

ここに注意 ガマ腫は, 舌下腺導管の損傷により唾液が周囲に漏出して生じる軟組織の貯留囊胞で, その囊胞上皮は極めて薄く, 完全に摘出することは不可能である. また, 開窓が不十分であったり, 周囲の小唾液腺を損傷すると再発しやすいので要注意である.

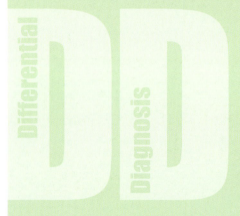

鑑別診断

囊胞性疾患：甲状舌管囊胞，類皮囊胞，類表皮囊胞（正中部に好発，弾性硬），鰓囊胞（顎下部に好発）

腫瘍性疾患：粘表皮癌＊

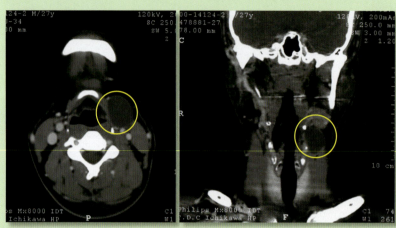

鰓囊胞

46歳，女性．頸部の腫脹を主訴として来院．MRIにて，類球形の病変が確認できる．リンパ上皮性囊胞ともいわれる．

舌癌 *carcinoma of tongue*

★★

角 保徳

部位分類	舌
症状分類	疼痛を訴える疾患，腫脹を呈する疾患，形態異常を示す疾患

診査　58歳，男性　主訴：舌にできものができた，腫れた，舌の痛みがある

現病歴：
- ①いつから：1年前，舌左側面の違和感に気づく
- ②どこが：腫れた部位は，舌左側面
- ③症状：しこりを伴う腫脹および一部潰瘍形成
- ④どの程度：
  - 8カ月前より同部のしこりに気づく．
  - 4カ月前よりしこりが増大してきた．
  - 2カ月前より接触痛を認める．
  - 1カ月前より接触痛がひどくなる．
- ⑤治療・随伴症状：腫瘍が心配となり本日来院

既往歴：3年前に心臓冠動脈バイパス手術を受ける

- 出血性素因：あり（アスピリン服用中）
- 輸血歴：あり
- 常用薬：アスピリン服用中
- 感染症・易感染性／薬剤アレルギー：なし

家族歴：父親が胃癌にて死亡

現症：
- 視診：
  - 全身所見：体温36.3℃．食欲もあり歩行可能．
- 口腔外所見：特記すべき事項なし
- 口腔内所見（図1）：舌左側下面に18×30mmの肉芽様の腫脹を認める．周囲には，26×50mmの弾性硬の硬結を認める．
- 触診：弾性硬の境界明瞭な腫瘤，硬結を認め，同部位に一致して，圧痛を認める．易出血性である．頸部リンパ節触診にて，左顎下部に弾性硬，直径15mmの癒着性リンパ節1個を触知した．
- 打診：特になし

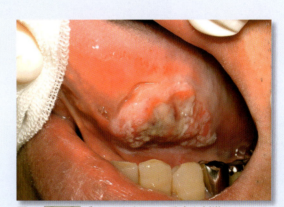

図1　⑤⑥⑦ブリッジがあり，舌癌を刺激している．

ここが大切　触診による癌の鑑別：腫瘍性病変の触診では，良性腫瘍は発生母組織と同程度の質度や硬度をもつことが多い．悪性腫瘍では弾性硬を示すことが多く，その周囲に硬結を触知することが多い．

X線検査

パノラマX線断層写真（図2）

⑤⑥⑦ブリッジがあり，舌癌を刺激している．他に特に記載すべき所見はない．

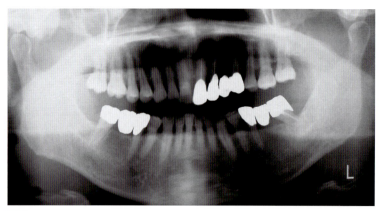

図2

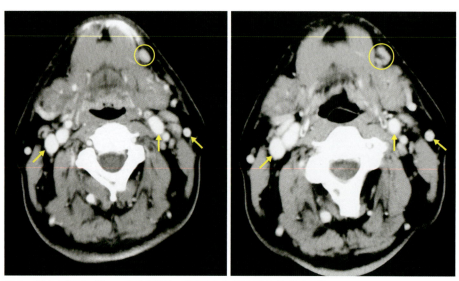

図3　異なる高さ（5mmの上下差）で撮影した初診時の造影CT像.

ここに注意　腫瘍への刺激物の早期の除去：本症例のように腫瘍を刺激している歯の鋭縁は，削合もしくは抜歯して刺激を取り除くことが必要である．また，悪性腫瘍を否定しきれない褥瘡性潰瘍でも同様に刺激している義歯の床縁などを思い切って大きく削合するのがよい．

CT検査（図3）

　5mm間隔で撮影した造影CT画像で，白く抜けているところが血管である（↑）．異なる高さで撮影した2枚の造影CT画像を比較して，同じ位置に白く抜けていれば連続性があると判断し血管と判定できる．しかし，2枚を比較して同じ位置に相似形の像がなければ，血管のような管状構造ではなく限局した腫瘤を疑い，この場合はリンパ節転移を疑う（図3○囲み）．本症例では，左顎下部に転移を疑うリンパ節が写っている．

MEMO　腫瘍の転移を精査する造影CTでは，造影を行い血管と区別することが必要である．

臨床検査

スクリーニング検査を行う．白血球：8,900/μL，CRP：0.3mg/dLと，強い炎症反応は示さなかった．

診断・治療

診断に至る過程▶▶ 本症例は，典型的な舌癌の所見である．腫瘍の周囲はやや盛り上がり，硬結が著明である．また，圧痛や接触痛が認められることもある．診断時に腫瘤や潰瘍周囲の硬結に注意していただきたい．舌癌の発生率は口腔癌のうち5割前後といわれており，口腔癌のうち最も多い．舌癌の好発部位は舌側縁で，舌背や舌尖にはほとんどみられない．中高年に多い．

初診時臨床診断▶▶ 舌悪性腫瘍（扁平上皮癌）．

治　療▶▶ ブレオ®5mg静脈注射下にて，生検を施行．舌半側切除術，左頸部郭清術を施行した．

> **ここに注意 生検時の抗腫瘍薬の投与について**：本症例は臨床的に舌癌と診断され，事前に呼吸器疾患がないことを確認し，副作用（ショックや肺線維腫症などの可能性）を十分説明したうえで，転移や播種を予防する目的で舌癌に適応があるブレオ®を投与した．

病理組織学的診断▶▶ 扁平上皮癌（高分化型）．

> **ここが大切 生検の方法**：腫瘍を疑う場合は，浸潤様式をみるために健常部位と病変部をあわせて採取する．生検時の注意事項として，①局所麻酔は，病変周囲に行い病変内には行わない，②メスは鋭利なものを用い，採取にあたって摂子でつまむなど過大な力を加えないなど，侵襲を少なくする，③侵襲を軽度にするために縫合糸は細いナイロンを用いる（図4）など，転移させないような注意が必要である．

> **ここに注意 薬剤による出血傾向**：既往歴にて，心疾患によりアスピリン使用中なので生検時に多少注意を要する．内服薬は基本的に必要性があって服用されているので，予想される口腔出血の程度と口腔外科医の技量との勘案で中止せずにすむものは，そのほうが患者のQOLの観点から勧められる．実際の臨床の現場では，ワーファリンと異なり，アスピリンによる出血傾向は軽度であるので，アスピリンを中止する必要はほとんどない．ワーファリン服用中でもPT-INT値にて出血傾向の程度を把握し，服薬の中止の必要があれば内科医に依頼することもある．

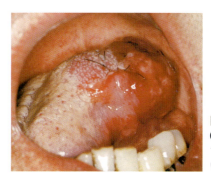

図4 舌癌生検後の縫合
62歳，男性．生検時の侵襲を軽度にするために縫合糸は細いナイロンを用いている．

その他特記事項▶▶

①告知の問題：当科では，truth telling（真実を患者に説明する），informed consent（事実に基づく同意），self determination（治療方針の決定権は患者にある）を重視している．

②個人情報の保護の問題：現在は家族にも疾患の情報を提供する前に，患者本人の了承を得ることが必要とされている．

鑑別診断　褥瘡性潰瘍，白板症＊，扁平苔癬，乳頭腫などの良性腫瘍

舌癌以外で舌の疼痛を自覚する疾患には再発性アフタ（93頁参照）や褥瘡性潰瘍（88頁参照）があるが，これらは病変部の肉眼的変化や原因が特徴的であるため鑑別が比較的容易である．舌痛症（120頁参照）は，舌には器質的な変化がみられないこと，疼痛の範囲が比較的広く両側性舌側縁と舌尖部でピリピリするという特徴があり，食事中は痛みを感じないこと，などからも鑑別される．

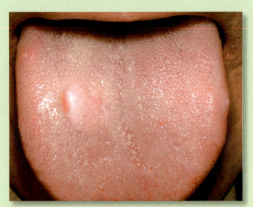

咬傷による舌の腫瘤
59歳，男性．

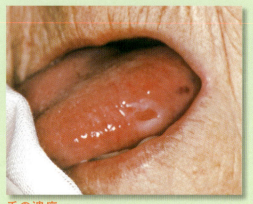

舌の潰瘍
74歳，女性．義歯側縁によって形成された潰瘍（88頁参照）．

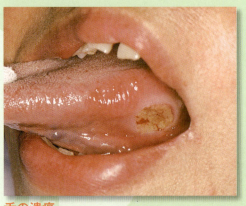

舌の潰瘍
58歳，女性．歯により形成された潰瘍．周囲に硬結は認めない（88頁参照）．

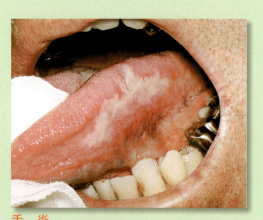

舌炎
55歳，男性．白板症を疑い生検を行ったが炎症性疾患であった．確定診断における生検の重要性を確認したい．

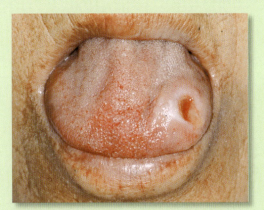

歯による舌の圧痕
70歳, 女性.

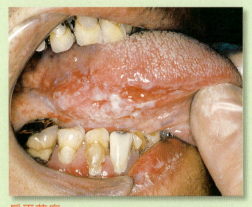

扁平苔癬
58歳, 男性. 舌の扁平苔癬. 表面がやや粗で, びらんが認められる. 臨床的には扁平上皮癌とやや類似している.

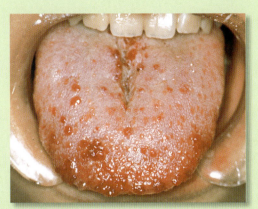

リンパ管腫
22歳, 女性.

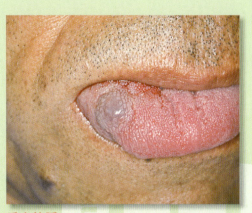

舌血管腫
43歳, 男性.

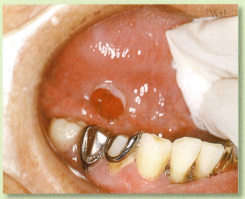

膿原性肉芽腫 (pyogenic granuloma)
54歳, 男性. 良性の感染症.

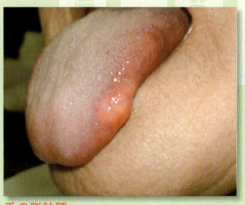

舌の脂肪腫
80歳, 男性. 良性腫瘍の一つである.

味覚異常 *dysgeusia*

★★

外木守雄

部位分類	舌
症状分類	味覚に異常を示す疾患

診査　18歳，女性　主訴：味がわからない

現病歴：
①いつから：1カ月前より
②どこが：舌
③症状：味覚減退，味覚異常
④どの程度：全体的に味覚が低下，異味覚がある

既往歴：特記事項なし
感染症・易感染性／出血性素因／薬剤アレルギー／輸血歴／常用薬：なし

家族歴：特記事項なし

現症：
視診：
　全身所見：体温36.5℃，体格，栄養状態良好．
　顔貌所見：特記事項なし
　口腔内所見：舌表面に色調，腫脹などの変化なし．

味覚障害には，以下のようなさまざまな要因が考えられるので，診断には現症をさまざまな観点から検討する必要がある．
①ウイルス感染，歯性感染症，外傷，腫瘍性病変などによる神経の損傷
②味蕾から中枢までの顔面神経神経路のいずれかに何らかの神経障害が生じた際の随伴症状により生じたもの
③亜鉛欠乏などの全身的な栄養代謝障害の結果生じる症状の一つ
④薬剤による副作用
⑤単なる口腔内の刺激味のある歯冠修復材などの漏出やタバコなどによる局所的な要因

ここが大切　味覚異常の問診：関連する全身疾患の精査，既往，薬物服用歴，手術歴，食生活，嗜好品などについて十分な問診が必要である．本例では，いずれも特記事項はない．

味覚検査
電気味覚計，ろ紙ディスク法，全口腔法などがある．

X線検査

MRI，CT検査では，脳腫瘍を含め，関連領域に病態的な変化は認めない．

臨床検査

血液検査にて，血清亜鉛値が50μg/dLと低値を示す（60μg/dL以下を低亜鉛血症とする）．

診断・治療

診断に至る過程▸▸ 味覚障害の原因には，①遺伝性，②内分泌性（妊娠，糖尿病，甲状腺疾患，副腎疾患，下垂体疾患），③全身的要因（胃腸疾患，腎不全，ビタミン欠乏症，亜鉛欠乏症，貧血），④薬物性，⑤中枢性，⑥局所的要因（悪性腫瘍，口腔疾患，口腔乾燥症，舌炎，ウイルス感染），⑦放射線治療後，⑧加齢変化，⑨心因性，などがある．診断には，これらの要因を関連性よく検討して診断を進めることが重要である．このうち，近年，薬物性のものや亜鉛欠乏などによる味覚障害の頻度が最も高く，注目されている．そのため，貧血検査などの血液検査，医療面接での，服用薬剤の有無や，食生活などの十分な検索が必須である．本例では偏食があり，低亜鉛血症であった．

初診時所見▸▸ 味覚障害．

治　療▸▸ 亜鉛剤の内服，口腔環境の整備（歯石除去，歯周病治療，不正補綴物の整備），生活指導など．本例は，亜鉛剤（プロマック®など）の投与および食事指導などにより改善した．

MEMO　味覚は，単純に味蕾の感覚受容によるものでなく，さまざまな要因が複雑に関連しあって形成されるものである．味覚が障害される場合，その要因は単純でないことを念頭において診断・治療に当たらなくてはならない．

鑑別診断　注意を要する味覚異常として，**内分泌性（甲状腺疾患，副腎疾患，下垂体疾患），中枢性（脳腫瘍），関連領域の悪性腫瘍，ウイルス感染，心因性のもの，**などがあるので要注意である．

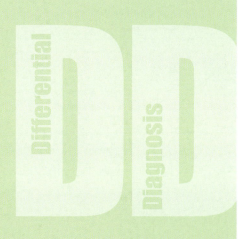

舌小帯強直症 *ankyloglossia*

★★★ 　　　　　　　　　　　　　　　　　　　　　　　　　　　　　　角　保徳

部位分類	舌
症状分類	機能異常を示す疾患，形態異常を示す疾患

診査　11歳，女性　主訴：舌の動きが悪い

現病歴：
①いつから：3年前，学校での歯科検診で舌小帯異常を指摘されていた
②どこが：舌小帯
③症状：突出するとハート形を呈する
④どの程度：軽度の構音障害がある
⑤治療・随伴症状：構音障害が心配となり当科来院

既往歴： 特記すべき事項なし
感染症／易感染性／出血性素因／薬剤アレルギー／輸血歴／常用薬：なし

家族歴： 祖母が糖尿病

現　症：
視診：
全身所見：体温36.6℃．元気．

口腔外所見：特記すべき所見はない
口腔内所見（図1）：舌小帯の強直を認め，舌尖を下顎前歯の歯列弓より前方に挺出できない．
打診：施行せず

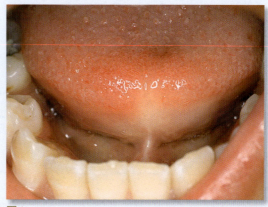

図1

X線検査・臨床検査

施行せず．

診断・治療

初診時臨床診断▶▶ 舌小帯強直症．

治　療▶▶ 舌小帯伸展術を行う（図2～4）．小帯を水平に切開し，創面を縦方向に菱形に引き伸ばす．菱形の創面を一直線に縫合する．このとき，Wharton管や舌下部の小唾液腺の導管を引っかけないように，上皮のみ5-0，6-0の細いナイロン糸で縫合する．

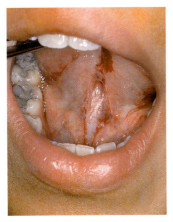
図2 舌小帯に切開を加え，伸展させた．

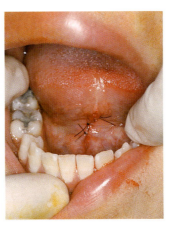
図3 菱形に開いたraw surfaceを縦に縫合した．

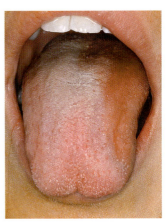
図4 舌が伸展された．

MEMO
舌強直症は，先天的に舌小帯が短小な症例と，外傷や手術の後遺症などが原因で舌の運動が抑制された場合とがある．その症例の多くは先天性の舌小帯短縮症である．症状としては，舌尖を下顎前歯の歯列弓より前方に挺出できない，舌を前方に出そうとすると舌小帯がひきつれ舌尖がくぼんでハート型を示す，ラ行の構音障害を認める，などである．

鑑別診断

類似疾患として，**上唇小帯，小帯強直症**がある．

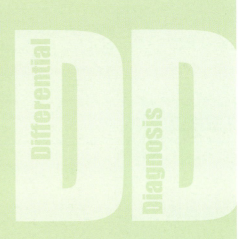

粘液囊胞 *mucous cyst*

★★★

角　保徳

部位分類	口唇，舌
症状分類	腫脹を呈する疾患，形態異常を示す疾患

診　査　33歳，男性　主　訴：下口唇の腫瘤が気になる

現病歴：
　①いつから：数カ月前
　②どこが：下口唇
　③症状：ふくらんできた（無痛性）
　④どの程度：軽度
　⑤治療・随伴症状：腫脹と消退を繰り返す

既往歴：特記すべき既往はない
　感染症／易感染性／出血性素因／薬剤アレルギー／輸血歴／常用薬：なし

家族歴：特記事項なし

現　症：
　視診：
　　全身所見：体温36.5℃．体格は普通．栄養状態は良好．病的所見は認められず，元気である．
　　口腔外所見：特記すべき事項なし
　　口腔内所見（図1）：下口唇に直径7mmの類円形の腫瘤を認める．表面性状は滑沢で，粘膜は正常粘膜色である．
　触診：弾性軟で，圧迫にて軽度の違和感はあるものの，圧痛なし．
　打診：施行せず

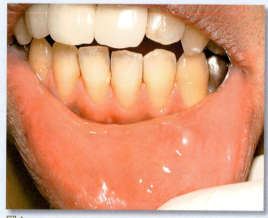

図1

 囊胞性疾患の触診
囊胞性疾患の触診では，その硬さは内容物の性質や充満度により異なるが，内圧が高まるにつれ弾性軟から硬と硬くなる．穿刺などで内容物を吸引除去すると，軟らかくなることが多い．

X線検査

撮影せず．

臨床検査

施行せず．

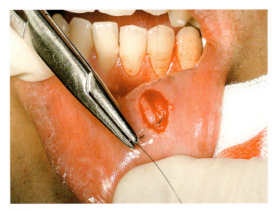

図2

診断・治療

診断に至る過程▶▶ 口唇の腫脹の主な原因となる疾患としては，以下のものがあげられる．

　　①炎症（歯周炎，口唇炎，ヘルペス性口内炎など）
　　②腫瘍（扁平上皮癌などの悪性腫瘍，多形性腺腫，血管腫などの良性腫瘍など）
　　③囊胞（粘液囊胞）
　　④その他（Quincke浮腫など限局性浮腫，咬症，血腫，術後出血など）

　粘液囊胞は粘膜下に唾液がたまった袋（囊胞）ができた状態で，舌や頰粘膜などにも発生するが，歯で嚙んで傷つけやすい下口唇が最も多く発症する部位である．原因は，歯などで口腔内の小唾液腺の開口部が傷つけられ，唾液腺管が閉鎖して唾液が貯留することにより生じる．貯留液がたまって大きくなると潰れて，また腫れてくるということを繰り返しやすく，その場合は直下の小唾液腺を含めて囊胞を摘出する手術を行う．図2は，本症例で直下の小唾液腺を併せて摘出したあと，縫合にて他の小唾液腺管を傷つけず再発させないために5-0の細いナイロン糸で上皮のみを縫合しているところ．

初診時臨床診断▶▶ 粘液囊胞．

治　療▶▶ 確定診断のために局所麻酔下で生検をかねた全摘術を施行した．粘膜面の傷は通常きれいに治って目立つことはない．歯による咬傷との因果関係があることがあるので，当該歯（|3）の鋭縁を丸めた．さらに，口唇を嚙む癖をなくすように注意を行った．

病理組織学的診断▶▶ 粘液囊胞．

その他特記事項▶▶ 本症例は，臨床でよく遭遇する囊胞性疾患である．粘液囊胞の発生部位はほとんどが下口唇の粘膜面であり，犬歯相当部の口腔粘膜に直径5〜10mm程度，無痛性，軟らかい半球状の腫瘤として発現することが多い．表面は正常粘膜で覆われており，表在性ではやや赤色の粘膜色もしくは帯白色の内容液が透けてみえることがある．内容液はやや粘稠で淡黄色透明で，唾液と考えられる．放置すると，潰れたあとに再度腫瘤形成を繰り返し，病変直下の小唾液腺を含めて摘出しないと再発しやすい．また，まれではあるが摘出後，下口唇の部分的知覚麻痺を生じることがあるので，術前の説明が必要である．

鑑別診断　口唇腫瘍＊（多形性腺腫，血管腫，扁平上皮癌など）

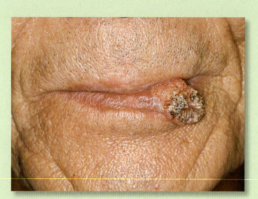

口唇癌
66歳，男性．

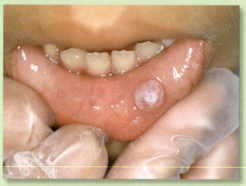

線維化した粘液囊胞
7歳，男性．粘液囊胞でも，繰り返して咬傷を生じると線維化を示す．

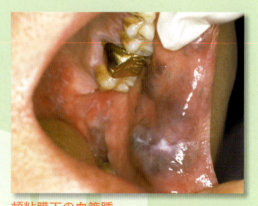

頰粘膜下の血管腫
49歳，男性．良性腫瘍では一般に色調は正常色を呈するが，血管腫では粘膜下の血液の貯留により青紫色を呈することが多い．

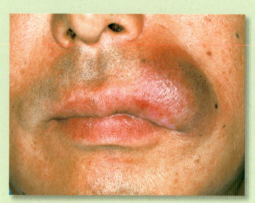

口唇の血管腫
36歳，男性．

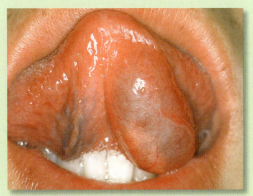

Blandin-Nuhn囊胞
18歳，男性．舌下部の粘液囊胞で，口腔内の粘液囊胞としては下口唇についで多い．表面は正常粘膜で被覆され，軟らかく，波動を触れる．

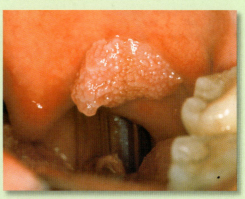

口蓋乳頭腫
48歳，男性．前癌病変の一つであるので注意が必要である（63頁参照）．

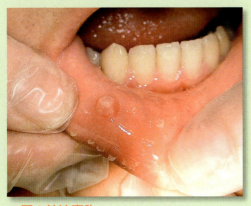

口唇の粘液囊胞
16歳，女性．

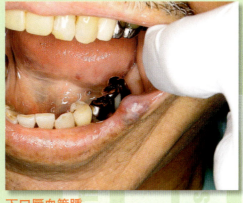

下口唇血管腫
76歳，男性．

Quincke浮腫 *Quincke edema*

部位分類｜口唇
症状分類｜腫脹を呈する疾患，異常感を訴える疾患

診査　56歳，女性　主訴：唇が腫れてきた

現病歴：
①いつから：約2時間前から
②どこが：口唇
③症状：浮腫性の腫脹
④どの程度：特に痛みはなし

既往歴： 特記事項なし
感染症・易感染性／出血性素因／薬剤アレルギー／輸血歴・常用薬：なし

家族歴： 特記事項なし

現　症：
視診：
全身所見：体温36.5℃．体格，栄養状態良好．
顔貌所見：口腔のびまん性の腫脹

口腔内所見：下唇の発赤，浮腫性の腫脹を認める．
触診：触診にて圧痛は認めない

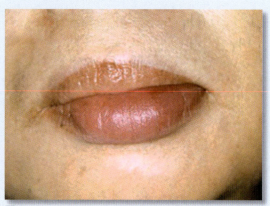

図1

ここが大切　Quincke浮腫： 原因不明に，突然，口唇，目などの周りに限局性の浮腫が起こる状態で，血管神経性浮腫ともいわれている．アレルギーとも関連があると考えられているが，原因なしに突然起こる場合が多い．通常，数時間で回復する．関連する全身疾患がない場合がほとんどである．

臨床検査

血液検査では特記事項なし．

診断・治療

診断に至る過程▶▶ 臨床症状および経過を参考とする．びまん性，浮腫性の比較的硬い腫脹で突発的に起こる．数時間から数日続いたあと，自然消失する．前駆症状として同部位に異常感覚が先行することがある．本例は，数日前より口唇にピリピリ感が発現し，突発的に腫れてきたとのことであった．全身的検査では特記事項はなかった．

ここが大切 アレルギー性疾患といわれているが，原因が特定できないことが多い．遺伝性のものは優性遺伝といわれ，一般的に重症である場合が多い．歯科では，歯内療法後に発症した報告もあるので注意

が必要である．

初診時所見▶▶ Quincke浮腫．

 Quincke浮腫は通常，口唇や眼瞼周囲に限局している場合がほとんどであるが，口腔底や喉頭部に発症することもある．この場合は，呼吸困難で死亡することもあるので要注意であり，早期に耳鼻科対診によるファイバースコープによる気道の精査が必要である．

治 療▶▶ 軽度であれば，そのまま経過観察することもあるが，重症の場合，薬物療法として抗ヒスタミン薬の使用があげられる．本例では経過観察中に自然消失した．

その他特記事項▶▶ 発症の予防には，原因の特定に努め，誘因と思われる食物の摂取，物質などに接触しないように注意する．

鑑別診断 肉芽腫性口唇炎，蕁麻疹など

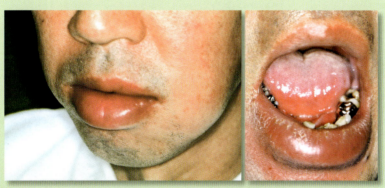

肉芽腫性口唇炎
32歳，男性．無菌性の慢性リンパ性浮腫を呈している．

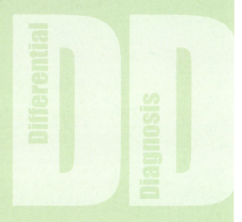

顎骨嚢胞 cyst of jaw bones

★★★　　　　　　　　　　　　　　　　　　　　　　　　　　　　　　　角　保徳

部位分類	歯・歯肉，顎骨
症状分類	腫脹を呈する疾患，X線にて異常を示す疾患

診査　27歳，男性　主訴：X線で発見された透過像．8̄|部の違和感

現病歴：
① いつから：数カ月前
② どこが：8̄|部
③ 症状：違和感
④ どの程度：極めて軽度なため放置した
⑤ 治療・随伴症状：4日前，う蝕治療のため近歯科医を受診し，パノラマX線断層写真を撮影したところ，8|8 部にX線透過像を認めたために紹介来院．

既往歴：特記すべき既往はない
感染症：なし
易感染性：なし
出血性素因：なし
薬剤アレルギー：なし
輸血歴：なし
常用薬：なし

家族歴：特記事項なし

現　症：
視診：
　全身所見：体温36.2℃，体格は普通．栄養状態は良好．病的所見は認められず，元気である．
　口腔外所見：特記すべき事項なし
　口腔内所見：特記すべき事項なし．骨の膨隆等は認めない．
触診：7|7 の動揺は認めず，骨植は良好である．病変部に波動は触れず，羊皮紙様感なし．圧迫にて軽度の違和感はあるものの，圧痛なし．
打診：

7		6		5		4		3	
±	−	−	−	−

歯髄診断：7|7 は生活歯である．

MEMO　嚢胞性疾患の触診では，その硬さは内容物の性質や充満度により異なるが，内圧が高まれば弾性軟から硬へと硬くなる．穿刺などで内容物を吸引除去すると，軟らかくなることが多い．

X線検査

パノラマX線断層写真（図1）

8̄|部に直径30mm，|8̄ 部に直径15mmの単胞性，類円形，境界の明瞭なX線透過像を認める．7|7 は根管治療の所見は認められず，生活歯と考えられる．両側の病変ともに埋伏歯の歯冠を有する．

ここが大切　術前の画像診断の重要性：疾患の範囲の捕捉，腫瘍性疾患の否定もかねて，術前にCTにて透過像の範囲や内部の性状を確認することがある．腫瘍性疾患では，隣接歯根の吸収を示すことが多い．

CT検査（図2）

8|8 部に類円形のX線透過像を認める．病変部透過像は周囲軟組織とほぼ同じX線透過性を有

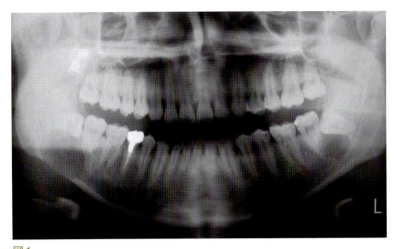
図1

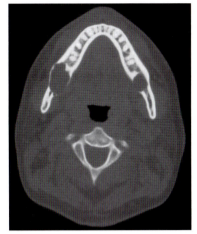
図2　下顎骨体部で撮影したCT画像

し，その性状はほぼ均質である．顎骨囊胞を疑う所見である．

臨床検査

術前のスクリーニング検査（心電図，血液検査，血液凝固検査）を行った．GTP，尿酸値，コレステロール値が軽度に上昇している以外，特記すべき所見はない．

ここに注意　本症例では，若年の元気な患者であったので，必要最小限の検査のみで，局所麻酔で開窓術を予定した．全身麻酔の手術を予定する場合，胸部Ｘ線，尿検査，肺機能検査などの諸検査を追加することが多い．麻酔科医師とよく相談することが必要である．

診断・治療

診断に至る過程▶▶　本症例でのＸ線透過像は，パノラマＸ線断層写真，CTにより，囊胞の所見であるが，エナメル上皮腫などの顎骨中心性腫瘍性疾患との鑑別が必要である．腫瘍性疾患の否定もかねて，確定診断のために生検をかねた開窓術を予定した．

初診時臨床診断▶▶　顎骨囊胞．

治　療▶▶　確定診断のために生検をかねた開窓術を施行した．局所麻酔下で，囊胞壁一部を生検し，病理組織学的検査に提出した．開窓部は閉鎖しないようにペンローズドレーンと抗菌薬塗布軟膏ガーゼを挿入した．

ここが大切　本症例は患者が若いこと，右側病変が大きく全摘出を行うと骨が菲薄になるので，いったん生検をかねた開窓を行い，腫瘍性の疾患ではないことを確認したうえで，囊胞内圧が減少し骨が再生されるのを待った．この場合，術前に十分な説明を行い，インフォームドコンセントを得たうえで手術を行った．手術時の注意事項として，囊胞壁を破る前に必ず注射針で吸引を行い，骨内の動脈瘤の否定を行わなければならない．

病理組織学的診断▶▶　角化囊胞性歯原性腫瘍．

見落としやすい　顎骨内の囊胞性疾患は初期には無症状であるが，増大するにつれて顎骨の膨隆や近隣歯の位置異常を起こす．角化囊胞性歯原性腫瘍は，以前は歯原性角化囊胞とよばれ，歯原性囊胞の被覆上皮に角化のみられる歯原性囊胞の総称であった．しかし，本疾患は術後再発が高頻度にみられ囊胞上皮の細胞活性も高く，部分的に腫瘍性の増殖を示すことも知られているので，その診断，治療には注意が必要であり，角化囊胞性歯原性腫瘍と名称が変更された．

> **MEMO**　角化囊胞性歯原性腫瘍は，歯原性良性腫瘍である．かつては歯原性角化囊胞として囊胞に分類されていたが，浸潤性や再発率の高さ，増殖活性の高さから2005年のWHO分類により腫瘍として取り扱うようになった．臨床所見はエナメル上皮腫と共通することが多いが，歯根吸収をきたすことは少ない．

その他特記事項▶▶　本症例は，臨床でよく遭遇する囊胞性疾患であるが，含歯性囊胞と歯原性角化囊胞は治療方針が異なるので十分鑑別する必要がある．

鑑別診断

歯根嚢胞（76頁参照），含歯性嚢胞，（単胞性）エナメル上皮腫＊（66頁参照），顎骨中心性腫瘍＊，静止性骨空洞

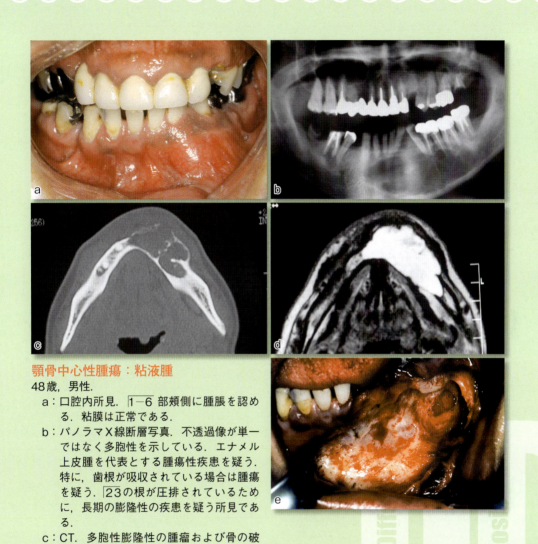

顎骨中心性腫瘍：粘液腫
48歳，男性．

- a：口腔内所見．1─6 部頬側に腫脹を認める．粘膜は正常である．
- b：パノラマX線断層写真．不透過像が単一ではなく多胞性を示している．エナメル上皮腫を代表とする腫瘍性疾患を疑う．特に，歯根が吸収されている場合は腫瘍を疑う．23の根が圧排されているために，長期の膨隆性の疾患を疑う所見である．
- c：CT．多胞性膨隆性の腫瘤および骨の破壊像を認める．
- d：MRI．周囲と異なる強調像を示す組織が描写されている．
- e：手術時所見．腫瘍を摘出した時点での所見．下顎骨が広く吸収されている．

口蓋の唾液腺腫瘍（悪性） *adenocarcinoma of palate*

中村康典

部位分類	口腔粘膜
症状分類	疼痛を訴える疾患，腫脹を呈する疾患，機能異常を示す疾患

診査　67歳，男性　主訴：上の顎（口蓋部）にできものができた

現病歴：
①いつから：約6カ月前に口蓋部に小隆起を自覚
②どこが：硬口蓋後方部
③症状：口蓋部の腫瘤形成および接触痛
④どの程度：腫瘤は増大し摂食時の違和感が強い．接触痛のため食べにくい．
⑤治療・随伴症状：約6カ月前に口蓋部に小隆起を自覚するが，疼痛等の他の症状がないため放置していた．その後，次第に同部の腫瘤は増大し，接触痛も出現し食事が摂りにくくなったため，3日前に近歯科医を受診．同部の精査を勧められ，紹介来院．

既往歴：8年前，胃癌にて胃を部分切除
輸血歴：あり
感染症／易感染性／出血性素因／薬剤アレルギー／常用薬：なし

家族歴：特記事項はなし

現症：
視診：
　全身所見：体温36.7℃．体格はやせ型．体重の減少傾向はない．
　口腔外所見（図1）：顔貌は左右対称．神経麻痺なし．開口障害なし．顎下，頸部に腫大したリンパ節は触知しない．
　口腔内所見（図2）：硬軟口蓋移行部を中心に40×40mm，やや扁平で半球状，一部有茎性の腫瘤形成を認める．基部は硬軟口蓋移行部に位置する．表面粘膜は滑沢で，全体の1/3程度は潰瘍形成．潰瘍の周囲は膨隆している．
触診：腫瘤の硬さは弾性硬で，圧痛はない．周囲に硬結を触知しない．

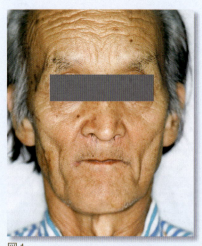

図1

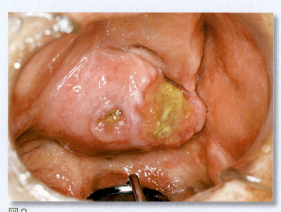

図2

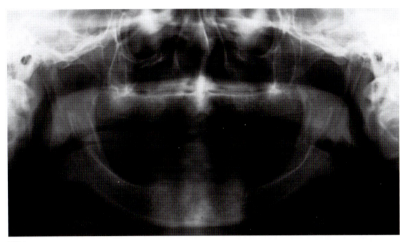
図3

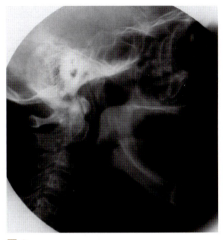
図4

> **見落としやすい**　輸血経験がある場合，汚染された血液が体内に混入された危険性があるため，問診で感染症が抽出されなくとも，HBV，HCVなどのキャリアーを疑うべきであり，検査を行う必要がある．

> **問診のポイント**　一般に唾液腺腫瘍は緩慢な発育をする．発育経過が長かったものが急に増大を示す場合，悪性化が疑われるので，問診で症状の経過を詳しく聞くことが大切である．また，局所疼痛，神経麻痺，潰瘍形成などの症状は悪性腫瘍を疑う所見なので，問診で聞き漏らさない．

X線検査

パノラマX線断層写真（図3）
明らかな異常所見を認めない．

側方X線断層写真（図4）
口蓋骨の骨吸収を認めない．

CT検査（図5）
硬口蓋から軟口蓋にかけて径40mm程度の境界明瞭，辺縁平滑な腫瘤を認める．

臨床検査

スクリーニング検査を行う（CRP：0.1mg/dL，HBV抗原：陰性，HCV抗体：陰性）．炎症所見はない．肝炎ウイルスも陰性で，他に異常値を認めない．

診断・治療

診断に至る過程▶▶　腫瘍の基部が硬軟口蓋移行部に位置し，類球形の平滑な腫瘤と触知され，またCT画像からも境界明瞭，辺縁平滑な腫瘤として抽出され多形性腺腫が疑われる．

本症例では多形性腺腫としては発育が早く，腫瘤に疼痛を伴う潰瘍が形成されており，臨床所見から悪性腫瘍や悪性化が疑われる．確定診断には病理組織学的診断が必要である．

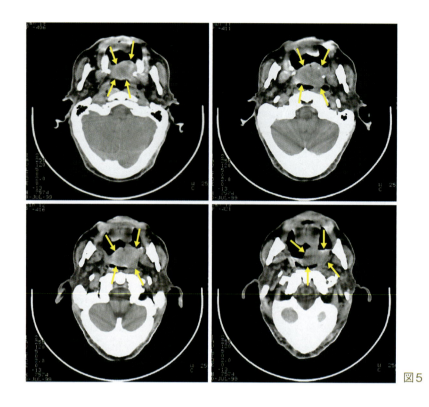

図5

病理組織学的所見▶▶ 腫瘍は充実性増殖を示し，腫瘍内では分裂像を呈している．扁平上皮と導管が網目状に混在し，空胞化した細胞質を有した筋上皮様細胞の浸潤性の増殖を認める．間質にはヒアリン細胞が多数認める．

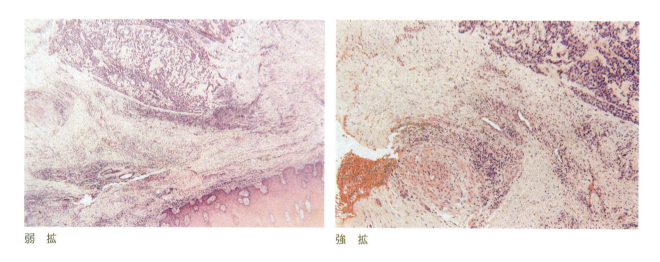

弱拡　　　　　　　　　　　　　強拡

初診時臨床診断▶▶ 口蓋（悪性）唾液腺腫瘍．

治　療▶▶ 確定診断のため生検を行い，悪性多形性腺腫の病理組織学的診断を得る．入院下で，全身麻酔下にて腫瘍切除術を施行した．

ここに注意 多形性腺腫では，生検は腫瘍細胞散布の危険性があるので原則として避けたほうがよいが，本症例は良性か悪性かの鑑別が困難であったため，確定診断のため生検を施行した．

口蓋の唾液腺腫瘍（悪性） 155

その他特記事項▶▶ 多形性腺腫は上皮細胞成分と粘液，軟骨様組織などの間葉性成分との混在により腫瘍が構成されている腺腫で，極めて多彩で複雑な組織像を呈し，被膜形成を有する特徴をもつ．多形性腺腫が悪性化した場合，臨床的には経過が長かったものが急に増大し，浸潤性の増殖を示す．周囲組織と癒着することが多く，局所疼痛，潰瘍形成などの症状を認める．

鑑別診断　多形性腺腫（良性）などの唾液腺腫瘍＊，口蓋隆起，口蓋膿瘍，硬口蓋癌＊，神経鞘腫

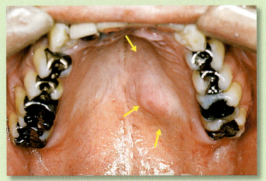

多形性腺腫
36歳，男性．唾液腺腫瘍のなかで最も頻度が高く，発現頻度では耳下腺に多い．小唾液腺での部位別頻度では口蓋が最も多い．発育は極めて遅く，無痛性で不規則な球状の腫瘤として触知され，表面は通常平滑で，周囲組織に圧迫性の増殖を示す．

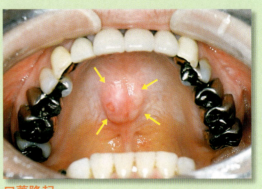

口蓋隆起
48歳，男性．上顎骨口蓋突起の正中癒合部に生じる骨性の腫瘤である．正常粘膜で覆われた骨様硬の隆起であるが，被覆粘膜は腫瘤により伸展され蒼白色を呈したり，本例のように外傷によりびらん，潰瘍を形成することもある．

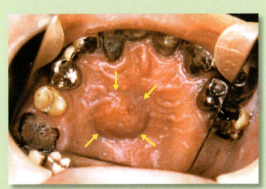

口蓋膿瘍
58歳，男性．膿瘍とは組織内の液化した壊死細胞からなる膿汁が限局して貯留した状態で，口蓋粘膜下に形成されたもの．原因歯の存在を認め，双指診により波動を触知する．穿刺吸引により膿汁が証明できる．

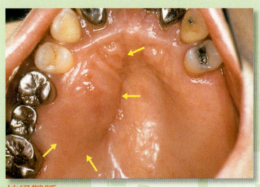

神経鞘腫
52歳，女性．口腔領域では比較的まれで，発生部位では舌が最も多く，口蓋，頰粘膜，口底，口唇などにもみられる．腫瘤は一般に粘膜下に生じ，限局性の類円形，弾性硬で粘膜面に膨隆をきたす．発育は緩慢で，境界明瞭で可動性がある．

下顎骨骨膜炎 *mandibular periostitis*

★★★　　　　　　　　　　　　　　　　　　　　　　　　　角　保徳

部位分類	顎下部・頸部，口腔粘膜，歯・歯肉
症状分類	疼痛を訴える疾患，腫脹を呈する疾患

診査　76歳，女性　主訴：顎の下が腫れた

現病歴：
①いつから：
　9日前，近歯科医で 5̲ の抜歯を受ける．
　4日前より 4̲ 根尖部に腫脹を認める．
　2日前には腫脹が広がり，口腔底まで波及した．
②どこが：腫れたのは右顎下部，頸部
③症状：腫脹および発赤
④どの程度：4日前より徐々に腫脹は増大している
⑤治療・随伴症状：3日前より近歯科医にて抗菌薬，消炎薬の投与を行うも，腫脹が増大傾向を示すために，紹介来院．

既往歴： 過去の抜歯で同様な腫脹は認めない．脳梗塞（1年前発症，通院中），高血圧（7年前発症，通院中）．

出血性素因： バイアスピリン®服用中

常用薬：
　ガスター®（抗潰瘍薬：H_2ブロッカー）
　バイアスピリン®（血小板凝集抑制薬）
　コバシル®（降圧薬：ACE阻害薬）
　アレビアチン®（抗てんかん薬）
　プルゼニド®（下剤）
　リポバス®（高脂血症用薬）
　ディオバン®（降圧薬：アンジオテンシンⅡ受容体拮抗薬）

感染症・易感染性／薬剤アレルギー・輸血歴： なし

家族歴： 特記事項なし

現　症：
　視診：

全身所見： 体温37.4℃．多少倦怠感はあるが，食欲はあり．脳梗塞後遺症が若干あるも歩行可能．ADL良好．

口腔外所見（図1）： オトガイから右顎下部にかけて腫脹，発赤が認められる．開口障害あり．

口腔内所見： 5̲4̲ 根尖部を中心に頬側および口腔底に腫脹，発赤を認める．開口障害のために口腔内の写真撮影できず．

触診： 弾性軟の境界不明瞭な腫脹，発赤を認め，同部位に一致して，圧痛を認める．オトガイ部の知覚麻痺は認めない．

打診：

8̲	7̲	4̲	3̲	2̲
＋	╫	╫	＋	＋

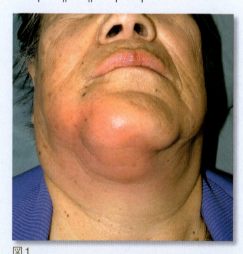

図1

MEMO

高齢者，有病者では，現在服用中の薬剤は，その作用を含めて十分確認することが必要である．治療薬マニュアルなどの本（『疾患と今日の処方』医歯薬出版）を1冊手元におくと便利である．

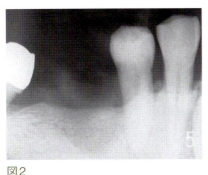
図2

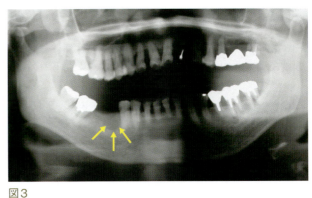
図3

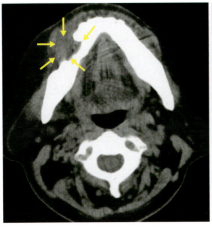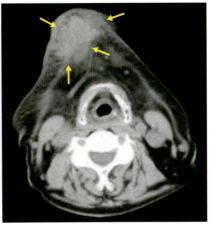
図4

> **全身所見のポイント** **高齢者の全身状態**：高齢者では，発熱や腫脹などの炎症反応が遅延したり，痛みを正確に訴えることができないなど，その状態を正確に把握することが困難な症例がある．実際にかなり重症な疾患をもっていても本人は平然としているということがありうるので注意が必要であろう．

> **診査のポイント** 顎骨の疾患に特徴的で重要な点は，歯が存在し，骨から歯肉へと，硬組織から軟組織を貫通していることである．この解剖学的特徴により，顎骨の腫脹や疼痛には歯が関与しているものが多く，顎骨の異常を診察する場合，歯の所見を精査することは極めて重要である．

X線検査

デンタルX線写真（図2）

初診時の5̄ 抜歯部のデンタルX線写真では，びまん性の骨透過像を認める．

パノラマX線断層写真（図3）

5̄ 部に抜歯後と考えられるX線透過像（↑）を認め，その辺縁はやや不明瞭であり，骨の破壊を認める所見である．

CT検査（図4）

図4aは下顎骨体部の高さで撮影したCT像である．5̄ 部に抜歯後と考えられる透過像を認め，さらにその頬側および遠心に比較的広範な骨の破壊像（↑）が確認される．骨の破壊部分は腫脹を伴う軟組織で覆われている．図4bは舌骨の高さで撮影したCT像である．右側顎下部からオトガイ下部

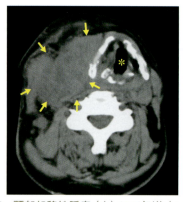

図5 頸部転移性腫瘍（↑）にて気道（＊）が左側に大きく偏位したCT所見（67歳，男性）．この症例はのちに気道閉塞を生じ，気道切開術を施行した．

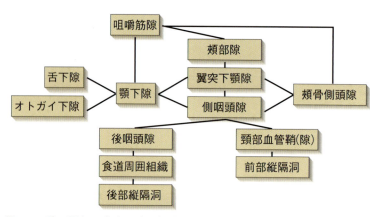

図6 口腔，頸部の炎症の波及経路

にかけて，著明な軟組織の増殖を認める．

ここに注意　頸部炎症での気道の確認：顎下部・頸部の腫脹では，気道を圧迫する場合があるので，十分注意が必要である（図5）．CTは，気道の把握には有効である．

ここが大切　口腔，頸部の炎症の波及経路（図6）：顎下部・頸部にはさまざまな筋肉，神経，血管が走行しており，それらに挟まれた隙に疎性結合組織が充満し，内部には顎下腺，リンパ節，頸動静脈，神経などの重要臓器が存在する．

臨床検査

炎症系の血液検査を行う（白血球：11,400/μL，CRP：5.88mg/dL，白血球分画像：杆状核球が25%）．

ここが大切　炎症の進展とCRP：高齢者の炎症性疾患では，炎症反応が鈍く，白血球などの増加が遅延することが多いので注意が必要である．C-反応性タンパク（CRP）とは，肺炎球菌の細胞壁のC-多糖体と反応するタンパクである．正常な場合，検出されないが，炎症性疾患，組織崩壊性のとき，患者血清中に陽性を示すので，炎症性の疾患を疑う場合は，その程度の判断基準として有用である．また，炎症の進展衰退をCRP値でみることも可能である．

診断・治療

診断に至る過程▶▶　本症例は抜歯の既往とそれに伴う腫脹の発症，視診・触診でのオトガイから右顎下部にかけて腫脹や圧痛，発赤血液検査での炎症反応等を総合的に判断して炎症，下顎骨骨膜炎，骨髄炎と判断した．

下顎～口腔底の腫脹の主な原因となる疾患としては，以下のものがあげられる．
①炎症（歯周炎，骨膜炎，唾液腺炎，唾石など）
②腫瘍（扁平上皮癌，唾液腺腫瘍などの悪性腫瘍，エナメル上皮腫，血管腫などの良性腫瘍，など）
③嚢胞（歯根嚢胞，濾胞性歯嚢胞などの顎骨内に生じる嚢胞，ラヌーラ，類皮嚢胞などの軟組織内に生じる嚢胞）

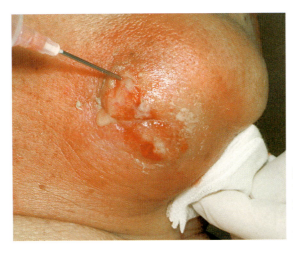

図7 自壊した膿瘍を太目の針（18G）で穿刺し，ただちに原因細菌同定のため検査に提出した．このとき，動脈や神経を傷害しないよう局所解剖を十分理解したうえで行うこと．本症例では顔面動静脈，顔面神経に注意を払った．

④その他（Quincke浮腫などの限局性浮腫，血腫，術後出血，）

　本症例での腫脹は弾性軟，発赤，疼痛を伴い，腫瘍性疾患を疑いにくく，炎症を疑う所見で，X線検査，血液検査でその診断が肯定された．口腔底は結合組織が粗であるうえに，周囲に顎下隙，翼突下顎隙などの隙が存在し，炎症は周囲に波及しやすいので，注意が必要である．

初診時臨床診断▶▶ 5̄4̄部根尖性歯周炎，下顎骨骨膜炎，骨髄炎，口腔底炎．

治　療▶▶ 入院下，安静を指示し，ピペラシリンナトリウム2g，クリンダマイシン600mgを1日2回点滴静脈注射にて，抗菌療法を行った．抗菌薬による消炎治療後2日目に膿瘍が自壊したので，穿刺吸引を行った（図7）．吸引物を細菌検査に提出した．

細菌検査▶▶ 嫌気培養にて*Streptococcus* spp.および*Peptostreptococcus* spp.が検出された．

膿瘍穿刺の方法：穿刺には，膿瘍周囲に局所麻酔後，18Gなどの太い穿刺針を用いる．吸引した液体はただちに細菌検査に提出する．膿の場合は嫌気性菌が関与していることが多いので，嫌気培養も依頼する．病原微生物の同定や抗菌薬感受性の結果が出るまでは，臨床経験から，起因菌を推定してスペクトルの広い薬剤を選択し，原因微生物が同定されたら，抗菌薬感受性の結果により，最小発育阻止濃度（MIC）の低い抗菌薬を投与する．MICの役割は抗菌薬適正使用のためのキーポイントと理解されている．

> **MIC（minimum inhibitory concentration：最小発育阻止濃度）**
> 特定の細菌の増殖を阻止する（殺菌ではない）ための抗菌薬の必要最小量．すなわちMICが小さいほど，その細菌に対する抗菌薬の効き目は強いことになる．逆にその数値が大きければ大きいほど，その菌の耐性は強いことになる．細菌検査時に感受性検査を同時に依頼すると，MICがついた報告がくるので確認したい．

その他特記事項▶▶ 本症例は，臨床でよく遭遇する，歯性感染症の症例である．抜歯には十分注意を払う必要があり，本症例のように骨膜炎，骨髄炎を併発し，入院加療が必要な場合も生じるので注意が必要である．また，患者には適切な説明を行い，前歯科医と十分な連絡を取り，無用な医療トラブルを招かないように配慮することも大切である．

鑑別診断 智歯周囲炎などの炎症性疾患（56頁参照），歯肉癌などの腫瘍性病変＊（52頁参照），顎放線菌症，ガマ腫や類皮嚢胞などの嚢胞性疾患，Quincke浮腫

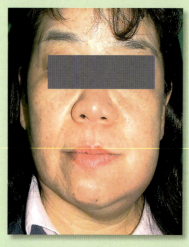

下顎骨骨膜炎
55歳，女性．左下顎部の腫脹を認める．

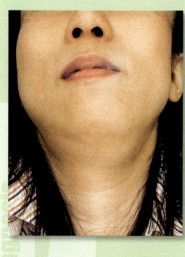

ガマ腫
39歳，女性．左下顎部の腫脹を認めるも，炎症所見はない．

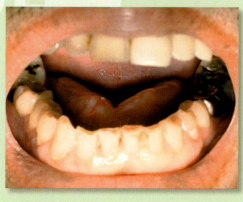

口腔底炎
66歳，男性．口腔底に腫脹がみられ，舌が二重にみえることから二重舌とよばれる．この部位の炎症は，頸部への波及防止や気道の確保に注意しなければならない．

顎下腺炎 sialadenitis of submandibular gland

★★　　　　　　　　　　　　　　　　　　　　　　中村康典

部位分類：顎下部・頸部
症状分類：疼痛を訴える疾患，腫脹を呈する疾患，機能異常を示す疾患，X線にて異常を示す疾患

診査　50歳，女性　主訴：右顎の下が痛む，腫れた感じがする

現病歴：
①いつから：約1週間前に疼痛を自覚
②どこが：右顎下部
③症状：右顎下部の自発痛，摂食時疼痛および腫脹感
④どの程度：自発痛は徐々に増大，摂食時の強い疼痛，腫脹感
⑤治療・随伴症状：約1週間前から右顎下部疼痛を自覚する．その後，同部の自発痛が徐々に増大し，また摂食時の同部の強い疼痛，腫脹感もあり，1日前に近歯科医を受診．X線写真で右顎下部に不透過像を指摘，紹介され来院．

既往歴：5年前よりSLEにて内科通院治療中
　易感染性：あり（ステロイド薬服用）
　常用薬：あり（プレドニゾロン）
　感染症／出血性素因／薬剤アレルギー／輸血歴：なし

家族歴：父が食道癌，母が大腸癌で病死

現症：
視診：
　全身所見：体温36.4℃．体格は普通．栄養状態良好．貧血症状なし．倦怠感なし．
　口腔外所見（図1）：顔貌は左右対称，右側顎下部に軽度腫脹を認める．オトガイ部知覚麻痺なし．開口障害なし．
　口腔内所見（図2）：口底部の腫脹，発赤なし．舌の運動障害，知覚麻痺なし．右側Wharton管開口部からの唾液流出は認めない．排膿なし．
触診：双指診にて右側顎下部および右口底部に径約15mmの硬固物を触知する．右側顎下腺に軽度の硬結あり．
打診：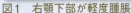に打診痛なし

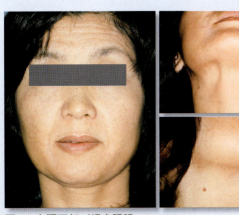

図1　右顎下部が軽度腫脹

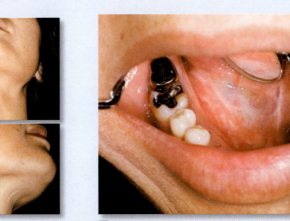

図2

> **ここが大切** 長期にわたってステロイド療法を受けている患者では副腎皮質機能低下を起こしている可能性があり，歯科治療に伴うストレスにより急性副腎皮質不全（ショック）を起こす危険性がある．ストレスの強い外科処置などを行うときは，ステロイド薬の増量が必要か主治医と相談する．また，易感染性，創面治癒遅延にも十分な対策を払う必要がある．

> **ここに注意** 消炎鎮痛薬，抗菌薬投与の際，ステロイド薬長期使用により消化性潰瘍の発生がみられることがあるので，胃炎や胃潰瘍の有無を確かめ投与する．必要であれば同時に制酸薬や胃粘膜保護薬を処方する．

> **問診のポイント** 本疾患では，特徴的な症状として食事摂取時の一過性の急激な疼痛と唾液腺部の腫脹がある．問診では食事摂取時の症状を聞き漏らさない．

X線検査

パノラマX線断層写真（図3）

右側顎下部に拇指頭大で内部不均一，辺縁不整なX線不透過性の構造物を認める．

顎下腺造影（図4）

主導管ならびに唾石の周囲までは造影されるが，腺体内への造影剤の移行は認めない．

CT検査（図5）

右側顎下腺からWharton管への移行部に径約20mmの辺縁不整な石灰化物を認める．下顎骨との関連は認めない．右側顎下腺は左側に比較して小さく，萎縮傾向にある．

> **MEMO 唾液腺シンチグラフィー**
> 唾液腺に集積する放射線同位体 $^{99m}TcO_4^-$ を用いた唾液腺の機能検査（動態機能検査）で，唾石症では唾液腺分泌刺激に反応がみられず，$^{99m}TcO_4^-$ の停滞・貯留を示し，障害顎下腺は集積増加を示す場合が多い．本例では臨床所見，画像所見より顎下腺摘出を選択したが，分泌刺激に反応を示し機能が認められた場合，唾石のみの摘出の適応になることもある．

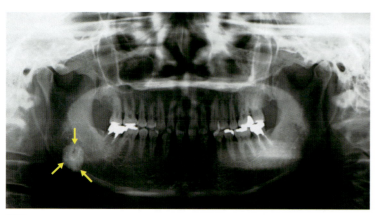

図3

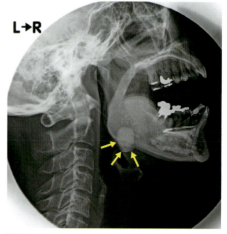

図4

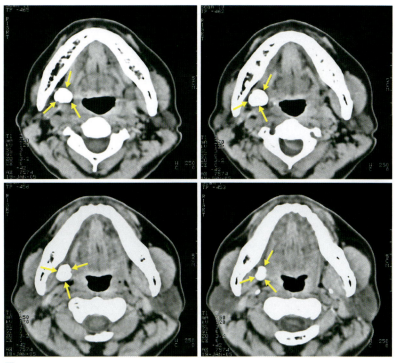

図5

臨床検査

スクリーニング検査を行う（白血球：5,400/μL，CRP：0.8mg/dL）．
CRPの軽度上昇を認める．他に異常値を認めない．唾石による顎下腺の炎症が疑われる．

診断・治療

診断に至る過程▶▶ 病歴で食事摂取時の疼痛，腫脹があり，双指診にて顎下部に硬固物を触知する．X線写真，CTにて右顎下腺部に石灰化像を認め，唾石症を示唆する所見である．

 食事摂取時の急激で強い疼痛（唾疝痛）と唾液腺部の腫脹は唾石症の特徴的な症状で，臨床診断上重要である．

初診時臨床診断▶▶ 顎下腺炎，顎下腺唾石症．

治　療▶▶ 入院下で，全身麻酔下にて顎下腺唾石を含めた顎下腺摘出術を施行した．

その他特記事項▶▶ 唾石症は唾液腺疾患の最も頻度の高い疾患の一つで，顎下腺部が最も多い．症状は排泄管の閉塞，管周辺領域の炎症によって現れ，排泄管閉塞による摂食時の強い疼痛と唾液腺部の腫脹が起こる．症状は一過性で，排泄管や腺内の圧の低下とともに消退する．唾石による排泄管の損傷や停滞により急性炎症や細菌感染を受けた場合，排泄管周囲の炎症，開口部からの排膿を認める．

唾石症はその特徴的な症状とX線所見での石灰化不透過像を確認することにより容易に鑑別できる．

鑑別診断

ガマ腫（顎下型），顎骨骨膜炎・頸部蜂窩織炎，顎下リンパ節炎，唾液腺腫瘍＊，甲状舌管囊胞，類皮囊胞・類表皮囊胞，側頸囊胞

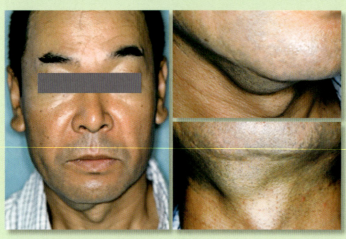

ガマ腫（顎下型）
52歳，男性．舌下腺，ときに顎下腺より唾液が溢出し顎下部に貯留し生じた囊胞．顎下部の軟らかい非炎症性腫脹が主症状で，口底部にも何らかの腫脹があることが多い．

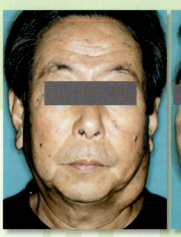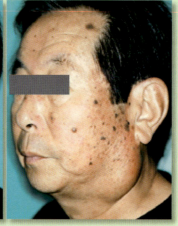

唾液腺腫瘍（Warthin腫瘍）
63歳，男性．Warthin腫瘍の大多数は耳下腺，特に浅葉下極部に発生し，多発することもあり，約7～10％は両側性に生じる．本例も耳下腺下極部に発生し，顎下部に腫瘤形成を認め，原発部位の鑑別が一見困難である．臨床症状は一般に，発育が緩徐で境界明瞭な腫脹として認められ，表面平滑，弾性硬の腫瘤として認められる．

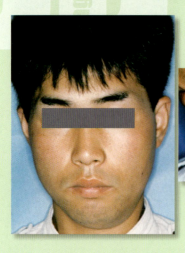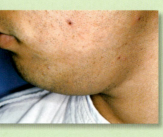

類皮囊胞
19歳，男性．表皮様上皮で裏装された囊胞で，類表皮囊胞は囊胞壁が重層扁平上皮のみからなるもので，類皮囊胞はそこに毛囊や皮脂腺などの皮膚付属器官を認めるもの．思春期以後の若年者に多く，緩やかに増大する無痛性の腫瘤で，捏粉様の硬度を呈する．正中に出現するのが一般的であるが，本例のように片側に偏在することもある．

顎下腺腫瘍 *tumor of submandibular gland*

★　　　　　　　　　　　　　　　　　　　　　　　外木守雄

部位分類	顎下部・頸部
症状分類	腫脹を呈する疾患，機能異常を示す疾患，X線にて異常を示す疾患

診査　36歳，女性　主訴：顎の下が腫れてきた

現病歴：
①いつから：3カ月前より
②どこが：顎下部
③症状：腫脹，弾性硬
④どの程度：特に痛みはなし

既往歴： 特記事項なし
感染症・易感染性／出血性素因／薬剤アレルギー／輸血歴／常用薬：なし

家族歴： 特記事項なし

現症：
視診：
全身所見：体温36.6℃．体格，栄養状態良好．
顔貌所見：左側顎下部の半球状の腫脹，境界はやや不明瞭．
口腔内所見：左側口腔底に膨隆を認める．左側顎下腺排泄管からの唾液排出がほとんどみられない．
触診：触診にて圧痛は認めない．双指診にて弾性硬，双球形の腫瘤を触知．周囲とは癒着はなく，可動性である．

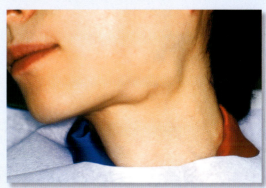

図1　顎下部に弾性硬，境界明瞭な硬結を認める．

ここが大切
①舌下小丘部をいったん乾綿球などで乾燥させ，口腔底を舌根部から前方に軽くしごいてみると，通常は唾液の排出をみる．排泄管通過障害がある場合，疼痛，排膿などの症状を伴うことが多い．
②口腔底，顎下腺部の触診には，片側の示指，中指，薬指などを顎下部，頸部などの口腔外に置き，反対側の示指を口腔底に挿入し，相互に挟み込んで，その間にある組織の性状を調べる双指診が有効である．

X線検査

CT検査（図2, 3）
　　CTにて左側顎下部に35×22×22mmの辺縁明瞭で類円形の腫瘤あり．周囲の顎下リンパ節の腫大を伴う．

臨床検査

　　血液検査では特記事項なし．

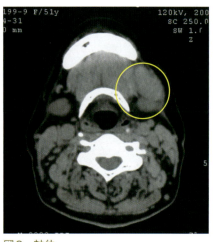 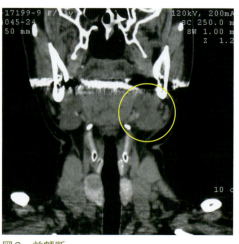

図2　軸位　　　　　　　　　　　　　図3　前額断

病理検査
穿刺吸引細胞診にて，液性成分は吸引せず．実質成分から，わずかな好中球と異形核の多形腺細胞を認める．

　腺系腫瘍の場合，画像診査など非侵襲的検査を優先させ，病理組織検査は処置方針，手術日などを決めてから行う．これは，腺系腫瘍の場合，腫瘍実質が被胞化されてゆっくりと増殖することが多く，いたずらに病理組織検査で腫瘍実質を暴露させることは得策でないと考えられている．病理検査から切除術まで間をおかないことが大切である．通常，穿刺吸引細胞診が選択され，専用器具も市販されている．

診断・治療

診断に至る過程▶▶　医療面接，視診，触診など臨床症状および経過を参考とし，唾液腺腫瘍が疑われる場合，MRI，CTなどの画像診断に加え，病理組織診が必須である．本例では，画像診断で内部の充実した境界明瞭な病変が確認され，臨床的にも顎下腺部に可動性，弾性硬の腫瘤が認められたことから，腺系の腫瘍の可能性が強く示唆された．

初診時所見▶▶　顎下腺腫瘍．

　顎下腺部が腫脹をきたす病変には，唾石，顎下腺炎，顎下腺腫瘍が考えられる．唾液腺腫瘍のなかで最も発生頻度が高いものは，多形性腺腫である．発生部位は耳下腺が最も多く，次いで顎下腺に発生する．多形性腺腫は通常良性腫瘍である．また，悪性腫瘍の場合，組織型では腺様嚢胞癌，腺房細胞癌，粘表皮癌，明細胞癌などがみられる．しかし，通常，顎下部，頸部が腫脹する場合，他部位の悪性腫瘍からのリンパ節転移であることが多く，口腔，咽頭，食道，気道，上顎洞，その他の全身臓器などの精査を行っておかなければならない．

診　断▶▶　腺様嚢胞癌．術前細胞診に加え，術後切除標本にて確定診断を行った．

治　療▶▶　顎下腺摘出を含んだ，所属リンパ節，周囲組織の郭清切除を行う．

その他特記事項▶▶　顎下部，頸部が腫脹した場合，臨床的には鼻腔，上顎洞，口腔，咽頭，食道などに何らかの原因病変があると考えるのが一般的である．

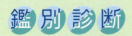 唾石（腺体内，排泄管内），慢性顎下腺炎，急性顎下腺炎，他部位の悪性腫瘍のリンパ節転移

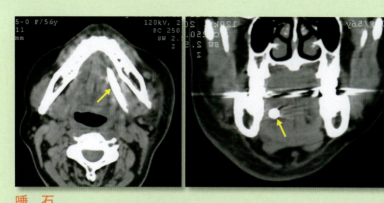

唾　石
40歳，男性．左側顎下部の腫脹と疼痛を主訴に受診した．CTより細長い石灰化像を認める．形状より腺管内唾石が示唆された．

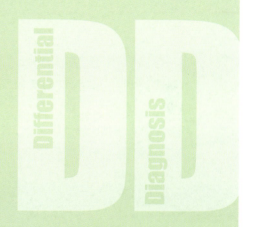

唾石症 sialolithiasis

★★★

角　保徳

部位分類	顎下部・頸部
症状分類	腫脹を呈する疾患，機能異常を示す疾患，X線にて異常を示す疾患

診査　49歳，女性　主訴：右口腔底がときどき腫れる

現病歴：
① いつから：1年前
② どこが：右口腔底
③ 症状：腫脹，消退を繰り返す
④ どの程度：軽度
⑤ 治療・随伴症状：食事時に腫脹することが多い

既往歴：軽度の知的障害あり
感染症／易感染性／出血性素因／薬剤アレルギー／輸血歴／常用薬：なし

家族歴：特記事項なし

現症：
視診：
全身所見：体温36.5℃．体格は普通．栄養状態は良好．病的所見は認められず，元気である．
口腔外所見：顎下部の軽度の腫脹を認める
口腔内所見：視診では特記すべき事項なし
触診：口腔内外からの双指診にて，右口腔底舌根側方に直径10mm，類円形，硬い石状のものを触知する．可動性である．また，顎下腺部に長径30mm，弾性硬，楕円形の腫瘤（顎下腺と考えられる）を触知する．

問診のポイント　唾石を含む顎下腺疾患では，食事時に顎下部の痛み（唾疝痛）を生じたり，顎下部が腫脹することが多いので，必ずその有無を問診で確認する．

ここが大切　**顎下腺の触診：**顎下腺やその近傍の唾石の触診は，口腔内と口腔外から双指診を行う．すなわち顎下部と口腔内から病変を挟むようにして，位置，大きさ，硬さなどを把握する．

X線検査

パノラマX線断層写真（図1）
右下顎骨下縁に直径11mmの類円形のX線不透過像（↑）を認める．

見落としやすい　唾石はパノラマX線断層写真で確認できるので，見落とさないこと．本症例では唾石は2個確認できる．

CT検査（図2）

臨床検査
血清アミラーゼ値は正常範囲内．

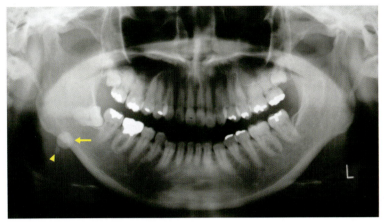
図1

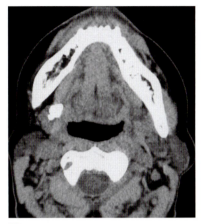
図2

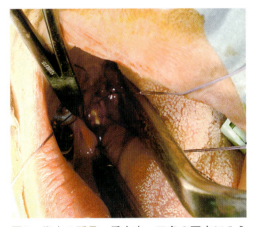
図3 術中の所見. 舌左方, 口角の下方にみえる白色物が唾石.

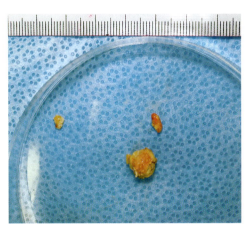
図4 摘出した唾石. X線による術前診断どおり, 2個摘出した. 左端の小片は大きなほうの唾石が破折したものである.

診断・治療

診断に至る過程▶▶ 食事時に顎下部が腫脹することから顎下腺疾患を, X線所見および触診より唾石症を考慮し, 画像診断と併せて診断した. 本症例は比較的大きな唾石なので診断は容易であるが, 小さい唾石も多いのでパノラマX線写真, 咬合法X線写真等を注意深く観察する.

初診時臨床診断▶▶ 顎下腺管唾石.

治　療▶▶ 一般に, パノラマX線断層写真で下顎下縁より上部の唾石は口腔内から摘出が可能といわれている. 本症例では, 全身麻酔下で口腔内より摘出術を施行した (図3).

 本症例は, 軽度の知的障害があるので, 全身麻酔および手術前の説明と承諾は十分行う必要があった症例. 家族にも必ず同席していただき, 手術に伴う危険度, 合併症について十分説明した.

病理組織学的診断▶▶ 唾石. 石灰化物を認める (図4).

その他特記事項▶▶ 本症例は典型的な唾石の症例である. 唾石症は, 唾液腺や唾液腺管内に石灰化物が生じる疾患をいう. 唾石の発生は, 本症例のように大多数が顎下腺やその導管であるWharton管にみられ, 耳下腺, 舌下腺および小唾液腺ではまれである.

鑑別診断　顎下腺炎，ガマ腫，顎骨骨膜炎・頸部蜂窩織炎，顎下腺腫瘍＊

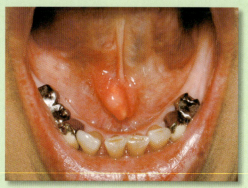

顎下腺管開口部である舌下小丘部に認められた唾石
68歳，女性．簡単な切開で摘出できる．

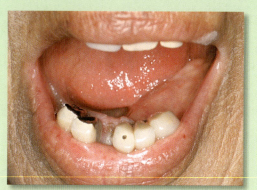

唾石による左口腔底の腫脹
82歳，女性．

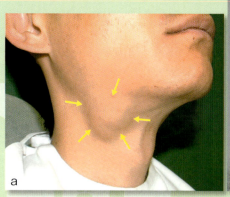
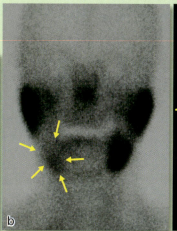
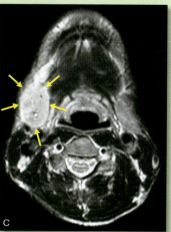

慢性顎下腺炎
39歳，男性．
 a：右顎下部の腫脹（↑）を認める．弾性硬，可動性である．
 b：唾液腺シンチグラムにて，右顎下腺部のアイソトープ集積が著明に低下し，顎下腺の機能が低下していることが推察される（17, 162頁参照）．
 c：顎下部で水平断のMRI所見．顎下腺部の腫瘤を認め，腫瘤の中央に唾石を確認できる．

諸検査のポイント：唾液腺シンチグラムにて，唾液腺の機能状態を推測することができる．本症例では機能低下しているので，右顎下腺部（↑）のアイソトープ集積は左側に比して減少している．MRIにて，軟組織疾患の質度や形状を正確に把握することができる．

頸部リンパ節腫脹 *cervical lymph node swelling*

★★★　　　　　　　　　　　　　　　　　　　　　　　　　　　角　保徳

部位分類　顎下部・頸部
症状分類　疼痛を訴える疾患，腫脹を呈する疾患

診　査　28歳，男性　主　訴：顎下リンパ節が腫れた

現病歴：
①いつから：
　6カ月前より倦怠感と微熱が続いている．
　3カ月前より頸部リンパ節腫脹に気づく．
②どこが：右顎下部，頸部リンパ節のうち，5～6個
③症状：腫脹
④どの程度：大きさ，数ともに徐々に増大している
⑤治療・随伴症状：3年前よりネコを飼っている

既往歴：特記すべき事項なし
　感染症／易感染性／出血性素因／薬剤アレルギー／輸血歴：なし
家族歴：特記事項なし
現　症：
　視診：
　　全身所見：体温37.0℃．多少倦怠感はあるが，食欲はあり．腋窩および鼠径リンパ節の腫脹はない．

口腔外所見（図1）：オトガイから右顎下部にかけてリンパ節の腫脹が認められる．
口腔内所見：特記すべき事項なし
触診：オトガイ部から顎下部にかけて，類円形，弾性硬，可動性の腫瘤を触知した．腫瘤の最大径は15mm，全部で7個触知した．
打診：施行せず

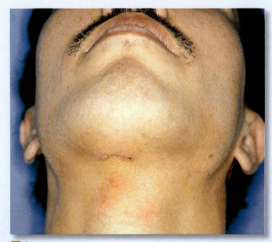

図1

> **ここに注意**　**頸部リンパ節の腫脹を引き起こす疾患**：頸部リンパ節の腫脹は，歯科，口腔外科臨床では極めて一般的な症状であるので，その診断には精通する必要がある．頸部リンパ節の腫脹を引き起こす疾患を整理しておくとよい．頸部リンパ節の腫脹を引き起こす疾患として，口腔，頭頸部の細菌性，ウイルス性の感染症，悪性リンパ腫，転移性癌，伝染性単核症，結核，サルコイドーシスなどさまざまである．ペットから感染するネコひっかき病，トキソプラズマ症も頸部リンパ節の腫脹を引き起こすので，動物飼育の有無を聞く．

> **ここが大切**　**頸部リンパ節の触診**（14頁参照）：顎下部・頸部リンパ節の触診では，患者の頭部をやや前傾させ顎を引き，リラックスさせて頸部の筋を弛緩させる．示指，中指，薬指で下顎下縁に沿って下顎骨内面を軽く圧迫しながら診査する．また，顎下腺の深部の触診には，示指を口腔内に入れて舌と下顎骨

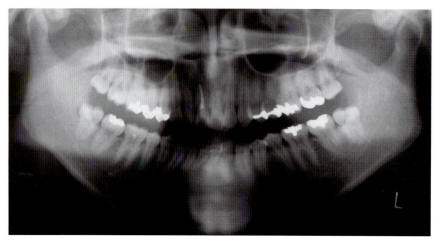

図2

内面に入れ，また反対側の指は顎下部に当てて，両者で口腔底の軟組織を挟むようにして双指診を行うとよい．

X線検査

パノラマX線断層写真（図2）

リンパ節腫脹の原因となる所見は特に認めない．

臨床検査

炎症系の血液検査を行う．白血球：4,100/μL，CRP：0.5mg/dLと，血液学的には強い炎症所見は認めない．

ポール・バンネル反応（−）

トキソプラズマ抗体値：1/4,190（正常値1/16）と上昇を認めた．

ポール・バンネル反応

頸部リンパ節が腫脹する症例では，口腔に明確な原因がみられない場合，伝染性単核症の鑑別診断が重要である．ポール・バンネル反応は，伝染性単核症の診断には重要とされていたが，伝染性単核症の病原体はEBウイルスであることが明らかになり，正確な診断にはEBウイルスに対する特異抗体の検索が主流となっている．現在ではポール・バンネル反応は，伝染性単核症の診断基準の一つとされている．

診断・治療

診断に至る過程▶▶ 原因が不明なリンパ節腫脹なのでポール・バンネル反応を行い，ネコを飼っていることからトキソプラズマ抗体値を調べた．血液学的検査で診断に至らない頸部の原因不明のリンパ節腫脹は，正確な診断を得るために生検を行うことが多い．特に，悪性リンパ腫などの血液疾患の確定には病理組織学的診断が必要である．本症例でも，悪性リンパ腫との鑑別診断のために，早期に生検を施行した．

初診時臨床診断▶▶ 頸部リンパ節炎，特異性炎の疑い．

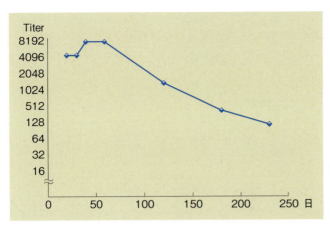

図3 トキソプラズマ抗体値の推移
(Sumi Y, Kaneda T, Nagasaka T : Toxoplasmosis of the preauricular and cervical lymphnodes. J Oral Maxillofac Surg, 45 : 978-979, 1987 より)

病理組織学的診断▶▶ トキソプラズマ症.

リンパ濾胞過形成を認め，トキソプラズマシストが確認された．また，リンパ球表面抗原の検査結果により，悪性リンパ腫は否定された．

ここに注意　頸部リンパ節の解剖（14頁参照）

治　療▶▶ ST合剤（バクタ®：スルファメトキサゾール，トリメトプリムの合剤）の内服を6カ月間行ったところ，頸部リンパ節の腫脹は消失した．また，図3に示すように血清トキソプラズマ抗体値は徐々に低下した．

その他特記事項▶▶ 顎下部・頸部リンパ節が腫脹する疾患の約15％がトキソプラズマ（*Toxoplasma gondii*）によると推定されているので，まれな疾患ではない．アメリカ合衆国では6,000万人以上が感染しているが，免疫系が正常な人では発症することはまれである．ネコ科の動物は，トキソプラズマが増殖する宿主として知られており，トキソプラズマ症の主要な感染源と考えられる．本症例でも3年前よりネコを飼っているので，ネコからの感染が考えられる．

鑑別診断

歯性感染症（76頁参照），智歯周囲炎（56頁参照），伝染性単核症，顎下腺炎（161頁参照），サイトメガロウイルス感染症，風疹，麻疹，結核性リンパ節炎，ネコひっかき病，顎下腺腫瘍＊（165頁参照），口腔癌のリンパ節転移＊，悪性リンパ腫＊，白血病＊，梅毒＊

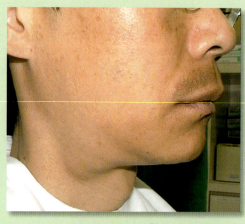

慢性顎下腺炎
39歳，男性．顎下部の腫脹と食事時の唾疝痛を認める．

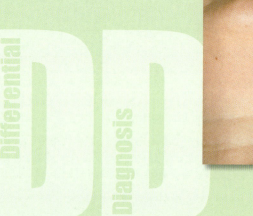

顎下腺悪性腫瘍
60歳，女性．

ビスフォスフォネート系薬剤による顎骨壊死

bisphosphonate-related osteonecrosis of the jaws

★★

角　保徳

部位分類	歯・歯肉，顎骨
症状分類	疼痛を訴える疾患，X線にて異常を示す疾患

診査　82歳，女性　主訴：口臭，歯肉から膿が出る

現病歴：
① いつから：3年前，近歯科医院で上顎右側臼歯部を抜歯．1年半前より上顎右側臼歯部歯肉からの排膿と強い口臭に気づき，紹介歯科医院を受診した．
② どこが：上顎右側臼歯部歯肉，歯槽骨
③ 症状：歯肉の哆開を伴う腐骨形成
④ どの程度：歯肉からの排膿を認めるも疼痛はない
⑤ 治療・随伴症状：紹介歯科医院は文献検索ののち，保存的治療を選択し，抗菌薬の投与，定期的な口腔洗浄と腐骨を覆う義歯を製作するも，排膿や口臭は軽減せず，患者家族の強い希望もあり当科紹介来院．

既往歴： 陳旧性肺結核．3年前に脳梗塞を発症し，右半身の軽度の麻痺が残る．現在は高血圧の内服治療中．骨粗鬆症にて，約4年前よりアレンドロン酸ナトリウム水和物（ボナロン錠® 5mg）を1日1回内服していたが，1年半前より中止している．

常用薬： 降圧剤服用中

感染症／易感染性／出血性素因／薬剤アレルギー／輸血歴： なし

家族歴： 母親が胃癌にて死亡．

生活歴： タバコは吸わず，アルコールは少量．

現症：
視診：
全身所見：体温36.2℃．左半身軽度の麻痺を認めるも歩行可能．
口腔外所見：特記すべき所見はない．
口腔内所見（図1，2）：上顎右側歯肉（7654|部）歯槽頂に10×25mmの歯肉の哆開および腐骨の露出を認める．同部は部分床義歯にて被覆されている．歯肉は軽度の炎症を示すが，腐骨との辺縁部より帯黄白色の排膿を認める．

触診：粗造な腐骨表面が確認され，腐骨自体軽度の動揺を認め，分離が進んでいる所見であった．周囲歯肉の圧痛はほとんどないが，圧迫により帯黄白色の排膿を認める．頸部リンパ節触診では，右顎下部に直径8mmの可動性のリンパ節を2個触知した．

打診：3| ＋
連結した前歯部は動揺度1度である．

MEMO

骨粗鬆症

骨粗鬆症は，「骨強度の低下を特徴とし，骨折のリスクが増大しやすくなる骨格疾患」と定義されている．現在，国内での骨粗鬆症患者数は1,000万人以上と推定されている．その数は高齢者の急増と相まって年々増加傾向にあり，多くの患者が歯科医院を訪れることが予想される．

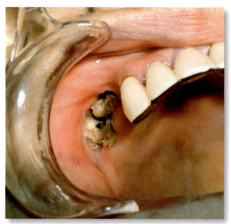
図1　初診時の口腔内所見
腐骨の露出と腐骨と歯肉の辺縁部より帯黄白色の排膿を認める．

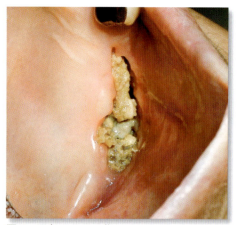
図2　同部のミラー像
粗造な腐骨が観察される．

> **MEMO　ビスフォスフォネート系薬剤**
>
> ビスフォスフォネート系薬剤は骨粗鬆症に対する有用性が認められており，現在，国内外の骨粗鬆症ガイドラインでは第一選択薬として位置づけられている．骨の中の破骨細胞に取り込まれ，破骨細胞の活性を抑制することにより骨吸収を抑えて，骨量を増加させ骨を折れにくくする．近年，ビスフォスフォネート系薬剤投与との関連性が疑われる重篤な顎骨壊死・顎骨骨髄炎が多数報告されている．これらの副作用症例の多くは，抜歯などの侵襲的歯科処置や局所感染に関連して発現しており，抜歯した場合にはその部位の付近で発現することが明らかになっている．

X線検査

パノラマX線断層写真

3̲|部の根尖部から7̲|部に至る歯槽骨は高度に吸収しているものの，骨吸収は上顎洞下壁には達していない（図3）．

CT検査

76543|部の皮質骨・歯槽骨が高度に破壊・吸収されており，本来骨である部分も軟組織に置換されている（図4）．骨破壊の程度は高度で，腫瘍性の疾患との鑑別が必要である．

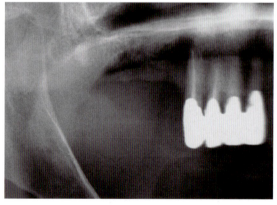
図3

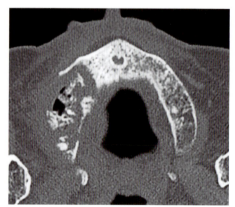
図4

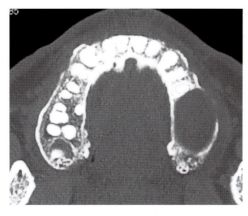

図5　歯性上顎洞炎（66歳，男性）のCT写真

ここに注意 骨吸収所見の評価：66歳男性，臨床の現場で頻繁にみられる歯性上顎炎のCT写真（図5）を比較のために提示する．歯性上顎炎では類円形の皮質骨が保存されているが，ビスフォスフォネート関連顎骨壊死では著明な骨の改造を認める．86頁の上顎癌のCT像も比較・確認されたい．

臨床検査

スクリーニング検査を行った．白血球数は5,600/μLと正常範囲内で，CRPは0.36mg/dLと軽度の上昇を認め，感染症を疑った．

診断・治療

診断に至る過程▶▶ 抜歯の既往のあと，腐骨形成を認め，以下の診断基準により，ビスフォスフォネート関連顎骨壊死と診断した．
　　①過去にビスフォスフォネート系薬剤の治療を受けている
　　②口腔顎顔面領域に8週間以上持続する骨の露出／壊死を認める
　　③過去に顎への放射線照射を受けていない

初診時臨床診断▶▶ ビスフォスフォネート関連顎骨壊死．

治　療▶▶ ポビドンヨードによる十分な洗浄や含嗽，抗菌薬投与による消炎処置を施行した．排膿が軽減したあとに，本人および家族の強い希望もあり，上顎洞・口腔瘻孔発生の可能性の説明を含むインフォームドコンセントののち，腐骨摘出術を施行した（図6～9）．その結果，主訴であった持続的排膿による不快症状や口臭はなくなった（図10）．顎義歯を製作し，良好な咬合状態を回復，QOLが向上した（図11）．

解説　ビスフォスフォネート関連顎骨壊死の予防・診断・治療

ビスフォスフォネート関連顎骨壊死に関する病因論や危険因子が正確に解明されていないので，その予防法や治療法はいまだに確立されておらず，治療に難渋する機会が少なくない．

予　防：口腔内細菌がビスフォスフォネート関連顎骨壊死の発症に密接に関与することが示唆されているので，口腔清掃による歯に付着する口腔内細菌の除去と，抗菌薬投与による口腔内細菌感染の予防などの処置を抜歯前に徹底して行うべきである．術前のビスフォスフォネート系薬剤の休薬期間については，骨のリモデリングに要する時間は骨吸収に2～3週間，骨形成に8～10週間とさ

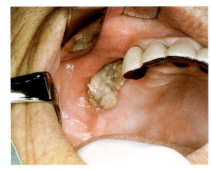

図6　術前の口腔内所見
初診時より腐骨の範囲が広がっている．

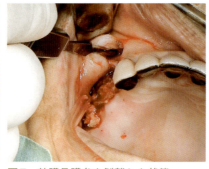

図7　粘膜骨膜弁を剝離した状態
上顎洞への穿孔を避けるために，腐骨の上端をていねいに確認したあと，可及的に一塊として腐骨を摘出する．

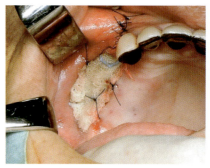

図8　腐骨摘出後
創傷被覆保護材（ベスキチン®）を露出した骨面に敷き，テトラサイクリン軟膏ガーゼを挿入し，軽くタイオーバーを行い，手術を終了した．上顎洞に穿孔は生じなかった．

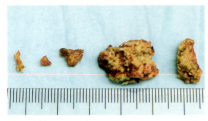

図9　摘出した腐骨

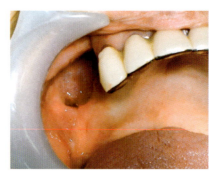

図10　術後2週
ガーゼ除去時の所見（写真右はミラー像）．ほぼ上皮化して治癒している．上顎骨の欠損は認めるが，ほぼ上皮化が完了し，主訴であった持続的排膿による不快症状や口臭はなくなった．顎義歯を製作し，良好な咬合状態を回復，QOLが向上した．

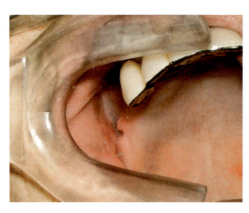

図11　術後2カ月時の所見
完全に上皮化して治癒している．口臭も消失し，義歯装着可能となった．

れ，ビスフォスフォネート系薬剤の投与を中止後，ビスフォスフォネート系薬剤を全く含まない新しい骨が形成されるまでに約3カ月と考えられる．理論的には約3カ月間ビスフォスフォネート系薬剤を休薬すれば薬剤の存在しない状態で抜歯を行えることになり，ビスフォスフォネート関連顎骨壊死は発症しないと想定される．

　診　断：アメリカ口腔・顎顔面外科医学会は，ビスフォスフォネート関連顎骨壊死の臨床的定義[1]として，

①現在あるいは過去にビスフォスフォネート系薬剤の治療を受けている
②口腔顎顔面領域に8週間以上持続する骨の露出／壊死を認める

③過去に顎への放射線照射を受けていない

という3つの条件が満たされるべきであると提唱している．

治　療：本症例の紹介歯科医師が行ったように，露出骨や壊死組織の除去や粘膜弁による骨露出部の被覆などの積極的な外科的治療は避け，局所洗浄と骨露出部の保護シーネの装着，さらには周囲軟組織の二次感染予防と疼痛緩和を目的とした抗菌薬投与などの保存的治療を主体に実施するとされてきた．しかし，保存的治療が奏功せず，骨露出部の拡大や排膿・疼痛などの病状が緩和されない顎骨壊死症例において，CTなどの画像所見により外科的切除範囲を決定しうる場合には，壊死骨を完全に摘出する外科療法が有用である[2]．患者のQOL向上の視点から，本症例のように腐骨が分離していれば外科的に除去する必要がある．

詳しくは日本口腔外科学会重篤副作用疾患別対応マニュアル『ビスホスホネート系薬剤による顎骨壊死』（2009年5月）[3]を参考にされたい．

経口投与によるビスフォスフォネート関連顎骨壊死

ビスフォスフォネート関連顎骨壊死は，これまで注射剤によるリスクが注目されてきたが，経口剤によるリスクも従来想定されていたよりも高いことが報告された．ビスフォスフォネート関連顎骨壊死の問題で，経口投与におけるビスフォスフォネート関連顎骨壊死の発生頻度は，従来は0.01〜0.34％とみられていたが，報告にもよるが，発生率は0.1〜4％に上ることが報告されている．最近では，経口剤によるリスクは，従来想定されていた発症率よりも高く，注射剤と同等であると結論された．抜歯などの特定の観血的治療を受けた患者では，たとえ短期的であってもビスフォスフォネート系薬剤を経口投与されるとビスフォスフォネート関連顎骨壊死を誘発する恐れがあることが示唆されている．

図12に示す症例（71歳，女性）は，ビスフォスフォネート系薬剤（アクトネル®2.5mg）を4カ月間服用した患者で，部分床義歯を新製したところ，義歯による褥瘡性潰瘍から骨壊死が生じた．この症例のように，①経口内服薬，②短期間の投与，③外科処置ではなく補綴処置で生じたことが重要である．このように，ビスフォスフォネート系薬剤服用患者の抜歯など外科治療のみならず，歯科処置は十分な注意と配慮が必要である[4]．

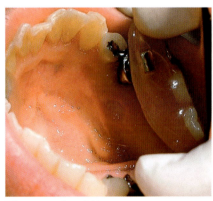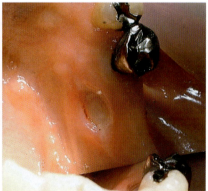

図12　71歳，女性
ビスフォスフォネート系薬剤（アクトネル®2.5mg）を4カ月間服用し，部分床義歯を新製したところ，下顎歯肉舌側に義歯と一致する骨露出を認めた（写真右は骨露出部の拡大ミラー像）．

参考文献

1) Advisory Task Force on Bisphosphonate-Related Osteonecrosis of the Jaws：American Association of Oral and Maxillofacial Surgeons Position Paper on Bisphosphonate-Related Osteonecrosis of the Jaws. J Oral Maxillofac Surg, 65：369-375, 2007.
2) 針谷靖史ほか：ビスフォスフォネート療法に関連して発症した上顎骨壊死に対して外科療法を適用した1例．日本口腔外科学会雑誌，54：15-19, 2008.
3) 日本口腔外科学会：重篤副作用疾患別対応マニュアル—ビスホスホネート系薬剤による顎骨壊死．2009.
4) Takagi Y, Sumi Y, Harada A：Osteonecrosis associated with short-term oral administration of bisphosphonate. J Prosthet Dent, 101：289-292, 2009.

鑑別診断 口腔癌*，放射線性骨髄炎，ウイルス性口内炎，細菌性骨髄炎など

ビスフォスフォネート系薬剤による口腔症状

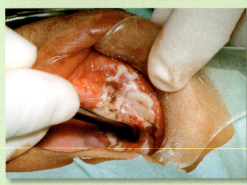
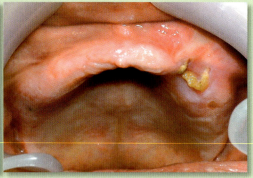

症例1
74歳，女性．2006年初診のビスフォスフォネート系薬剤内服中に抜歯を近歯科医院で行った症例．当科受診までビスフォスフォネート関連顎骨壊死と診断できずに，ビスフォスフォネート系薬剤を継続していた．激しい炎症と感染が認められる．右：消炎後の所見．腐骨形成を認めた．

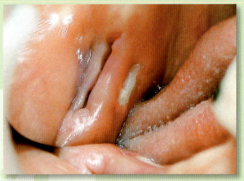
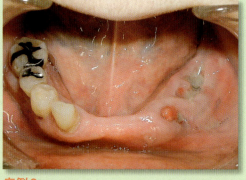

症例2
74歳，女性．ビスフォスフォネート系薬剤（ボナロン®2.5mg）を服用中に近歯科医にて7を抜歯したところ，下顎歯肉舌側に骨露出を認めた．

症例3
82歳，女性．ビスフォスフォネート系薬剤（フォサマック®錠35mg，1回／週）を服用中に近歯科医にて56を抜歯したところ，骨髄炎を併発し排膿を認めた．

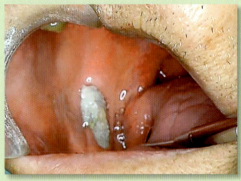
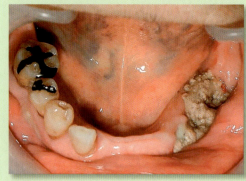

症例4
83歳，男性．骨粗鬆症．近歯科医院での抜歯後，ビスフォスフォネート関連顎骨壊死の症例．

症例5
84歳，女性．骨粗鬆症．近歯科医院での抜歯後，ビスフォスフォネート関連顎骨壊死の症例．

国立長寿医療研究センター　歯科口腔先進医療開発センター　歯科口腔先端診療開発部にてビスフォスフォネート系薬剤の服用既往のある患者に抜歯をする際の説明・承諾書を記載するので参考にされたい．

ビスフォスフォネート系薬剤に関する説明と同意書

国立長寿医療研究センター　歯科口腔先進医療開発センター　歯科口腔先端診療開発部

ビスフォスフォネート系薬剤を服用されている患者さまへ
　あなたはビスフォスフォネートと呼ばれる種類のお薬を服用されています．そのため，その副作用として顎骨壊死や骨髄炎を発症する可能性があります．

○顎骨壊死とはどんなものですか？
　骨の中では細胞が絶えず骨を作り替えています．骨壊死とは血液の流れが減少し，その細胞の働きが弱くなったり，骨に細菌が感染（骨髄炎）して，骨の中の細胞が死んでしまうことです（骨の硬化）．骨壊死が起こることで，骨が腐ることもあります（腐骨）．

○顎骨壊死はどのようなときに起きるのですか？
　ビスフォスフォネート系薬剤の副作用は，歯科治療によってその危険性が増大します．抜歯，歯周外科手術およびインプラント手術など顎の骨の外科処置が危険です．ただし，この病気を発症する確率は大きくはありません．　海外の調査では，抜歯を行なった場合，骨粗鬆症でこの薬を内服している患者さんでは1,000人中1〜3人の方に，悪性腫瘍でこの薬の注射を受けている患者さんでは100人中7〜9人の方に顎骨壊死が生じたと報告されています．また，現在服用されていなくても，過去に服用されたことがある場合，顎骨壊死を起こす可能性があります．

○ビスフォスフォネート系薬剤の使用をやめるべきですか？
　ビスフォスフォネート系薬剤は，強力に骨の破壊を抑える働きがあり，腫瘍の骨転移といった致命的な病気や骨がボソボソになる骨粗鬆症など，広く用いられています．この薬は，骨を壊す病気に関連した骨折の危険性を減らすという利点はあります．ビスフォスフォネート系薬剤を処方された主治医とご相談ください．

○歯科治療に伴う危険性にはどんなものがありますか？
　抜歯のほか，顎の骨を取り扱う外科処置（歯周病の治療を含みます）において比較的危険性が高くなることが解っています．お口のなかを清潔に保つことが，お口の病気を予防する最良の方法です．
　お口の中に痛みや重篤な炎症状態など，急を要する病気がある場合，病気を放置することの危険性と，歯科治療により顎骨壊死が起こる危険性，の両方を十分理解した上で，歯科治療を受けるかどうか，決めて頂かなければなりません．

○顎骨壊死の徴候と症状はどのようなものですか？
　・顎の痛み・顎のしびれ感，重い感じ，その他の異常感覚
　・顎の腫脹（腫れ）・歯がグラグラする
　・膿（うみ）が出る・歯肉から骨が顔を出している（黄色みをおびて，硬い）

○顎骨壊死の治療はどのようなものですか？
　ビスフォスフォネート系薬剤による顎骨壊死は，通常の顎骨壊死と異なるため，治療が難しいとされます．治療に時間がかかり，回復の時期は明言できません．長期に渡り根気よく通院していただき，場合によっては，入院，手術が必要となることもあります．

　抜歯等を含めた歯科処置を希望される場合，担当歯科医師の説明を聞き，以上を充分に理解した上で，抜歯等を含めた歯科処置を希望される場合は，以下に署名をお願いします．

　　　　　　年　　　月　　　日

顎関節脱臼 *luxation of the temporomandibular joint*

★★　　　　　　　　　　　　　　　　　　　　　　　　　角　保徳

部位分類	顎骨
症状分類	疼痛を訴える疾患，機能異常を示す疾患，形態異常を示す疾患，X線にて異常を示す疾患

診査　85歳，女性　主訴：口が閉じられない，顎がうまく動かない，義歯作製希望

現病歴：
- ①いつから：3日前より
- ②どこが：口が閉じられない，顎がうまく動かない
- ③症状：開口，顎運動不全，顔面変形
- ④どの程度：食事ができない
- ⑤治療・随伴症状：義歯がないので上記症状になったと家族が考え，義歯作製希望にて来院

既往歴：骨粗鬆症にて，整形外科通院の既往あり．アルツハイマー型認知症にて，神経内科通院中．
常用薬：アリセプト®（塩酸ドネペジル）6mg 2×1
感染症／易感染性／出血性素因／薬剤アレルギー／輸血歴：なし

家族歴：特記事項なし

現　症：

視診：
　全身所見：体温36.1℃．多少倦怠感はあるが，食欲少なく，歩行不能なため車いすにて来院．
　Barthel index：45点（100点満点中）
　口腔外所見（図1）：オトガイが突出している．開口，閉口障害を認める．
　口腔内所見（図2）：下顎顎堤が上顎に比較して前方位をとっている．

触診：顎関節脱臼を疑い，顎関節頭を触診したところ，両側とも関節窩前方に関節頭と思われる骨様硬の類球形の突起を触知した．

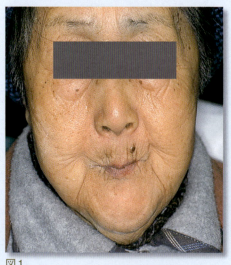
図1

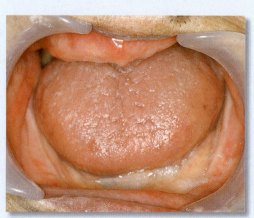
図2

問診のポイント　高齢者の診察：高齢者の場合，本人が症状を適切に表現できないことが多く，情報が正確に伝わりにくい．また，家族も歯科，口腔の知識が十分ではないことが多いので，本症例のように顎関節脱臼による開口を義歯不適合によるものと訴えるようなことがあるので注意が必要である．

> **MEMO** **アルツハイマー型認知症の基本的な症状**
> アルツハイマー型認知症の基本的な症状としては，記銘・記憶障害，日時，場所に関する見当識障害，計算力の障害，理解力，判断力の障害などである．高齢社会を迎え，認知症の患者が増加することが予想される．

> **MEMO** **Barthel index**
> ADLを評価する指標の一つで，ADLの評価に関して国際的に使用されている．

X線検査

パノラマX線断層写真（図3）

両側の顎関節頭（↑）が関節結節（▲）の前方に存在する．

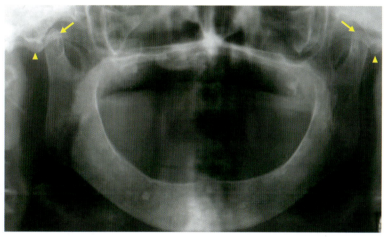

図3

ここに注意 **高齢者の顎関節脱臼**：高齢者では，筋力の衰え，関節結節の平坦化などにより，顎関節脱臼を起こしやすいので注意が必要．

臨床検査

行わず．

診断・治療

診断に至る過程▶▶ 下顎前突様顔貌の臨床所見とX線にて容易に診断が可能であった．

初診時臨床診断▶▶ 両側性顎関節脱臼．

治　療▶▶ 整復時の疼痛や，まれに骨折などの合併症があることを，家族に十分な説明ののちに，関節整復術を施行した．整復時，高齢者では骨が細くなっていたり，脆弱になっているので，無用な力を加えると骨折などを生じる可能性があるので注意を要する．

鑑別診断　下顎前突症

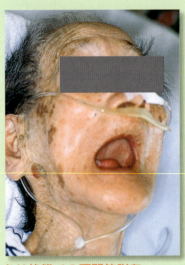

寝たきり状態での顎関節脱臼
78歳，女性．誤嚥性肺炎になりやすいので口腔ケアを行う必要がある．

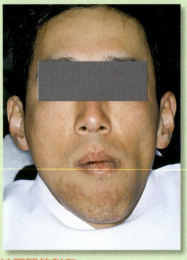

片側性顎関節脱臼
28歳，男性．下顎前突およびオトガイの偏位を認める．

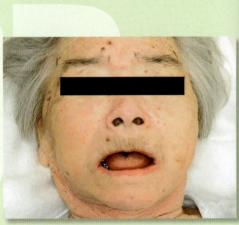

両側性顎関節脱臼
97歳，女性．

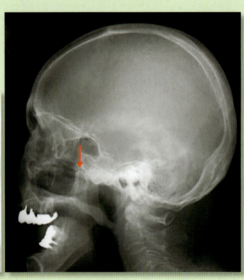

顎関節症 *temporomandibular arthrosis*

★★★　　　　　　　　　　　　　　　　　　　　中村康典

部位分類	顔面，顎骨
症状分類	疼痛を訴える疾患，機能異常を示す疾患，X線にて異常を示す疾患

診査　23歳，女性　主訴：左の耳の前が口を開けたときに痛い

現病歴：
① いつから：4カ月前
② どこが：左顎関節部
③ 症状：開閉口時疼痛
④ どの程度：疼痛が増大し摂食時にも出現，痛みのため口が開けにくい
⑤ 治療・随伴症状：4カ月ほど前に左の顎関節部に開閉口時にコキッと音が生じるのを自覚する．その後も雑音が続いたが，1カ月ほど前よりときどき開閉口時に痛みも生じてきた．1週間ほど前から左顎関節部の音はなくなったが，開閉口時の疼痛が摂食時にも出現し，また口も開けにくくなったため近歯科医を受診．加療を勧められ来院．

既往歴：
薬剤アレルギー：ペニシリンで薬疹の経験あり
感染症・易感染性／出血性素因／輸血歴／常用薬：なし

家族歴：特記事項はなし

現症：
視診：
全身所見：体温36.6℃．体格は普通．栄養状態も良好で元気．
口腔外所見（図1）：正面顔貌は左右対称．左顎関節部の開口時痛あり．自発痛はなし．開口障害を認め，開口量は20mm．左顎関節の動きが不良．開口時，下顎は左側に偏位．関節雑音なし．両側顎関節部および咬筋部に圧痛あり．
口腔内所見（図2）：咬合は正常被蓋．下顎の正中が上顎の正中に対し3mm左に偏位．左側内側翼突筋に圧痛あり．8⏋にう蝕を認める．自発痛はない．5⏋，7⏋6が欠損．5⏋はブリッジにより欠損補綴処置．中心位から咬頭嵌合位に至る際，⏉67/78で咬合干渉を認める．前方滑走時，⏉7/8で干渉を認める．

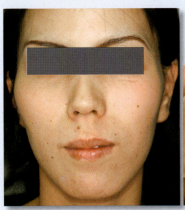
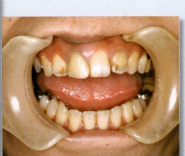

図1　正面顔貌と最大開口時

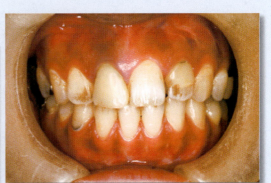

図2　咬合時

ここに注意 薬剤でアレルギーがあった場合，薬剤の種類，症状を確認し，同種の薬剤は使用しない．ペニシリン薬で過敏反応の既往がある患者では，セフェム薬もペニシリン薬との交叉反応があるので，その使用には慎重に対応する．

問診のポイント 顎関節症患者の訴える症状は多様で，複数の症状を並列的に訴えることが多い．それらのうち最も苦痛に感じている症状が何かを聞き出し明らかにすることが大切である．その結果がその後の診査，治療法の選択に役立つ．

X線検査

パノラマX線断層写真（図3）

関節頭の明らかな変形は認めない．$\overline{76}$，$\overline{5|}$の欠損，$\overline{7|}$の近心傾斜を認める．$\overline{|8}$根尖性歯周炎を認める．$\overline{|\frac{7}{8}}$部で咬合干渉が疑われる．

顎関節断層X線写真（図4）

閉口位における下顎窩に対する下顎頭は，左側がやや後方位に位置している．最大開口位において両側下顎頭は関節結節後方に位置し，下顎頭の前方移動は不良．関節円板の前方偏位は認めない．

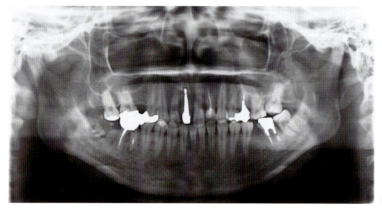

図3

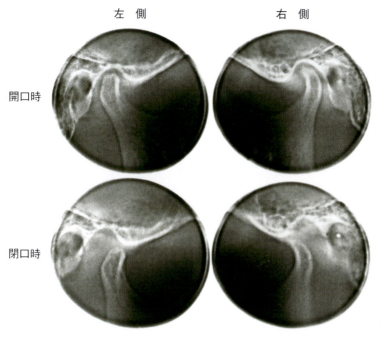

図4

診断・治療

診断に至る過程▶▶ X線所見では関節円板の完全な前方偏位は認めないが，下顎頭の前方移動は不良で，開閉口時のクリック音の既往に引き続き，開口障害（クローズドロック症状）が出現しており，顎関節症Ⅲb型を最も疑う．本例は左側臼歯部の咬合干渉を認め，それによる顎位の偏位と筋肉への過度の負荷が考えられ，Dawsonの顎関節内部障害診断では第4段階，関節円板の後方肥厚部の外側部が肥厚し，顆頭の外側極の前面でロックした状態の外側極のクローズドロックが考えられる．

初診時臨床診断▶▶ 左側顎関節症Ⅲb型（外側極のクローズドロック）．

ここが大切 Dawsonによる関節円板障害の過程では，ほとんどが顆頭の外側極から始まるとされ，以下の6段階で進展し円板の完全偏位に至る．
- 第1段階（初期の外側極障害）：円板外側部での軽度の前方障害
- 第2段階（進行した外側極障害）：円板の後方肥厚部の平坦化
- 第3段階（外側極の円板偏位）：顆頭外側極の前面への円板偏位（復位性）
- 第4段階（外側極のクローズドロック）：後方肥厚部の外側部が肥厚し，顆頭の外側極の前面でロックする（非復位性）
- 第5段階（外側極の円板偏位，非復位性）：後方肥厚部の外側部が前方肥厚部に押し付けられ，顆頭の外側極に対応する中央耐圧部の形状を損なう
- 第6段階（円板の完全前方偏位）：円板は完全に顆頭の前方に偏位する

治　療▶▶ 関節疼痛が軽度な本例では，マニピュレーション（徒手的関節受動術）にてクローズドロックの解除，前方位での開口訓練の指導を行い，クローズドロックの緩快を確認後，スタビライゼーション型スプリントを用い下顎頭を機能的に安定している中心位に安定させ，顎関節部および筋を安静に保った．最終的に補綴によるフルマウスリハビリテーションが必要である．

その他特記事項▶▶ 顎関節や咀嚼筋などの疼痛，関節雑音，開口障害ないし顎運動異常を主要症候とし，類似の症候を呈する疾患を除外したもので，主要症候の少なくとも1つ以上は有することと定義され，Ⅰ～Ⅴ型の5つの症型分類がされる．

顎関節症の症型分類（日本顎関節症学会，2001改訂）
1. 顎関節症Ⅰ型：咀嚼筋障害 masticatory muscle disorders
   咀嚼筋障害を主徴候としたもの
2. 顎関節症Ⅱ型：関節包・靱帯障害 capsule-ligament disorders
   円板後部組織・関節包・靱帯の慢性外傷性病変を主徴候としたもの
3. 顎関節症Ⅲ型：関節円板障害 disc disorders
   関節円板の異常を主徴候としたもの
   a：復位を伴うもの
   b：復位を伴わないもの
4. 顎関節症Ⅳ型：変形性関節症 degenerative joint diseases, osteoarthritis
   退行性病変を主徴候としたもの
5. 顎関節症Ⅴ型：Ⅰ～Ⅳ型に該当しないもの

鑑別診断　顎関節脱臼，関節突起骨折＊，顎関節強直症，リウマチ性顎関節炎＊，腫瘍および腫瘍類似疾患＊

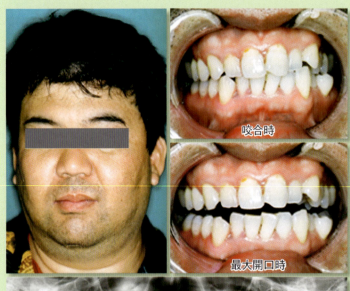

顎関節リウマチおよび関連疾患（乾癬性関節炎）

32歳，男性．皮膚乾癬症患者の約7％に生じる多発性びらん性関節炎である．リウマトイド因子は陰性で，皮膚症状が先行する．関節炎は非対称性で，非特異性慢性滑膜炎を呈し骨破壊が強い．本例は顎関節強直症に至った症例で，最大開口量は5mm，X線所見では左顎関節において関節窩，下顎頭の著しい骨変形と関節部の癒着を認める．

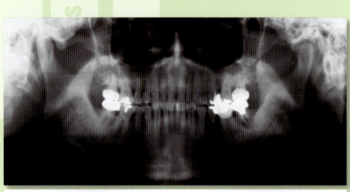

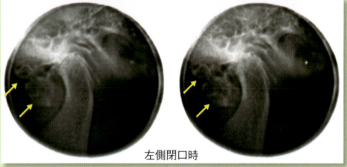

腫瘍および腫瘍類似疾患（滑膜性骨軟骨症）

54歳，男性．顎関節では比較的まれで，顎関節症と類似の症状を示す．顎関節部の疼痛および運動障害，耳前部の腫脹，クレピタスなどを呈す．X線所見で異常な石灰化陰影が認められるのは6割しかなく，発見されにくい．本例では，X線所見で左顎関節前方部に類円形の石灰化陰影を3個ほど認め，下顎頭が吸収している．

顎顔面の外傷 *maxillofacial trauma*

★★

角　保徳

| 部位分類 | 口腔粘膜，顔面，顎骨 |
| 症状分類 | 疼痛を訴える疾患，腫脹を呈する疾患，X線にて異常を示す疾患 |

診査　28歳，女性　主訴：顎顔面に外傷を受けた

現病歴：
① いつから：3時間前，高速道路運転中に交通事故を起こした
② どこが：顎顔面
③ 症状：外傷による出血，腫脹，発赤，顔面変形を認める
④ どの程度：中等度
⑤ 治療・随伴症状：脳外科受診にて，CT上明確な脳障害はなく，外科対診にて内臓の障害がないこと，整形外科受診にて体幹，手足の打撲はあるが骨折は認めないとの所見で，歯科口腔外科が担当することとなった．

既往歴： 特記すべき事項なし
感染症／易感染性／出血性素因／薬剤アレルギー／輸血歴／常用薬：なし

家族歴： 特記事項なし

現症：
視診：
全身所見：体温37.7℃．軽度の意識の混濁を認めるも，応答可能．呼吸状態は良好．
口腔外所見（図1）：眼窩から下顎にかけて，びまん性の腫脹を認める．左下顎部皮下出血を認める．口唇裂創，口腔出血，鼻出血を認める．右眼腫脹にて閉眼，皮下出血あり．
口腔内所見（図2）：1|不完全脱臼，|1 脱臼，口腔内に創を認める．不正咬合，開口障害を認める．
触診：眼窩から上顎洞前壁にかけて，広範囲の圧痛を認める．左下顎部圧痛を認め，骨片の移動にて軋轢音（骨折片がすれ合うときなどにみられるキシキシという音）を認める．左オトガイ神経麻痺を認める．
打診：明確な骨折をX線検査にて認めたため，（診断価値が相対的に低いので）施行せず．

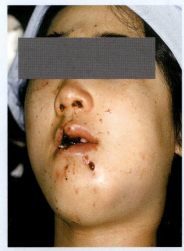

図1　口腔外所見

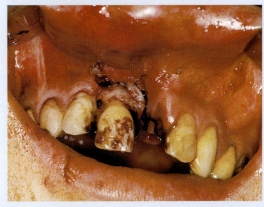

図2　口腔内所見

> **ここに注意** 顎顔面外傷患者の評価の優先順位：顔面外傷の場合，局所のみにとらわれず，生命に危険を及ぼす頭蓋内損傷や内臓を含む身体他部の合併損傷の有無を診査する．必ず問診時に意識消失の有無を確認する．顔面多発骨折では脳出血，頭蓋底骨折を合併することがあり，意識障害，髄液鼻漏，耳漏，耳出血，眼窩周囲の皮下出血の有無が指標となる．頭蓋内損傷がないことを併せて評価する必要があるので，必ず最初に脳外科を受診させ，その後，全身的評価を外科や整形外科などに精査を依頼する．

> **ここが大切** 骨折部位の推定：骨折線上に皮膚上からの鋭い圧痛や皮下出血を伴うことがあるので，骨折部位の推定に役立つ．触診により局所の腫脹，血腫，圧痛の有無，骨折の有無，皮下気腫，知覚異常などを知ることができる．骨折部位の確認の触診の方法として，顔面左右対称に両手指にて骨を圧迫し，段差，痛みや軋轢音の有無で骨折を確認する．骨折部位では，骨折部に圧痛を生じるとともに，激しい痛みを示すことが多い．また，口腔内には骨折線上に粘膜損傷を伴うことが多く，咬合痛や咬合異常を訴える．

X線検査

骨折部位の診断には単純X線写真とCTの撮影を行う．頭蓋底骨折や骨骨折などの隣接骨折も診断できる．

パノラマX線断層写真（図3）

1| 不完全脱臼，|1 脱臼，|1235 脱臼，左下顎骨骨折を認める．|4 は反対側や上顎の歯列から類推すると以前の矯正歯科治療で抜歯されていたと考えられる．

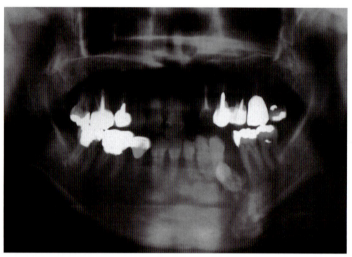

図3

CT検査（図4）

上顎を硬口蓋上端部で撮影した画像（図4a）では，骨周囲に気腫（↑），上顎洞に血腫（▲）を認め，ほぼ正中での口蓋骨，上顎骨骨折，上顎洞側壁および後壁骨折を認める．上顎を根尖部（上顎洞底部）で撮影した画像（図4b）では，骨周囲に気腫（↑），上顎洞に血腫（▲）を認め，ほぼ正中での歯槽骨骨折が確認される．下顎骨下縁上部で撮影した画像（図4c）では，左下顎骨骨折を認める．

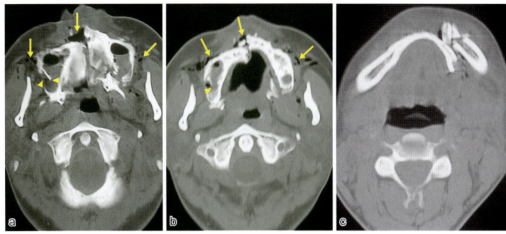

図4　a：上顎・硬口蓋上端部，b：上顎・根尖部（上顎洞底部），c：下顎骨下縁部．

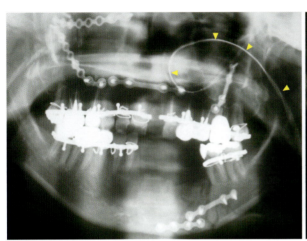
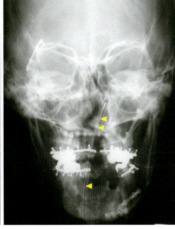

図5　術後のパノラマＸ線断層写真（左）と頭部後前方向Ｘ線写真（右）
顎間固定，チタンプレートによる固定を行った．鼻管（▲）が入っていることに注意．

臨床検査

全身麻酔に必要な血液検査，心電図，胸部Ｘ線などを行った．特に異常所見はなし．

診断・治療

診断に至る過程▶▶　CT，パノラマＸ線断層写真などの画像診断にて骨折部位を正確に把握したうえで，治療に入る．

ここに注意　チームアプローチ：多発性外傷は救急医療において日常的に遭遇する疾患の一つであるが，外科，脳外科，整形外科，耳鼻咽喉科，形成外科と連携し，チームアプローチ医療を必要とすることが多い．初期治療における迅速な診察と治療への移行が患者の予後を決める．顎顔面骨折の頻度としては，鼻骨骨折が最も多いが，歯科口腔外科では歯槽骨，上顎骨，下顎骨，頬骨の治療を担当する機会が多い．本症例のように，単発性ではなく多発骨折が多いので，他の骨折も見落とさないようにしたい．

初診時臨床診断▶▶　顔面多発骨折．

治　療▶▶　顎顔面の損傷では，歯の脱臼，骨折の有無のみならず，創の範囲や状態を確認し，神経，唾液腺，

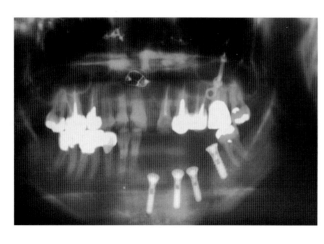

図6 術後1年経過時のパノラマX線断層写真
咬合の回復のためにインプラントを埋入させている．

唾液腺管，主要動静脈などの重要臓器の損傷がないかを確認する．入院，全麻下にて，骨折整復術を施行した（図5，6）．

鑑別診断

外傷は既往歴より診断が可能なので，鑑別すべき疾患は少ない．

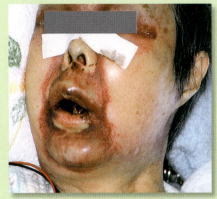

ベッドからの転落による顔面多発骨折
82歳，女性．高齢社会を迎え，医療の現場でも転倒や転落による事故が多発している．顎顔面骨折もまれではないので注意が必要である．

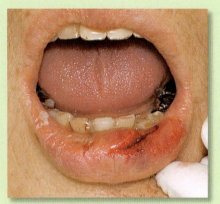

転倒による口唇裂傷
71歳，女性．

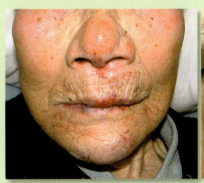
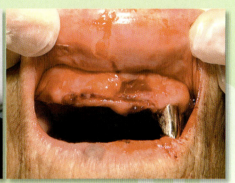

転倒外傷による顔面腫脹および口腔内裂創
94歳，女性．

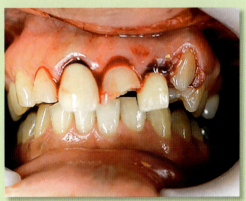

転倒による歯牙破折および脱臼
36歳，女性．

顔面神経麻痺 *facial nerve neuralgia*

★★

角　保徳

部位分類	顔面
症状分類	機能異常を示す疾患，形態異常を示す疾患

診査　59歳，女性　主訴：目が閉じられない，唇が動かない

現病歴：
① いつから：1日前
② どこが：左顔面皮膚
③ 症状：左眼閉鎖不全，口角下垂，口笛不能，鼻唇溝消失，眉毛の位置異常，前額部のしわの消失
④ どの程度：発症時より症状の変化はない．疼痛はない
⑤ 治療・随伴症状：突然の症状にびっくりして，自ら来院

既往歴： 17年前，子宮筋腫にて摘出術の既往あり
常用薬： 各種サプリメント
感染症・易感染性／出血性素因／薬剤アレルギー・輸血歴： なし
家族歴： 特記事項なし
現　症：
　視診：
　　全身所見：体温35.9℃．歩行可能．ADLは良好．顔面麻痺以外は全く正常な状態．

口腔外所見（図1）： 左眼閉鎖不全（Bell麻痺），口角下垂，口笛不能，鼻唇溝消失，眉毛の位置異常（左右差に注意），前額部のしわの消失などを認める．
口腔内所見： 舌の運動麻痺はなし
触診： 麻痺部皮膚に脱力感を認める．

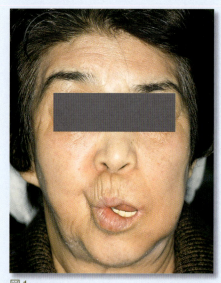

図1

X線検査・臨床検査

施行せず．

診断・治療

診断に至る過程▶▶ 特徴的な症状から臨床診断は容易である．しかし，中枢性顔面神経麻痺と末梢性顔面神経麻痺との鑑別は重要である．脳の疾患，あるいは顔面神経核よりも中枢側に障害が起こったときに現れるケースを中枢性顔面神経麻痺とよぶ．その鑑別として，前額部の筋は両側の大脳皮質に支配

されているため，中枢性顔面神経麻痺では前額筋麻痺が起こらず，前額にしわを寄せることができる．中枢性麻痺の治療ではその原因疾患の治療を脳外科，神経内科などに依頼する．一方，末梢性顔面神経麻痺では，その障害位置に対応して表情筋の麻痺のほかに，味覚障害，唾液分泌障害，聴覚障害などが生じる．本症例では，片側の前額部に麻痺を認めたため，末梢性顔面神経麻痺と診断した．

初診時臨床診断▶▶ 末梢性顔面神経麻痺．

治　療▶▶ 顔面神経麻痺の原因が明らかな場合は，その疾患の治療を行う．原因不明の麻痺の場合は，神経の浮腫による側頭骨内での圧迫を解除することを目的としてステロイド薬を投与することが，アメリカ神経学会の治療ガイドラインにより勧められている．急性期には蒸しタオルなどで1日2回温めて血液循環を改善する．顔面筋の萎縮を防止するのが目的で，筋肉の収縮方向に沿って手を使ったマッサージを5～15分程度・1日2回行うとよい．

鑑別診断　Ramsay Hunt症候群

Ramsay Hunt症候群：水痘・帯状疱疹ウイルスの感染による顔面神経麻痺のことであり，顔面神経の麻痺に加えて外耳道（耳の穴）後壁，鼓膜の後半分，耳介後部の皮膚などに帯状疱疹の水疱を認める．Ramsay Hunt症候群は一般の顔面神経麻痺に比べて顔面神経の麻痺が後遺症となって残りやすいので，水痘・帯状疱疹ウイルスに対する特効薬であるゾビラックス®をなるべく早期に使用することが大切である（197頁参照）．

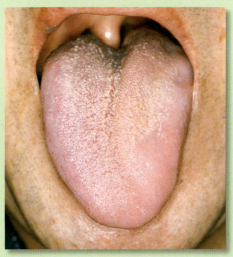

右舌下神経麻痺
58歳，男性．舌下神経麻痺では，舌の運動障害を生じ，その原因として中枢損傷，末梢では外傷，手術損傷などがある．

帯状疱疹 herpes zoster

★★ 角　保徳

部位分類　顔面，口唇，歯・歯肉，口腔粘膜
症状分類　疼痛を訴える疾患

診査　42歳，男性　主訴：左顔面と口腔内の激しい痛みと発熱

現病歴：
①いつから：
　1週間前，左上顎から頬の皮膚および口蓋粘膜の違和感を覚えた．
　5日前より，左上顎歯痛を認め，頭痛および左頬部皮膚に疼痛を自覚．
　4日前より同部に紅斑が出現．
　2日前より水疱形成．
②どこが：左上顎皮膚および左口蓋粘膜
③症状：疼痛および水疱を伴う発疹
④どの程度：疼痛および発疹は増大している
⑤治療・随伴症状：疼痛および発疹が増大傾向を示し，食事が思うように摂れないので，自ら来院．

既往歴：5歳時，水痘（水疱瘡）の既往がある
感染症／易感染性／出血性素因／薬剤アレルギー／輸血歴／常用薬：なし

家族歴：特記事項なし
現　症：
視診：
　全身所見：体温37.9℃．倦怠感があり，口腔内の疼痛のために摂食状態は不良．歩行可能．ADLは良好．
　口腔外所見（図1）：左頬から口唇にかけて激しい疼痛を訴え，水疱形成を伴う発疹を認める．一部自壊し潰瘍形成している．発疹の部位は，三叉神経第2枝の分布と一致している．
　口腔内所見（図2）：左口蓋，左上歯肉に水疱を伴う潰瘍形成を認める．軽度の自発痛がある．
触診：病変部粘膜面に強い接触痛がある．
打診：行わず

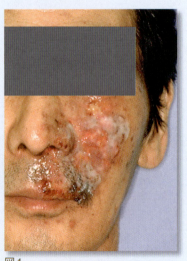
図1

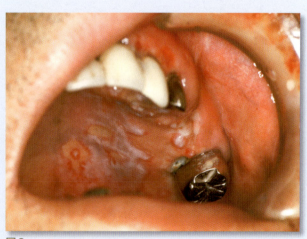
図2

見落としやすい **帯状疱疹の初期症状**：帯状疱疹では歯痛が初期症状であることもあるので，注意が必要である．

 特記すべき既往はないが，最近，残業が続いて疲労していたとのこと．感染症は疲労など体力が落ちたときに罹りやすい．

X線検査

特記すべき事項なし．

臨床検査

炎症系の血液検査を行う（白血球：9,800/μL，CRP：5.88 mg/dL）．
TP（total protein：総タンパク量）の若干の低下を認めた．

ここに注意 **帯状疱疹による全身状態の低下**：疼痛による摂食障害により，TPの低下をきたしたと考えられる．治療には，栄養管理が必要となることが多い．

診断・治療

診断に至る過程▶▶ 神経支配領域に一致した疼痛と水疱形成などの臨床所見で診断が可能なことが多い．必要に応じて，塗抹による上皮基底部採取にてPCR法による水痘・帯状疱疹ウイルス-DNA定量，また，血液検査で水痘・帯状疱疹ウイルスに対する抗体価が上がっていることで判定する．

初診時臨床診断▶▶ 帯状疱疹．

治　療▶▶ 入院下，安静を指示し，抗ウイルス薬（アシクロビル：抗ウイルス薬の一般名．商品名はゾビラックス®で，錠剤，注射薬，眼軟膏などの剤形がある）の点滴注射を行った．同時に，消炎鎮痛薬（ロキソニン®）を経口投与し，疼痛の緩和をはかった．食事は軟食とし，食べられるものを摂るように，積極的に栄養補給を指示した．また局所には，皮膚にはゾビラックス軟膏®を塗布し，口腔内はイソジン®にて含嗽し，清潔に保ったところ，約2週間で治癒した．

ここに注意 **Ramsay Hunt症候群**：顔面神経領域の帯状疱疹で，水疱が耳介や外耳道などに認められ，片側の顔面神経麻痺，味覚障害がみられるため，口腔外科に受診することがある（195頁参照）．

その他特記事項▶▶ 帯状疱疹（herpes zoster）は，ヒトの神経に潜伏していた水痘・帯状疱疹ウイルス（Variccela-zoster virus）の再活性化によって起こる疾患である．一般的には，胸や腹部などの皮膚に神経分布に沿って帯状に水疱ができるが，本症例のように口腔内や顔面に発症することもある．神経痛様の強い痛みを伴う帯状の疱疹ができることが特徴で，神経の分布に沿って片側だけにできることが多い．皮膚では，水疱が破れるとかさぶたになるが，口腔内では潰瘍形成を伴う．水痘・帯状疱疹ウイルスは水痘（水疱瘡）を発症させるウイルスでもある．

鑑別診断　三叉神経痛，他のウイルス性口内炎，カンジダ性口内炎

三叉神経痛：帯状疱疹は神経の走行に沿って疼痛や水疱形成がみられるため，三叉神経痛との鑑別が必要．皮疹がすでに出現している場合の診断は容易であるが，皮疹の出現前の初期段階で神経痛，知覚異常などの症状のみが認められる場合，三叉神経痛との鑑別が難しいことがある（112頁参照）．

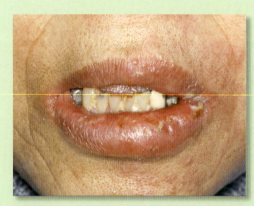

ヘルペス性口唇炎
63歳，女性．左側口唇に限局したびらんと水疱を認める．左側オトガイ部皮膚にも軽度の皮疹が認められる．本疾患は単純ヘルペスウイルスの感染による疾患で，臨床の現場でしばしば遭遇する．赤唇，口角から皮膚に小水疱が限局的に発生し，その周囲には炎症性紅斑が伴い疼痛を訴える．水疱は破れやすく，びらんを形成し，その表面は痂皮で覆われることが多い．臨床所見と，血液検査で抗ヘルペスウイルス抗体値の上昇で診断できる．

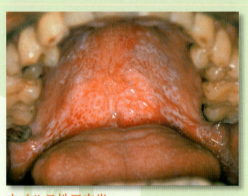

ウイルス性口内炎
39歳，男性．両側口蓋に水疱形成，びらんを認める．

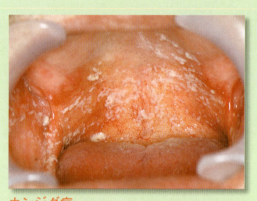

カンジダ症
77歳，女性．一見ウイルス性口内炎に類似しているが，容易に拭い取れる白斑が点在するのが特徴．高齢者によくみられる．

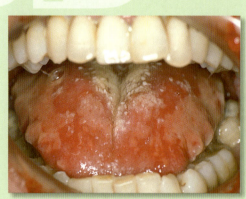

多形滲出性紅斑
62歳，男性．多形滲出性紅斑症候群は口腔粘膜の毛細血管からの炎症性滲出が認められる．軽い咽頭痛などの前駆症状のあとに高熱を伴い，口腔内粘膜に偽膜を伴うびらん性変化，疼痛と潰瘍形成，摂食不能などが主症状である．内服薬の影響によるアレルギー反応によるものとも考えられている．

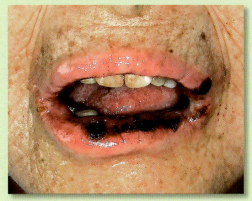

口唇ヘルペス
79歳，女性．

誤飲，誤嚥 *aspiration*

角　保徳

部位分類	頸部，胸・腹部
症状分類	X線にて異常を示す疾患

診　査　78歳，男性　　主　訴：クラスプを飲み込んだ

現病歴：
① いつから：1時間前
② どこが：義歯修理中のクラスプを飲み込んだ
③ 症状：喉の違和感
④ どの程度：軽度
⑤ 治療・随伴症状：ミラー等で咽頭部をのぞくも，クラスプは発見されず，誤飲，誤嚥を疑い電話連絡のあとに来院．

既往歴： 28歳時に肺結核の既往あり
感染症／易感染性／出血性素因／薬剤アレルギー／輸血歴／常用薬：なし

家族歴： 特記事項なし

現　症：
視診：
　全身所見：体温36.3℃
　口腔外所見：咽頭下部に違和感を訴えるも，外見上特に所見は認めない．その他特記すべき事項なし．
　口腔内所見：咽頭下部に違和感を訴えるも，喉頭鏡を用いて咽頭・喉頭部を精査したが，特に所見は認めない．
触診： 特記すべき事項なし
打診： 施行せず

病診連携の重要性

開業歯科医師は，病院および病院歯科との日頃の緊密な連携および適切なつきあいが大切である．どんなに注意していてもヒューマンエラーは避けることはできず，医療過誤は起きないとは限らない．その備えとして，バックアップしてくれる地域の高次医療機関や病院歯科との良好な関係を築くことが望ましい．

X線検査

腹部X線写真（図1）

胸部X線にて肺野に異常所見はなく，腹部X線写真にて胃部にクラスプと思われるX線不透過像を確認した．

胃カメラの所見

胃内容物に混じって，クラスプが確認された（図2, 3）．

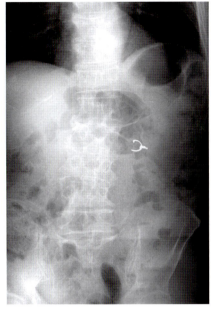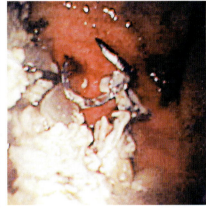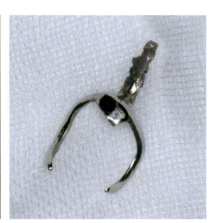

図1　　図2　胃内容物の中にクラスプが存在している．　　図3　摘出したクラスプ

臨床検査

施行せず．

診断・治療

診断に至る過程▶▶　誤飲，誤嚥を疑う場合，ただちに胸部，腹部X線写真を撮影するべきである．特に誤嚥の場合は危険度が高いので，早期の気管支鏡による摘出が第一選択となる．気管支鏡や胃カメラにて摘出できない場合は，場合によって開胸術や開腹術を余儀なくされた症例があるので，早期の処置が強く望まれる．

初診時臨床診断▶▶　クラスプ誤飲．

治　療▶▶　胃カメラにてクラスプを摘出した．所要時間は約30分であった．

その他特記事項▶▶　本症例のように，高齢者では嚥下機能，咳反射などが衰えているので，誤飲，誤嚥を生じやすい．

ここに注意　医療過誤時の対応について：医療過誤時の対応については常に誠意をもって対応したいものである．以下の点に注意して，大きな医療トラブルにならないように対応してほしい．

①告知：患者あるいは家族に生じた事項を正確に伝える．患者側が不信感を抱かないように適切な説明に努める．

②病院紹介および付き添い：自分で解決できない状況の場合は適切な病院を紹介し，できるかぎり歯科医師が付き添う．それが無理な場合は，スタッフが必ず付き添うこと．患者はもとより，その事後処理を行う他院，他科の医療スタッフには失礼のないように接したい．

③紹介病院の決定：あらかじめ依頼する医療機関を決めておくと，医療過誤が生じたときの対応

をスムーズに行うことができる．日頃から高次医療機関との適切な連携を保っておくことが大切である．

鑑別診断

警鐘の意味を込めて，誤嚥，誤飲の症例のX線写真を提示する．

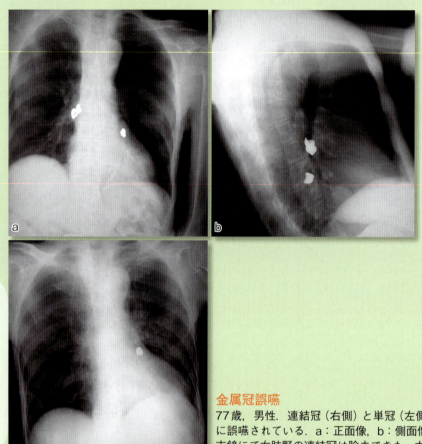

金属冠誤嚥
77歳，男性．連結冠（右側）と単冠（左側）が気管支に誤嚥されている．a：正面像，b：側面像，c：気管支鏡にて右肺野の連結冠は除去できた．左肺の深部に入り込んだ単冠は除去できずそのままとなった．

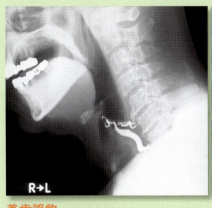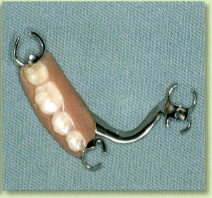

義歯誤飲
69歳，男性．食道の入り口に引っかかっており，喉頭鏡にて舌を排除して鉗子にて摘出した．咽頭下部および食道入り口部の損傷を伴い出血していた．摘出した義歯（写真右）は，嚥下するには大きすぎる．

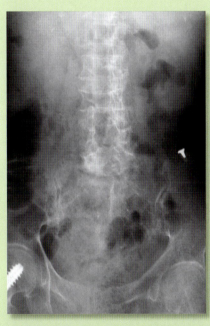

コア誤飲
80歳，女性．この症例のようにリーマーのような鋭利な形態ではなく小さな金属では便とともに排出されることが多いので，胃カメラはあえて行わず経時的にX線撮影を行い排出を確認することも多い．高齢者では，腸の動きが悪い人が多いので下剤を投与することもある．左下の不透過像は，人工大腿骨骨頭．

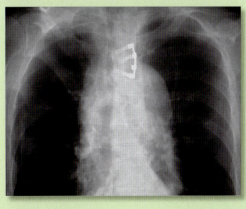

アルツハイマー型認知症
81歳，男性．ドルダーバーをインプラントとともに誤飲し，食道中部に引っかかってしまった症例．

参考文献
1) 成田令博, 佐々木次郎, 道 健一, 石橋克禮編：口腔外科卒後研修マニュアル. 口腔保健協会, 東京, 1995.
2) 佐々木二郎監修：若い歯科医と研修医のための口腔外科はじめましょう. デンタルダイヤモンド社, 東京, 2002.
3) 泉 廣次編：口腔外科マニュアル. 南山堂, 東京, 1994.
4) 坂下英明, 草間 薫：迷ったときに見る口腔病変の診断ガイド. クインテッセンス出版, 東京, 2003.
5) 堀越 勝, 木村義孝：日常歯科診療における口腔病変の診断と治療. 学建書院, 東京, 1996.
6) 山根源之, 外木守雄：抜歯がうまくなる臨床のポイント. 歯界展望別冊, 1999.
7) 外木守雄：若手歯科医のための臨床の技50. デンタルダイヤモンド社, 東京, 2003.
8) Tonogi M, Yamane G, Ozawa Y, et al.：The factors which influence MRSA infection and the effects of oral health care on the dependent elderly. Dent in Jpn, 41：214～220, 2005.
9) Dawson PE（丸山剛郎監訳, 川村貞行訳）：オクルージョンの臨床 第2版. 医歯薬出版, 東京, 2005.
10) 飯塚忠彦監修：顎関節症診断・治療マニュアル. 永末書店, 京都, 2004.

第3編

口腔外科疾患の治療概説

「口腔外科手術」では外来で行う小手術を中心に，手術前の予習または術中の参考になるように記載した．手術の内容によっては，処置の都合上ある程度大掛かりで病院歯科でないとできないものも含まれる．いずれの項目においても，日常臨床でよく遭遇する疾患や注意すべき疾患の対処を念頭に，治療に関する内容を中心に構成した．また，診療に際して留意すべき事項に関しては，表または一口メモ的な掲載を行い，具体的なイメージを会得できるよう配慮した．

口腔外科治療で身につけておきたい 麻酔と全身管理

森本佳成

1. 局所麻酔（局所麻酔薬，局所麻酔法，合併症）

1）局所麻酔薬[1]

歯科用に提供されている局所麻酔薬は，下記の3種類である（**表1，2**）．

(1) リドカイン（キシロカイン®，キシレステシン®，オーラ注®，デンタカイン®）

最も広く普及している標準的なアミド型局所麻酔薬である．組織浸透性が良好で，作用発現は極めて速やか（2～3分）で，持続時間も約1.5時間と中程度である．効力はプロカインの2倍で，毒性はほぼ等しいかやや強い程度である．末梢血管拡張作用も比較的強い．表面麻酔，浸潤麻

表1　歯科用注射用製剤の種類（文献1から改変引用）

	商品名	組成		用法・用量
		有効成分	添加物	
リドカイン塩酸塩製剤	歯科用キシロカインカートリッジ	1 mL中 リドカイン塩酸塩 20 mg アドレナリン 0.0125 mg	パラオキシ安息香酸メチルピロ亜硫酸ナトリウム	浸潤麻酔または伝達麻酔には，通常，成人で0.3～1.8 mLを使用する．口腔外科領域の麻酔には，3～5 mLを使用する．なお，年齢，麻酔領域，部位，組織，症状，体質により適宜増減するが，増量する場合には注意すること．
	キシレステシンA注射液（カートリッジ）	1 mL中 リドカイン塩酸塩 20 mg アドレナリン 0.0125 mg	乾燥亜硫酸ナトリウム	
	オーラ注歯科用カートリッジ	1 mL中 リドカイン塩酸塩 20 mg 酒石酸水素アドレナリン 0.025 mg	ピロ亜硫酸ナトリウム	
	デンタカインカートリッジ	1 mL中 リドカイン塩酸塩 20 mg 酒石酸水素アドレナリン 0.025 mg	ピロ亜硫酸ナトリウム	
プロピトカイン塩酸塩製剤	歯科用シタネスト-オクタプレシン	1 mL中 プロピトカイン塩酸塩 30 mg フェリプレシン 0.03単位	パラオキシ安息香酸メチル	一般に成人に対して1回1管を注射する．ただし，麻酔部位，麻酔手技，手術術式，年齢などにより用量を適宜増減する．
メピバカイン塩酸塩製剤	スキャンドネストカートリッジ3%	1 mL中 メピバカイン塩酸塩 30 mg	（－）	通常，成人には1回1.8 mLを使用する．なお，年齢，麻酔領域，部位，組織，症状，体質により適宜増減するが，増量する場合には注意すること．

表2　歯科用局所麻酔薬の性質（文献1から改変引用）

名称	化学構造	組織浸透性	血管拡張能	麻酔効力	毒性	基準最高用量（浸潤麻酔，mg）		麻酔作用	
						アドレナリン無添加	アドレナリン添加	発現時間	持続時間
リドカイン	(構造式)	非常に強い	強い	2	1.5	200	500	速い	中程度
プロピトカイン	(構造式)	強い	弱い	1.5	0.7	400	600	速い	中程度
メピバカイン	(構造式)	強い	（－）	2	1	500	500	速い	中程度

麻酔効力および毒性は，プロカインを基準とする．

表3 循環系疾患合併患者に対する局所麻酔薬添加アドレナリンの使用基準（文献1から引用）

	45μgまで	22.5μgまで
心疾患	NYMA分類1度・2度	NYMA分類3度
高血圧症	WHO分類1期・2期	WHO分類3期 β遮断薬常用者

肥大型閉鎖性心筋症ではアドレナリン添加リドカインは禁忌.

酔，伝達麻酔などに広く使用される．歯科用製剤は2％の濃度で，血管収縮薬としてアドレナリンまたは酒石酸水素アドレナリンが添加されている．局所麻酔の注射で使用された場合の基準最高用量は，アドレナリン添加で500mgである．

アドレナリンが添加されているので，注射部位はα作用で血管は収縮し，貧血帯が観察される．1/8万アドレナリンの収縮作用は，注射後5分で最大に達し粘膜血流は20％まで減少し，この状態が30分持続する．局所の止血作用は，この時間帯が最高になる．循環への作用はβ作用が主で，口腔粘膜へ注射後，3～5分で最大に達する．カートリッジ（1.8mL）2本の注射で心拍出量を増加させるが，全末梢抵抗を下げるので血圧はあまり変化しない．それ以上の量では，血圧および脈拍数ともに上昇するので，心筋には変力作用生じ心筋酸素需要は増加するので，重症の心筋虚血患者にはカートリッジ1本にとどめ，モニタリングしながら必要に応じて追加投与する．

呼吸器に対しては$β_2$作用が強く，気管支平滑筋を弛緩させ，気管支拡張し分時換気量は増加する．β受容体遮断薬や三環系抗うつ薬では，通常よりも血圧や脈拍数の増加が著しくなる相互作用があるので，カートリッジ1本～2本以内の投与に留める（表3）．

(2) プリロカイン（プロピトカイン；シタネスト-オクタプレシン®）

アミド型局所麻酔薬で，歯科用製剤は3％の濃度で，血管収縮薬としてフェリプレシンが添加されている．浸潤麻酔，伝達麻酔などに使用される．麻酔効力はリドカインと同じかわずかに低い．脂溶性が低くタンパク結合力は中程度．組織結合性が低く，代謝が早いため，繰り返し投与しても蓄積作用が起こりにくく，アミド型局麻薬中で最も毒性が低い．持続時間はやや短い．局所麻酔の注射で使用された場合の基準最高用量は，フェリプレシン添加で600mgである．大量投与によりメトヘモグロビン血症を生じ，低酸素血症をきたす．

フェリプレシンの注射部位の血管収縮作用はアドレナリンよりも弱いが，臨床的には，15分程度は歯肉粘膜の注射部位に貧血帯が観察される．血管収縮の作用発現は遅く，注射後15分で最大の効果に達する．循環への作用は，カートリッジ3本以上では血圧が約10％とわずかに上昇するが，心拍数は変化しない．カートリッジ4本以上で冠血流量減少が起こるとされる．

重度の循環器疾患患者で，アドレナリン含有局所麻酔薬の使用を控える場合は，プリロカイン（フェリプレシン含有）製剤が推奨される．臨床的には，リドカイン製剤よりも局所麻酔効果の発現が遅いが，工夫すれば臨床的には遜色ない効果が得られる．筆者は，リドカイン製剤使用時の1.5倍量を目安に注射し，注射後10～15分程度待ってから処置を開始することで，十分な麻酔効果を得ている．また，痛みの発現しやすい部位を確実にブロックする工夫が必要である．たとえば，下顎水平埋伏智歯の抜歯に際しては，通法通りの局所麻酔では，歯肉切開剥離，骨削除は無痛が得られるが，歯冠分割時に歯髄の痛みを訴えることがある．そこで，歯冠分割前に歯根と

下顎骨の隙間に，歯根膜注射の要領でできるだけ局所麻酔を行い，それでも歯髄の痛みを訴える場合は，歯髄腔内注射を行っている．また，歯根を脱臼する前に十分に歯根膜注射を行い，無痛を得ている．プリロカイン製剤を使用する場合は，このように注射後10～15分程度待つことと，痛みの出やすい部位をピンポイントでブロックすることが肝要であると考える．

(3) メピバカイン (スキャンドネスト®)

リドカインとほぼ同様の性質で，浸潤麻酔，伝達麻酔などに使用される．歯科用製剤は3％の濃度で，弱い血管収縮作用を有するため，血管収縮薬は添加されていない．効力は，アドレナリン添加リドカイン製剤と同等とされるが，作用持続時間は30分と短い．局所麻酔の注射で使用された場合の基準最高用量は，500 mgである．臨床的には，歯槽骨が薄く，麻酔薬が浸潤しやすい前歯～小臼歯の齲蝕処置などが適応と考える．

2) 局所麻酔法

(1) 浸潤麻酔法 (図1)

浸潤麻酔法は，歯科臨床で日常的に行う麻酔法である．刺入部位に表面麻酔を行い，無痛的に注射針を刺入する．表面麻酔は，塗布部を消毒後，綿球やガーゼで水分を十分拭き取ってから塗布し，2～3分待つのが効果的である．ロール綿に表面麻酔薬を塗布して目標部位に置く方法も有効である．注射針の刺入部位は，痛点の少ない歯肉頬移行部を選択することが望ましい[2]．筆者は，まず歯肉頬移行部の粘膜下に刺入し，局所麻酔薬の注射を行いつつ，傍骨膜まで針先を進めて注射している．その後，必要があれば，骨膜下注射法や歯根膜注射法を追加している．骨膜下注射法では，注入圧で骨膜が剥離されるため，麻酔効果が消失後に痛みを訴えることが多い．

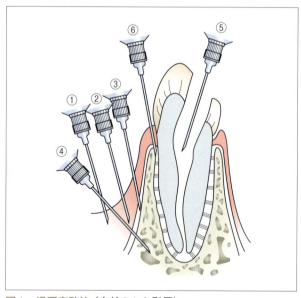

図1　浸潤麻酔法（文献2から引用）
①粘膜下注射法，②傍骨膜注射法，③骨膜下注射法，④骨内注射法，⑤歯髄腔内注射法，⑥歯根膜腔内注射法

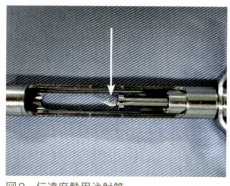

図2　伝達麻酔用注射筒

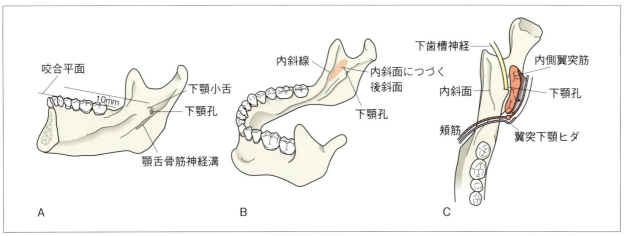

図3 下顎孔付近の解剖（文献3から改変引用）
A：下顎枝内面で下顎孔と，下顎咬合平面との上下関係を示す．
B：下顎枝内面．内斜線とそれに続く後斜面と下顎孔との関係を示す．
C：下顎孔伝達麻酔の位置の決定．左右的には翼突下顎ヒダと内斜線との間に求める．

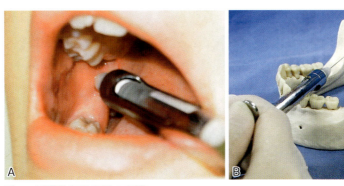

図4 下顎孔伝達麻酔の実際

（2）下顎孔伝達麻酔法（直達法）

　下歯槽神経（下顎歯槽，歯槽骨，唇側歯肉・骨膜，下唇粘膜・皮膚，オトガイ部皮膚）および舌神経（舌側歯肉・骨膜，口底部粘膜，舌前方2/3）が麻酔範囲である．

　局所麻酔用注射器（金属製カートリッジ式）は，内筒（プランジャー）を吸引するための螺旋式の銛が付いているものを使用する（図2）．

　患者の頭部を術者の胸部の高さに位置させる．最大開口位で術者方向に軽く顔を向かせる．下顎大臼歯・歯肉頬移行部を左側示指で触知し，後方に指を進め，外斜線を認知する．指先を内側に反転し，後方に指を進めて内斜線を触知する（図3）．

　この指先と内側翼突筋前縁の靭帯である頬咽頭縫線（翼突下顎ヒダ）の中間点で，高さは大臼歯咬合平面より約1cm上方の交点が刺入点となる．反対側の下顎犬歯・第一小臼歯方向から咬合平面に平行に刺入する．注射針（通常27G伝麻針）は，必ずしも骨面に当てる必要はなく，約2～2.5cm刺入できれば，翼突下顎隙に麻酔薬は拡散され，効果が得られる．プランジャーを引いてカートリッジ注射液内に血液の逆流がないことを確認（吸引テスト）した後，下歯槽神経に対して約1mL注入する．舌神経に対しては，注射針を約5mm引き抜き，再度の吸引テストを確認し，0.5mL注入する．注射針を刺入してから引き抜くまで，左手示指を内斜線上から動かさないようにする（図4）．

吸引時に血液の逆流を認めたときは，いったん注射針を抜去し，カートリッジを破棄交換し，再刺入を試みる．刺入直後に骨面（内斜線付近）に当たった時は，粘膜直下まで注射針を引き，後方へ方向を変える．一方，骨面に当たらず，深すぎると耳下腺組織の損傷や一過性顔面神経麻痺を生じることがある．また，注射針を進めていくときに，患者が舌や下唇に一過性激痛を訴えたら，舌神経や下歯槽神経に接触し損傷している可能性があるので，麻酔薬注入は避ける．神経障害が後遺することがある[1-3]．

下顎孔の位置は，高齢者や若年者では低く，下顎前突症では高くなる．また，臼歯が欠損している場合は，刺入部位が低くなりやすく，下顎孔より低い位置で麻酔薬が注入され，奏功しないことがある[3]．

3）局所麻酔の合併症

局所麻酔に関連した合併症に注意が必要である．適切に対応し，患者や家族に十分説明することが大切である．

(1) 全身的合併症

①局所麻酔薬中毒

局所麻酔薬（リドカイン）の血中濃度が5〜10μg/mL以上になると中枢神経系や循環器系に症状が現れる．原因として多いのは，下顎孔伝達麻酔時に下歯槽動脈内へ誤注入すると，すぐに脳循環に入り，ごく少量でも中毒症状を引き起こす．

症状は，初期には，不安，興奮，頭痛，顔面紅潮などの中枢神経刺激作用，循環系では頻脈，血圧上昇をきたすが，末期には意識喪失，昏睡，徐脈，心停止などの抑制症状が現れる．注射後数分から10分で出現するが，動脈内注入では，直後に痙攣と抑制症状が現れる（図5）．

処置は，口腔内異物除去，気道確保，酸素吸入，バイタルサインのチェック，静脈路確保．痙攣があればジアゼパム5〜10mg静脈内投与を考慮する．心肺停止時には，救急蘇生が必要である[1]．

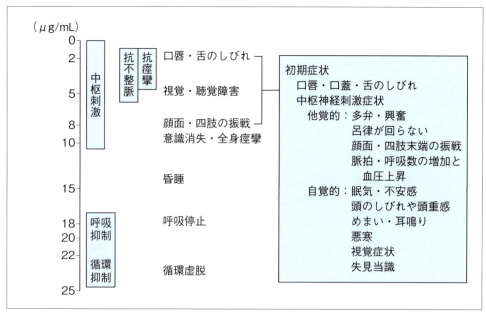

図5　リドカイン血中濃度と全身への影響
（古屋英毅，上田　裕，松浦英夫，他編：歯科麻酔学　第5版，170-173，1997より改変引用）

②局所麻酔薬アレルギー

Ⅰ型（アナフィラキシー反応）およびⅣ型（遅延型）として接触性皮膚炎の報告がある．アナフィラキシー反応では，抗原に対して作られた免疫グロブリンE（IgE）抗体が肥満細胞と結合し，再び体内に入ってきた抗原が肥満細胞上のIgEと結合して，ヒスタミンなどのアレルギー誘発物質を細胞外に放出する．一般的にアナフィラキシー反応による死亡率は3～5%とされる[1,4,5]．

アナフィラキシー反応の症状は重篤で，投与2～3分から15分で現れ，皮膚蟻走感，掻痒感，紅斑，顔面から胸部にかけての蕁麻疹，血管性浮腫をきたす．また，嘔気，嘔吐，腹痛，下痢などの消化器症状や胸部圧迫感，胸痛，気管支痙攣，呼吸困難などの呼吸器症状を生じる．さらに，眼瞼浮腫，喉頭浮腫による気道閉塞・呼吸困難や，動悸，頻脈，血圧低下，不整脈などの循環器症状が出現し，やがて意識消失，心停止がおこる[4]．

局所麻酔薬によるアナフィラキシー反応の発生頻度は，0.00007%（100万～150万人に1人）と推定される．アミド型局所麻酔薬はエステル型に比較して，アレルギー反応を引き起こす頻度がはるかに低いとされる．防腐剤として局所麻酔薬に含まれるメチルパラベンや抗酸化薬の亜硫酸ナトリウムも，Ⅰ型またはⅣ型反応を引き起こす可能性がある．現在，市販されている歯科用局所麻酔薬カートリッジでは，リドカイン塩酸塩およびブピバカイン塩酸塩製剤に，メチルパラベンは含まれていない[1,4,5]．

アナフィラキシー反応で，皮膚症状や消化器症状がみられた場合は歯科治療は中止し，バイタルサインを確認しながら経過をみる．1時間程度経過観察し，症状の進行がなければ専門医療機関を受診してもらう．呼吸器症状が進行し呼吸困難をきたしたり，気管支収縮や嗄声，舌浮腫，咽頭・喉頭浮腫などによる呼吸音の異常が聞かれた場合は，急速に気道閉塞へ進展する可能性があるので，すぐに救急の要請を行う．酸素を投与してSpO_2の低下を防ぎ，アドレナリン0.3～0.5 mgの筋肉内投与（上腕の三角筋または大腿外側広筋など）を行う[4,5]．

血圧低下や不整脈，心拍数の低下は最も重篤で，迅速な救急要請を行い，酸素とアドレナリンを投与する．可能であれば静脈路を確保し，細胞外液補充液を急速投与し，循環血液量を確保する．経験的には，昇圧薬，副腎皮質ホルモン薬および抗ヒスタミン薬も有効であることがある．問診時に，薬剤や食品などに対するアレルギーを十分に確認し，必要があればアレルギーテスト（段階的増量チャレンジ試験など）を行う[4]．

③血管収縮薬による反応

過量投与，血管内注入，アドレナリンに感受性の高まった患者（高血圧症，甲状腺機能亢進症，褐色細胞腫），アドレナリンと相互作用のある薬剤服用者（β遮断薬，三環系抗うつ薬）で生じる．

症状は，注射後数分以内に不安，緊張，頭痛，発汗，振せん，顔面蒼白，動悸，呼吸困難，血圧上昇，頻脈，不整脈などの交感神経刺激症状がみられ，一過性である．伝達麻酔では，必ず吸引操作により血管内誤注入をさける．症状出現時は，経過を観察し，対症的に対応する[1]．

④メトヘモグロビン血症

プリロカインの大量投与によりおこる．代謝産物の一つであるオルトトルイジンが，ヘモグロビンをメトヘモグロビン（MetHb）に変換させる．MetHbは酸素結合能が低く，酸素運搬能がないため，増加によりチアノーゼが出現する．プリロカイン600 mg以下の投与では安全とされる[1]．

(2) 局所的合併症[1]

①顔面神経麻痺：深部への刺入や過量投与による．下顎孔伝達麻酔により翼突下顎隙後方や耳下腺内に注射した場合，一過性に生じる．

②視覚障害：上顎結節や眼窩下孔伝達麻酔時に過量の麻酔薬を，強圧を加えて注射し，局麻薬が眼窩下裂を通って眼窩内に入ると，一過性の視覚障害や眼筋障害（複視）をきたす．

③後麻痺，遅延性知覚麻痺：下顎孔伝麻時，注射針による神経線維の損傷や，血腫による神経線維の圧迫により生じる．回復までに数日～数カ月を要し，なかには後遺症となる場合もある．処置による発症も含め，処置前に十分に説明をしておく．

④開口障害：下顎孔や上顎結節の伝達麻酔時の咀嚼筋障害や感染による．刺入部位は十分に消毒し，咀嚼筋を貫通しない部位に針を進める．

⑤内出血，腫脹：注射針による血管や静脈叢の損傷．出血性素因や抗血栓療法による．これらの患者では，伝達麻酔は避ける方が無難である．

⑥キューンの貧血帯：注射針の直接刺激による血管の攣縮や，添加されている血管収縮薬の影響かと推測されている．眼窩下孔，大口蓋孔，上顎結節，切歯孔の伝達麻酔時に，顔面に不定形の境界明瞭な貧血帯が発現する．5，6分～3時間以内に消退する．

⑦感　染

⑧潰瘍，壊死：浸潤麻酔による過量の局麻薬を，強圧を加えて注射した場合に生じる．

⑨誤薬の注射

⑩後疼痛

⑪口唇，舌，頰粘膜の咬傷：局所麻酔を行った部位の周辺が無感覚になることにより生じる．感覚が戻ってからの飲食を指導する．特に，小児患者では，保護者に十分説明しておく．

⑫注射針の破折，迷入：無理な注射針の屈曲を行わない．迷入した注射針は，組織内を移動するので，摘出時には注意を要する．

2. 全身管理

1) モニタリングで異常がみられた時の対応

　研究では，心肺停止を発症した入院患者の約80％が，実際に心停止を起こす前にバイタルサインの異常を最大8時間前から示している．これらの変化は，通常のモニタリングにて確認でき，臨床的に悪化する前，または心肺停止の前に治療することも可能であり，Rapid Response System（RRS：院内心停止になる前に早期介入することで，予後を改善するシステム）の考え方が広まりつつある．

　歯科診療においても，全身疾患を有する患者や高齢者の歯科治療時には，積極的にモニタリングを行い，イベント発生前のモニター上の変化を確認して対応し，偶発症の発生を防止するべきである[6]．

(1) 脈拍・心電図の異常

　脈拍の異常をきたす疾患を記す．
- 症状のある徐脈性不整脈
  　洞性徐脈，洞不全症候群，房室ブロックなど
- 症状のある頻拍性不整脈

　心房細動，心房粗動，上室性頻拍（SVT），単形性心室頻拍（VT），多形性VT

　大切なことは，これらの不整脈が原因で，全身的な症状がみられるか否かである．全身的な症状がみられる場合は，徐脈性不整脈であればアトロピン硫酸塩0.5mg静脈内投与が第一選択になる．歯科治療は中止し，直ちに循環器医に相談する．SpO2＜94％であれば，酸素を投与する．心肺停止へ移行する可能性があるため，救急蘇生の準備を行っておく[7]．

(2) 血圧の異常

　歯科治療中の血圧の管理は，血圧の管理が良好に行われている患者では，日常の血圧値を維持することが目標となる．高血圧症患者で，血圧が急激に上昇すると，めまい，動悸，発汗，耳鳴り，頭痛，嘔気，嘔吐などを生じ，脳出血や虚血性心疾患などを生じるリスクが高まる（高血圧性脳症）．

　収縮期血圧≧160mmHgになれば歯科治療を中断し，適切に降圧する．しばらく休憩するだけでも，ある程度血圧は低下する．持続する場合は，ニトログリセリンまたは硝酸イソソルビドの舌下投与または舌下スプレー（スプレーであれば1 push）を行う（図6）．高齢者や高血圧症患者では，降圧しすぎると脳血流量が低下して意識障害を来すことがあるので，慎重に投与する（投与間隔を15分以上あける）．また，心不全が進行し，もともと低血圧（収縮期血圧90mmHg以下）を来している場合は，慎重に歯科治療を行い，頻脈を防止し，さらなる血圧低下を防ぐ[7]．

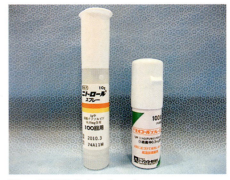

図6　亜硝酸薬（スプレー）
硝酸イソソルビド/ニトログリセリン

(3) 心電図でのST-T変化

心筋虚血の発症時は，心電図にてST-T変化を来す．狭心症は，冠血管が血栓やプラークにより狭窄し，歯科治療のストレスなどによる血圧上昇や頻脈により，一過性の心筋虚血を生じた状態で，胸痛や胸部不快感などを呈する．心電図では，ST低下を来す．循環器科に連絡し，バイタルサインを監視する．患者の呼吸が苦しくない範囲で水平位にし，$SpO_2<94\%$であれば酸素投与する．ニトログリセリンまたは硝酸イソソルビドの舌下投与（スプレーであれば1 push）を行うことにより，症状は軽快することが多い．症状の軽快が得られない場合は，ニトログリセリンを3～5分ごとに3回まで投与可能であるが，より重篤な不安定狭心症や心筋梗塞の可能性も考慮しておく．当日の歯科治療は中止し，主治医へ対診する．

ST上昇が確認されれば，最も重症の急性心筋梗塞（ST上昇型心筋梗塞）であるので，循環器科で救急治療を要する．胸の中央部で数分間（2～3分以上）持続する不快な圧迫感，膨満感，絞扼感，息切れおよび疼痛を訴えることが多い．胸部に限らず，肩や上腕，頸部から下顎に広がる場合もある．ニトログリセリンや硝酸イソソルビドの舌下投与は，無効のことが多い．$SpO_2<94\%$であれば酸素を投与し，モニタリングを行い，バイタルサインを監視するとともに，救急要請を行う[7]．

(4) SpO_2の低下

通常，歯科治療中は$SpO_2 \geqq 95\%$（PaO_2 80mmHgに相当）を維持するのが望ましい．$SpO_2<90\%$（PaO_2 60mmHgに相当）が持続する場合は，酸素投与を行う．慢性呼吸器疾患で，もともとのSpO_2が低下している場合は，それ以上の低下を来さないように，慎重に歯科治療を行う．慢性閉塞性肺疾患（COPD）では，注水中の息継ぎが難しい場合もあることに留意する[7]．

2）救急救命処置[8]

歯科治療中に，患者の意識が消失した場合は，必要に応じて以下の救急救命処置を行う．

(1) 一次救命処置 Basic life support (BLS)（図7）

①反応の確認と救急通報

歯科治療中に傷病者が急変した場合，傷病者の肩を優しくたたいて「どうされましたか．大丈夫ですか．」と大声でよびかけ，反応の確認を行う（図8）．反応がなければ，病院内であれば救急コールをし，救急セット，酸素，除細動器などの物品と人を集める．歯科診療所であれば近くの人に119番救急通報を依頼し，人を集め，可能であれば自動体外式除細動器（automated external defibrillator：AED）を持ってきてもらう．もし，救助者が一人であれば，救急通報（可能であればAEDも手元に置く）の後に，心肺蘇生（cardio-pulmonary resuscitation：CPR）を開始する．

②心停止の判断

傷病者の反応がなければ，仰向けに寝かせ，正常な呼吸の有無を確認する．反応がない場合，筋肉の緊張が低下し，舌根部が気道を，喉頭蓋が喉頭を塞ぐことが多い．このうち舌根部の沈下は気道閉塞の最大要因である．このため，気道確保（頭部後屈あご先挙上法）を行い，10秒以内に呼吸状態を評価する（図9）．反応がなく，呼吸がないか，または死戦期呼吸が認められる場合は心停止と判断する．熟練した救助者は，呼吸を観察しながら，同時に頸動脈の脈拍の有無を確

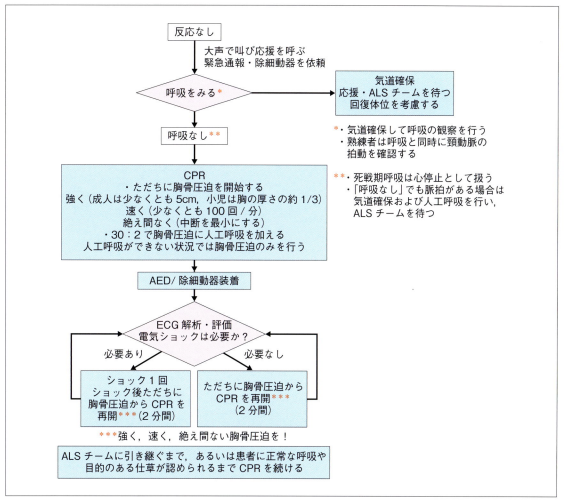

図7 医療用BLSアルゴリズム（文献8から引用）

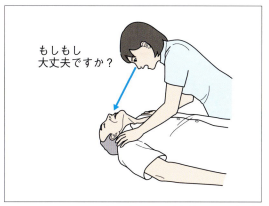

図8 肩を叩いて反応を確認する（文献8から引用）

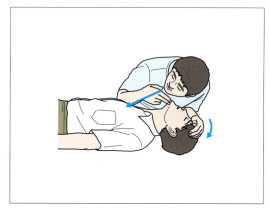

図9 呼吸の確認（文献8から引用）

認してもよい．

　気道は開通しているが，死戦期呼吸の場合は心停止と判断し，CPRを開始する．死戦期呼吸とは，心停止直後にときおり認められる，効果の無い反射的な，しゃくりあげるような不規則な呼吸様運動をいう．

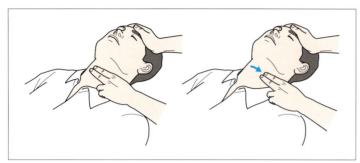

図10 頸動脈にて脈拍の確認（文献8から引用）

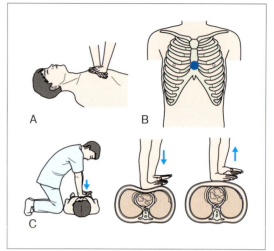

図11 （文献8から改変引用）
A：胸骨圧迫．B：胸骨圧迫の部位．C：胸骨圧迫の効果

③胸骨圧迫

a) 脈拍の触知

　熟練した救助者は，可能であれば，最初の呼吸の確認と同時に頸動脈にて脈拍を確認する．人差し指で輪状軟骨を触知し，そのまま自分の方にずらすと，胸鎖乳突筋の前縁に頸動脈が触れる（図10）．呼吸および脈拍の有無を10秒以内に評価する．熟練した救助者でなければ頸動脈触知はせず，呼吸停止または死戦期呼吸をもって心停止と判断する．

b) 胸骨圧迫の開始

　傷病者の反応，正常な呼吸（頸動脈を触知した場合は，その脈拍）がなければ心停止と判断し，CPRを胸骨圧迫から開始する（図11A）．圧迫部位は，胸骨の下半分（胸の真ん中）である（図11B）．肘をまっすぐにしながら，手掌で胸骨が少なくとも5cm沈む程度に圧迫する（図11C）．胸骨圧迫は1分間に少なくとも100回の速度でしっかりと行い，毎回の圧迫ごとに完全に圧迫を解除し，胸が元の高さに戻るようにする．

　ベッドやデンタルチェアーなどの背面が柔らかい場合は，硬い床に下ろすか背板を使用する．傷病者を移動させる場合は，頸椎を損傷しないように，救助者の一人は傷病者の頭側の位置に立ち，頭の下から肩の下まで腕を入れて，頭と肩を一体にして動かす．

④人工呼吸

a) 口対口人工呼吸法

　傷病者の顔の横に位置し，片手の手掌を額にのせて気道確保をしつつ，拇指と人差し指で傷病者の鼻をつまんで傷病者の鼻から空気が抜けるのを防ぐ．次に，空気が漏れないように自分の口で傷病者の口を大きく覆い，1秒かけて息を吹き込む．呼気を吹き込むたびに傷病者の胸部が上がることを目で確認する．これを2回行う（図12, 13）．1回人工呼吸をしても呼気が入らない場合は，気道確保が適切でないことが多いので，再度，頭部後屈あご先挙上法にて気道確保を行い，人工呼吸を試みる．これでも換気できない場合は，胸骨圧迫へ進む．

　心臓は動いていて呼吸のみがない場合は，人工呼吸のみを1分間に約10回（6秒に1回程度）行う．開口障害，口の損傷や口腔出血で口を介した人工呼吸が不可能な時は，口対鼻人工呼吸法を行う．

　奇異呼吸や上部気道閉塞による努力性呼吸を呈する場合は，気道確保のみにより有効な自発呼

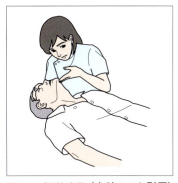

図12 気道確保（文献8から引用）

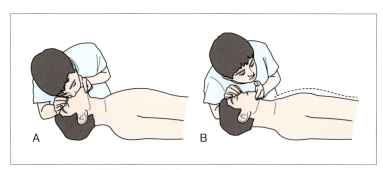

図13 人工呼吸（文献2から引用）

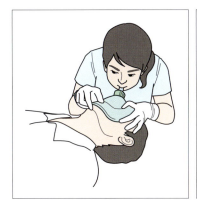

図14 フェイスマスクを用いた人工呼吸（文献8から引用）

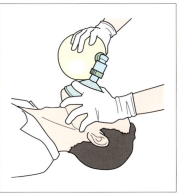

図15 バッグバルブマスクを用いた人工呼吸（文献8から引用）

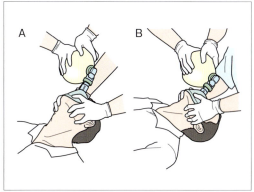

図16 二人法によるバッグバルブマスクを用いた人工呼吸（文献8から引用）

吸が再開することがある．

b) フェイスマスク

呼気吹込みには，フェイスシールドやフェイスマスクを用いる．フェイスマスクは，フェイスシールドよりも感染防御に優れた器材である．救助者は，側方から両手でマスクを傷病者の顔面に密着させ（鼻根部とオトガイ部を押さえる），頭部後屈あご先挙上法にて気道確保し，胸部挙上の程度を確認しながら1秒で呼気吹き込みを行う（図14）．

c) バッグバルブマスク

バッグバルブマスクは，自己膨張式バッグ，マスクと非再呼吸弁からなる．バッグバルブマスクは酸素投与しながら使用するのが有効で，必ずリザーバーを接続する．酸素10～15L/分投与下でリザーバーを用いると，100％近い高濃度酸素の投与が可能になる．バッグを押す量は軽く胸が挙上する程度で十分である．バッグをこれ以上押しすぎたり，早く押したりすると胃へ空気が入り嘔吐の原因となるので注意が必要である（図15, 16）．

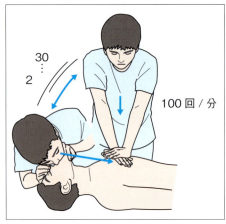
図17 胸骨圧迫と人工呼吸の継続（文献2から引用）

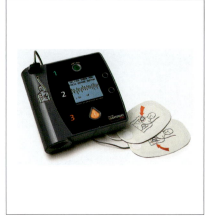
図18 AED

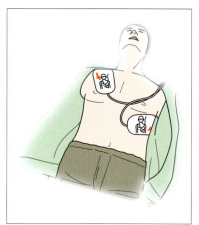
図19 電極パッドを貼り付ける位置（文献8から引用）

⑤一次救命処置の継続

a) BLSの継続

　胸骨圧迫と人工呼吸は30：2で行う（図17）．また，蘇生処置中は，胸骨圧迫の中断は原則10秒以内にしなければならない．胸骨圧迫と人工呼吸は，AEDが解析を始めるか，傷病者が正常な呼吸や目的のあるしぐさ（いやがるなど）を始めるか，ALSが開始されるまで続行する．疲労のため胸骨圧迫が不十分となりやすいので，交代者がいれば，胸骨圧迫は1〜2分ごとを目安に交代する．交代に要する時間は最小限にすべきである．

b) 心拍が再開した場合の対応

　傷病者が自己心拍再開（return of spontaneous circulation：ROSC）と判断できる反応（正常な呼吸，目的のあるしぐさ）を始めたら，CPRを中断し呼吸や循環の評価を行う．呼吸が無いかまたは弱い場合は，6秒に1回程度（約10回/分）人工呼吸を続ける．呼吸や循環が十分に回復していれば，気道を確保した状態で応援の到着を待つ．反応が無ければ回復体位をとり，頻回に呼吸や脈拍を観察する．

⑥ 電気的除細動

　成人において，目撃された心停止のほとんどは，心室細動（VF）または無脈性心室頻拍（pulseless VT）であり，もっとも有効な治療法は「迅速な除細動」である．したがって，非医療従事者による迅速な除細動も推奨されており，このためにAEDが普及している（図18）．

a) AEDの使用法

　AEDの使用法は，以下の通りである．

① （蓋を開ける．）電源を入れる．その後はAEDの音声指示に従う．

② 胸骨圧迫を続けながら，電極パッドを胸（右側鎖骨下および左側腋下5〜8cm）に装着する（図19）．

③ AEDが心電図解析を行う．この間，胸骨圧迫は中断する．AEDの機種により，自動的に解析を行う機種と，解析ボタンを押す必要のある機種がある．

④ 通電ボタンを押して，通電を行う．この時，傷病者に人が触れていないかなど，周囲の安全を確認した後に，除細動ボタンを押す．

⑤1回の通電後，ただちに胸骨圧迫からCPRを開始する．
⑥AEDは，2分毎に自動的にリズムを解析する．
⑦胸骨圧迫と人工呼吸を30：2で行い，2分毎にAEDの解析と除細動をくりかえす．これは，傷病者が目的あるしぐさをしだすか，ALSが開始されるまで続ける．

〈注意〉AEDが「ショックは必要ありません」と診断しても，必ずしも心拍再開を意味しない．除細動が適応されないリズムの可能性があるため，目的ある仕草をしだすか，ALSが開始されるまで蘇生処置を続ける．

b) 特別な状況

永久ペースメーカーもしくは植込み型除細動器（implanted cardiac defibrillator；ICD）を使用している成人患者では，除細動パッドはペースメーカー本体から離して装着する．パッドを貼る胸部に水分がある場合は，タオルなどで拭き取ってから，通常通りパッドを貼る．

⑦成人における窒息の解除

重篤または完全な気道閉塞は，すぐに治療しなければ数分以内に死亡にいたる緊急事態である．水平位での歯科治療中に異物が口腔内に落下した場合，異物の咽頭への落下を防ぐ．決して患者の上体を起こしてはならない．水平位のまま，口を開けた状態で，顔を横に向けて異物を探す．このとき，患者に事態の説明と異物を飲み込まないように伝える．異物が咽頭にある場合は，気管への吸い込みを防ぐために，呼吸は鼻でゆっくりするように指示する[5]．

異物が気道に落下して気道閉塞（窒息）した場合は，腹部突き上げ法（ハイムリック法），または，胸部突き上げ法を行う．歯科診療中に発生した場合は，そのまま水平位で腹部突き上げ法を行う．

a) 反応のある成人における窒息の解除

救助者は，応援と救急通報を依頼した後に，背部叩打法，腹部突き上げ法，胸部突き上げ法などを用いて異物除去を試みる．腹部突き上げ法は，成人や小児における異物気道閉塞の解除に勧められる．本法は横隔膜を押し上げることによって，肺からの呼気を強め，これが人工的な咳を生じさせて，異物を気道から排出させる（図20A）．

水平位の歯科治療中では，仰臥位のまま本法を行う．救助者は下肢側から両手基部を，へそよりやや上で剣状突起の下方の腹部正中線上に置き，すばやく上方に突き上げながら腹部を圧迫する．気道から異物が排出されるか，傷病者の反応がなくなるまで繰り返す（図20B）[5]．

本法は腹部，胸部臓器の破裂や裂傷，内臓損傷などの合併症を引き起こす可能性があるため，

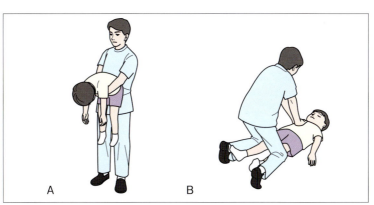

図20　ハイムリック法（文献8から引用）
A：立位，B：仰臥位．

解除後に医師による診察を受けるように勧める．

b）反応のない傷病者に対する窒息の解除

傷病者が反応のない状態で発見された場合，または反応のあった窒息の傷病者の反応がなくなった場合，まず救急要請を行う．救助者は，人工呼吸からCPR（人工呼吸と胸骨圧迫）を開始する．呼気吹込みを行うときに口の中を観察し，異物が確認できればフィンガースイープにて除去する．

参考文献

1) 金子譲監修，福島和昭，原田　純ほか著：歯科麻酔学（第7版）．医歯薬出版，東京，2011．
2) 丹羽　均，澁谷　徹，城　茂治ほか編：臨床歯科麻酔学（第3版）．永末書店，京都，2010．
3) 高橋和人：局所麻酔に必要な解剖の知識．歯科ジャーナル，19：563-570．1984．
4) 光畑裕正：局所麻酔薬のアナフィラキシー．日本ペインクリニック学会誌，21：2-9．2014．
5) 横山武志編，怡土信一著：必ず習得しておきたい歯科医院のための救命救急処置．クインテッセンス出版，東京，2013．
6) アメリカ心臓協会AHA：ACLS（二次救命処置）プロバイダーマニュアル．シナジー，東京，2012．
7) 森本佳成，横江千寿子：歯科治療中の意識消失，心肺停止への対応．デンタルダイヤモンド社，39：70-76，2014．
8) 日本救急医療財団心肺蘇生法委員会：救急蘇生法の指針2010医療従事者用（改訂4版）．へるす出版，東京，2012．

普通抜歯（鉗子抜歯，ヘーベル抜歯）

堀之内康文

1. 普通抜歯とは

歯肉の切開・剥離や骨削除，歯の分割等の特別な処置をすることなく，鉗子とヘーベルで抜歯できるものを普通抜歯という．普通抜歯は，すべての歯科医師ができなくてはならない基本的な手技である．

2. 普通抜歯の対象歯

①歯周病による保存不可能歯
②根尖病巣のある保存不可能歯
③残根歯
④歯根破折歯
⑤矯正治療の一環としての要抜去歯
などである．

3. まず鉗子かそれともヘーベルか

普通抜歯の際に，鉗子とヘーベルのどちらを初めに用いるかについては施設により流儀があり，必ずしも一様ではない．どちらが歯肉，歯槽骨への侵襲を最小限にして確実に抜歯できるかで判断すればよい．鉗子で把持できる歯質（形態，硬さ，量）が残っている場合は，まず鉗子を用いることを勧める．鉗子で抜歯すれば歯周組織へのダメージを最小限にすることができる．このことは普通抜歯の典型例である矯正治療のための便宜抜歯（❶，❷）やインプラント部位の抜歯を例に取ると明らかで，ヘーベルでは歯周組織が損傷され条件が悪くなる．歯冠の崩壊が著しくて把持しにくい場合や歯質が薄かったり，脆い場合や軟らかい場合など，鉗子を使えない場合には最初からヘーベルを用いる．

4. 環状靱帯の切離は必要か

歯頸部環状靱帯をメスや探針などで切離するほうが良い．切離しなくても抜けないことはないが，炎症を起こした歯では周囲歯肉が歯に強く癒着していて，歯肉が断裂したり歯肉の損傷が大きくなることがあるので，環状靱帯の切離は全く不要であるとはいえない．

探針で歯根膜腔を一周なぞって環状靱帯を切離し，同時に歯根膜腔を確認するとよい．

5. 力を入れれば歯は抜けるか

全く力が必要ないとは言えないが，できるだけ小さな力で抜けるように工夫する．歯根の彎曲，開大などがある場合は，歯の出る方向と加えた力の方向が一致していなければ強い力を加えても容易には抜けない．歯根を分割したり，ヘーベルを使うために，歯根膜腔に相当する溝を形成したりというような前準備や補助的手段を加えることによって，いかに小さな力でスマートに，スムーズに抜くかが腕の見せどころである．

6. 抜歯に関する誤解

1. 鉗子で抜くのは野蛮で，ヘーベル1本で抜くのがうまい抜歯
2. 力を入れれば抜ける
3. 切開をしないで抜くのがうまい抜歯
4. できるだけ歯の原形をとどめて抜くのがうまい抜歯
5. 術者は動いてはいけない（左側から抜歯するほうがやさしい場合がある）

これらはすべて誤解である．

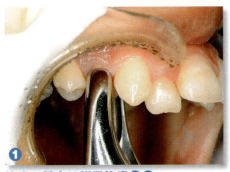 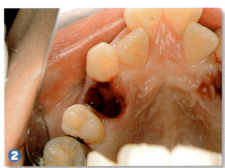

抜歯の基本は鉗子抜歯❶❷
鉗子で把持して抜歯すると歯周組織のダメージは最小．

普通抜歯　1．鉗子抜歯

堀之内康文

鉗子抜歯のポイント

1. 抜歯の基本は鉗子抜歯である．つかめる歯質が残っているときは鉗子で抜歯する．
2. 歯頸部の大きさ，形態に合った鉗子を選択する．
3. 歯軸と鉗子の先端の嘴部の軸を一致させる．
4. 歯槽骨を広げるつもりで頰舌的にゆっくりと倒す．
5. 残存歯冠の形態，歯質の量によって鉗子がはずれやすい方向があるので注意する．
6. 鉗子の動きに抵抗がある場合は，歯根が彎曲している可能性があるので注意する．
7. 単根歯はねじりを加える．
9. 複根歯は分割して単根化して抜歯する．

1．鉗子の種類と選択

鉗子の種類❶〜❹
部位に応じた鉗子を選択する．

抜歯部位に応じて，上顎用と下顎用，前歯部用と小臼歯部用，大臼歯部用の種類があるので，部位に応じたものを用いる（❶，❷）．特殊な鉗子として残根鉗子，智歯用の脱臼鉗子がある（❸，❹）．鉗子は抜去する歯の部位，歯頸部の大きさ，形態に合った鉗子を選んで使う．理想的には歯肉縁下に食い込んで歯頸部にきちんとフィットする鉗子を用いる（❺〜❼）．適合がよくないと滑脱したり，歯が破折したり，力がうまく伝わらず抜歯が難しくなる．

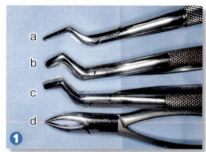

❶上顎用鉗子　a：残根鉗子　b：大臼歯鉗子　c：小臼歯鉗子　d：前歯部鉗子

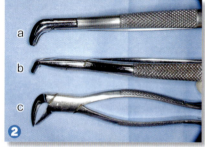

❷下顎用鉗子　a：大臼歯部鉗子　b：小臼歯鉗子　c：前歯部鉗子

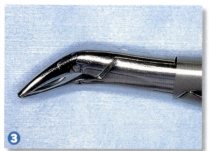

❸残根鉗子

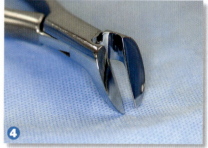

❹下顎用脱臼鉗子

鉗子の選択❺〜❼
歯頸部の大きさ，形態に最も適合する鉗子を使う．

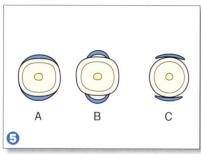

❺歯根と鉗子の関係の断面
　A：最もよい適合
　B：片側2点で接しているので可
　C：片側1点でしか接しておらず滑りやすいので不可
（野間弘康，金子 譲：カラーアトラス抜歯の臨床．医歯薬出版，1999[1]．より引用）

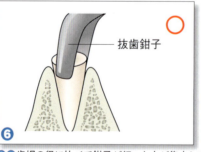

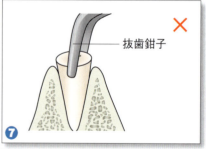

❻❼歯根の径に比べて鉗子が細いと力が集中して歯根が砕けることがある．
（山根源之，外木守雄：抜歯がうまくなる臨床のポイント110．歯界展望別冊，医歯薬出版，1999[2]．より引用）

2. 鉗子の持ち方

鉗子を歯に適合させる際には，開閉操作をしやすいように中指や薬指を両把持部の中に入れて持ち，適合させたら中に入れた指をはずして，全指でしっかりと把持する．通常は順手握りで用いるが，患者の体位，術者の位置，術者の利き手，歯の位置などによっては逆手のほうが持ちやすいこともある．術者が楽に操作できる持ち方でよい（❽〜❿）．

鉗子の持ち方❽〜❿
把持部の中に指を入れて開閉して調節しながら歯に適合させる．

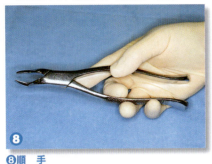
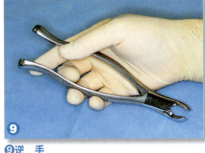
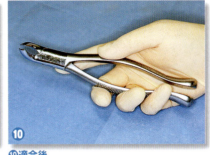

❽順　手

❾逆　手

❿適合後
まず適合させにくい舌側，口蓋側から適合させ，適合させたら力を入れやすいように全指で握る．

3. 鉗子の適合のさせ方

鉗子は見にくい口蓋側，舌側から先に適合させる．理想的には，鉗子の先端部が歯肉縁下にくい込むように歯頸部をきちんと把持する（⓫，⓬）．前歯部では鉗子の嘴部と歯軸が一致しやすいが，臼歯部では歯軸方向と嘴部の軸方向とがずれやすいので注意する（⓭）．

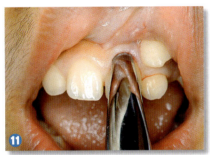
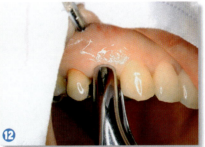
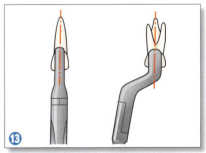

鉗子の適合⓫⓬
鉗子の先端部が歯頸部にフィットする大きさ，形態のものを選ぶ．歯肉縁下にくい込んで適合するのが理想的．

歯軸と鉗子の軸を一致させる⓭
大臼歯部では，軸がずれやすいので注意．
（野間弘康，金子　譲：カラーアトラス　抜歯の臨床．医歯薬出版，1991[1]．より引用）

4. 鉗子の動かし方

①歯冠の最大豊隆部より下方，理想的には歯頸部をきちんとつかむ (⑭).
②反対側の手を添える (⑭). 舌や頬粘膜を排除し，鉗子の滑脱を防ぎ，歯の動揺を感じるために反対側の手を添える．
③歯軸と鉗子の軸を一致させる．後方歯ほど鉗子が入りにくく軸がずれやすい．両者の軸がずれていると力が有効に働かない (⑬).
④ゆっくりと鉗子を頬舌的に倒す (⑮, ⑯). 歯を引き抜くのではなく，鉗子を小さな振幅で振り子運動のように頬舌的に倒してゆっくりと往復させる．歯槽骨を徐々に押し広げるつもりでだんだんこの振幅を大きくしていく (⑰).
⑤頬舌的に倒す場合，歯質の崩壊の状態，残存歯質量によっては鉗子がはずれたり，歯質が破折しやすい方向があるので，歯質の残存状態をよく見てはずれにくい方向には大きく，はずれやすい方向には小さく動かしながら徐々に振幅を大きくしていく (⑱).

　鉗子で頬舌的に倒すと，どちらかの方向の動きに強く抵抗することがある．このときはX線写真では確認できない歯根の頬舌的彎曲があることが考えられるので，その場合は抵抗の小さいほうに大きく倒し，抵抗する方向には小さく倒す．抵抗する向きに力を入れすぎると歯根が破折する恐れがあるので注意する．
⑤単根歯では途中でねじりを加えると非常に有効である (⑲). 骨植のよい複根歯や歯根の開大している複根歯などは，鉗子で把持することが可能であっても，最初から鉗子で把持するのではなく，複根を分割して単根化して鉗子を用いる（ヘーベル抜歯の項参照）.

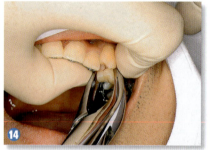

反対側の手指を添える⑭
・メスか探針で環状靱帯を切離しておくと歯肉の損傷が少ない
・口蓋側（舌側）から先に適合させる
・反対側の指で軟組織（口唇，頬粘膜，舌等）を排除して患歯に添えて患歯，隣在歯の動揺を触知

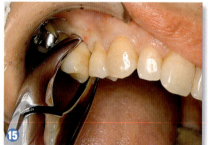

頬舌的に倒す⑮⑯
歯を引き抜くのではなく，鉗子を小さな振幅で頬舌的に振り子運動のようにゆっくりと往復させる．歯冠を頬舌的に倒して歯槽骨を徐々に押し広げるつもりでだんだんこの振幅を大きくしていく．

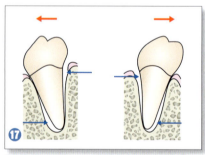

頬舌的に倒して歯槽骨を広げる⑰
ゆっくりと頬舌的に倒すと歯が歯根1/3あたりを中心にして回転し，歯槽骨が広がる．

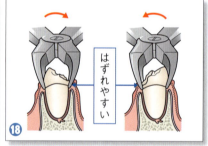

鉗子を倒す向きに注意⑱
残存歯質量によっては鉗子がはずれやすい方向があるので注意．矢印の向きに大きく動かす．
（野間弘康，金子　譲：カラーアトラス 抜歯の臨床．医歯薬出版，1991[1]．より引用）

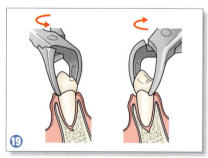

単根歯ではねじりを加える⑲
　単根歯ではねじりを加えると抜けやすい．
（野間弘康，金子　譲：カラーアトラス 抜歯の臨床．医歯薬出版，1991[1]．より引用）

5. 鉗子抜歯のトラブル

　鉗子での抜歯の際には，下記のようなトラブルを起こすことがあるので注意する．

①歯質の破折，破砕
・鉗子の選択を誤った場合（形態，サイズの不適合）
・残存歯質量が少ない場合（大きなう蝕や窩洞，歯質欠損がある）
・脆い歯質，軟らかい歯質の場合

②歯根の破折
・最初から力を入れすぎた場合
・歯根の彎曲を無視して，彎曲と反対側に大きく動かした場合

③滑脱による対合歯の損傷
・引っぱり抜こうとした場合
・鉗子の適合が悪い場合

④充塡物，補綴物，メタルコアの脱離や歯の滑落，誤嚥
　鉗子で把持して力を加えると充塡物，補綴物，メタルコアなどが歯質から脱離することがあるので注意．また抜去歯が骨から勢いよく飛び出したり，鉗子から滑落することがあり誤嚥させる恐れがあるので注意する．

文　献
1) 野間弘康, 金子 譲：カラーアトラス 抜歯の臨床. 医歯薬出版, 東京, 1991.
2) 山根源之, 外木守雄：抜歯がうまくなる臨床のポイント110. 歯界展望別冊, 医歯薬出版, 東京, 1999.

普通抜歯　2. ヘーベル抜歯

堀之内康文

ヘーベル抜歯

　残根歯や歯質が脆弱な場合など，鉗子で把持できない状態の歯は挺子（elevator（英），Hebel（独））で抜歯する．ヘーベルは歯根膜腔に先端を挿入して力を歯に伝えて抜く器具であるので，先端部を確実に歯根膜腔に入れることが最大のポイントである．残根歯で歯肉弁を挙上したり，歯根を分割したり骨削除をして抜歯する場合は，普通抜歯には入らないが，器具としてはヘーベルを使用することが多いので便宜上，この項で触れる．

上手なヘーベル抜歯のポイント

1. ヘーベルを挿入する位置は，頰側の近心または遠心隅角部．下顎では舌側には挿入しない
2. 先端部を確実に歯根膜腔に入れる
3. 歯根膜腔がなければ，バーで歯根膜に相当するスペースを形成するか歯根を分割する
4. 根の彎曲を考慮してヘーベルを作用させる
5. 反対側の手指で歯を保持する
6. ヘーベルの先端を歯軸に一致させる．特に曲のヘーベルは先端部と把持部の角度差に注意
7. 回転作用が基本．下向きの力ばかりを加えない
8. 最大豊隆部，アンダーカットを解消してからヘーベルを使用する

1. ヘーベル抜歯の対象となる歯

①鉗子で把持することのできない歯
　歯質の形態，量，硬さからみて鉗子で把持できない歯（残根歯，埋伏歯など）や骨内の歯．
②根尖が近遠心的に彎曲している歯
　根尖が彎曲している場合には，歯根の彎曲をはずすような動かし方が必要になる．歯根が近遠心方向に彎曲している場合には，鉗子で近遠心的に動揺させるのは難しく，掴める歯質が十分に残っていてもヘーベルのほうが有効なことがある．

2. ヘーベル抜歯の原理（❶, ❷）

　ヘーベルの作用は，①くさび作用，②回転作用の2種類である．この2つの作用をうまく組み合わせて抜歯する．歯根膜腔にヘーベルを挿入すると，くさび作用で歯質は反対側に押されて歯槽骨が広がる．また先端部のエッジをきかせた回転運動で歯根を揺することにより，歯根膜腔や歯槽骨が広がる．てこ作用は頰側の歯槽骨頂の薄い前歯部，小臼歯部で用いると歯槽頂部の骨折を起こしやすいので注意を要する．

ヘーベルの作用・効果❶❷

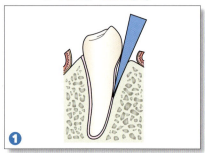

❶くさび作用
（斉藤 力編：動画とイラストで学ぶ抜歯のテクニック．医歯薬出版，2005[1]．を改変）

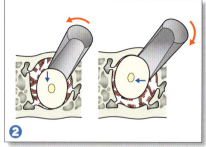

❷回転作用
（野間弘康，金子 譲：カラーアトラス抜歯の臨床．医歯薬出版，1991[2]．より引用）

3. ヘーベルの種類と選択（❸, ❹）

ヘーベルと歯面の適合性が大事である．先端部の角度により直，曲に分けられ，形態，大きさ，厚みに種類があるので，歯根の大きさや形態に一致するものを選択する．

直のヘーベルは，先端が歯軸に一致しやすい前歯部や小臼歯部に，曲は直では歯軸に合いにくい大臼歯に用いる．

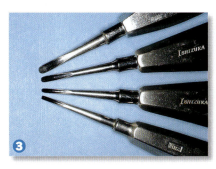
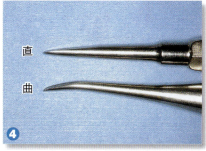

ヘーベルの種類と選択❸❹
❸先端部の大きさの種類
❹先端部の形態の種類

4. ヘーベルの持ち方（❺, ❻）

掌（たなごころ＝手のひら）でヘッドを包むように握って支柱部に示指を添える．ヘッドが掌にあることによりしっかりと把持できて滑りにくく，下向きの力も加えやすい．ときどき誤った握り方をしているのを見かけることがある．これでは滑脱しやすく，また力を加えにくい．

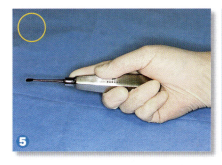
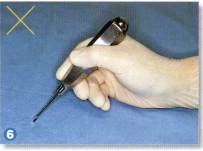

ヘーベルの持ち方❺❻
❺ヘッドを掌で包む．

5. ヘーベル抜歯の実際

①ヘーベルを作用させる位置（❼）

ヘーベルの挿入部位は，上下顎とも頬側の近心または遠心隅角部である．この部分は骨が厚くなっており，強い力にも耐えうるからである．上顎は口蓋側の骨は厚いので必要があれば挿入してよいが，下顎では絶対に舌側には挿入してはならない．舌側から歯軸に添わせることは困難で，滑脱して口底部を損傷しやすいからである．

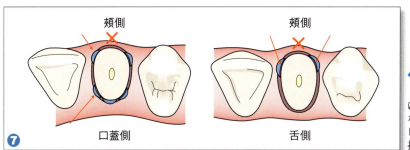

ヘーベルを作用させる部位❼
上下顎とも頬側の近心隅角部，遠心隅角部に挿入する．下顎では舌側には絶対に挿入しない．頬側の近遠心的中央部（×部）には挿入しない．（野間弘康，金子 譲：カラーアトラス 抜歯の臨床．医歯薬出版，1991[2]．より引用）

②反対側の手指で歯を把持する（❽）

歯の動揺を触知してヘーベルの効果を感じ取り，また滑脱を防ぐために，反対側の手指で患歯を頰舌的に挟むように手を添える．

③ヘーベルの先端を確実に歯根膜腔に挿入する

ヘーベル抜歯の最大のポイントは，ヘーベルの先端を確実に歯根膜腔に挿入することである．

歯根膜腔を明示するために電気メスで歯肉を切除したり（❾〜⓬，⓭〜⓲），歯肉弁を挙上する（⓳〜㉓）．また歯

ヘーベルの使い方❽

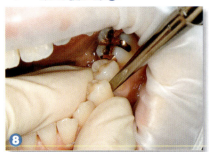
❽反対側の手で歯を把持する．

被覆歯肉の切除による歯根膜腔の明示❾〜⓬

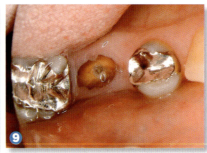
❾歯肉縁下の残根．

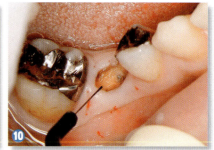
❿電気メスで歯肉切除．

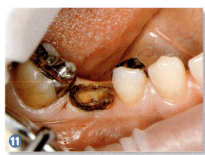
⓫歯根膜腔を露出させた．

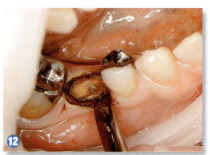
⓬ヘーベルを近心頰側隅角部に挿入．

被覆歯肉切除後にタービンで歯根膜腔を形成する⓭〜⓲

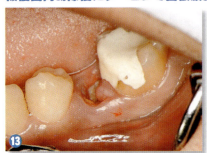
⓭歯肉縁下の残根．

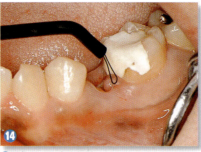
⓮電気メスで歯肉切除．

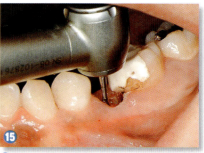
⓯バーで，歯根膜腔にヘーベルを挿入するグルーブを形成．

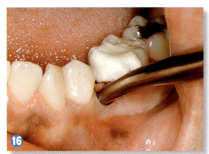
⓰ヘーベルを確実にグルーブに挿入．

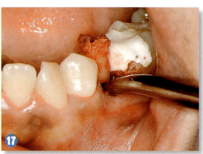
⓱容易に脱臼した．

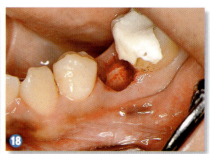
⓲短時間で終了．歯肉の損傷は少ない．

根が骨と癒着していて歯根膜腔が狭小化していたり，消失していてヘーベルを挿入できない場合には，バーで歯根膜腔に相当するグルーブを歯根と歯槽骨の間に形成して，ヘーベルを挿入する（⑬〜⑱，⑲〜㉓）．
④ヘーベルの先端の軸と歯軸を一致させる（㉔，㉕）
　ヘーベルの軸と歯根の軸を一致させて，力をきちんと歯根に伝えることが重要である．直のヘーベルは一致しやすいが，曲のヘーベルは先端部と支柱部に角度差があり歯根の軸と先端部の角度がずれてしまいやすいので注意する．
⑤効果的なヘーベルの使い方
　①くさび作用，②回転作用の2つの作用をうまく組み合わせて抜歯する（㉖）．

歯肉弁挙上，グルーブ形成，歯根分割による抜歯⑲〜㉓

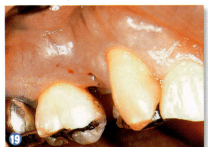
⑲歯肉縁下の残根．

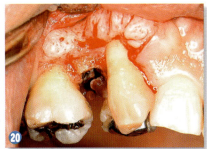
⑳頬側歯肉弁を挙上した．

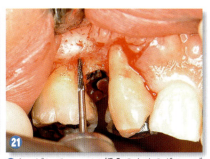
㉑タービンでヘーベル挿入のためのグルーブを形成した．

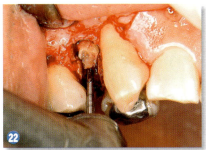
㉒タービンで歯根を頬側，口蓋側に分割した．

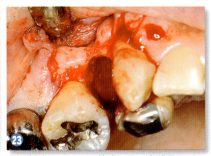
㉓分割後ヘーベルで抜歯した．歯槽骨のダメージは少ない．

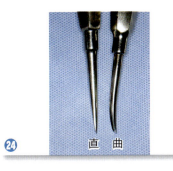
㉔　　　直　曲

曲のヘーベルは先端部の角度に注意㉔

　ヘーベルの先端を歯軸に一致させる．曲のヘーベルは先端部と把持部の角度差に注意．

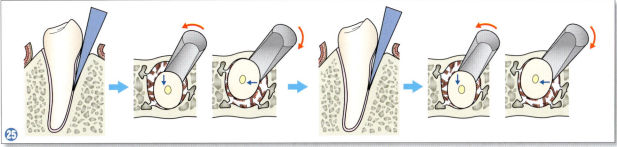

ヘーベルの効果的な使い方㉕
　くさび作用→回転作用→くさび作用→回転作用

（斉藤　力編：動画とイラストで学ぶ抜歯のテクニック．医歯薬出版，2005[1]．）（野間弘康，金子　譲：カラーアトラス抜歯の臨床．医歯薬出版，1991[2]．より引用）

ヘーベルを確実に歯根膜腔に入れて回転運動で歯根膜腔を広げる．歯根膜腔が拡大したらヘーベルの先端を根尖方向へ進める．根尖側へ進めたところで回転させて歯根膜腔を広げる．この操作を繰り返して抜歯する．前歯部や小臼歯部の唇側，頰側の歯槽骨頂は支点にしてよいほど厚くはない．歯根の近遠心的彎曲がある場合には，ヘーベルの位置によって抜けやすい方向と抜けにくい方向があるので，X線写真で彎曲の状態をよく観察して彎曲がはずれるように挿入する（㉖）．この歯根の彎曲を無視して反対側にヘーベルを作用させて強い力を加えると歯根破折につながる（㉗）．

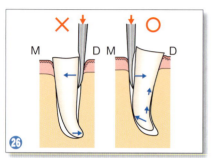
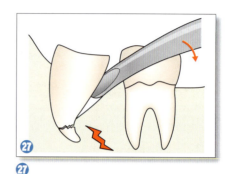

根の彎曲方向を考慮してヘーベルを使う㉖
歯根の彎曲がある場合は抜けやすい方向があるので，彎曲がはずれやすい部位，方向にヘーベルを使う．(野間弘康，金子 譲：カラーアトラス 抜歯の臨床. 医歯薬出版，1991[2]．より引用)

㉗ 歯根の彎曲と逆向きに強い力を加えると歯根が破折する．

⑥大臼歯のヘーベルでの抜歯
骨植のよい動揺のない大臼歯を，何の補助的操作も加えずにヘーベルだけで抜歯することは非常に困難である．複根歯の場合はタービンを用いて根分岐部で分割して単根化して抜歯する．分割溝内にヘーベルを挿入してヘーベルを回転させると，分割後の歯根がそれぞれに動揺するのでヘーベルまたは鉗子で抜歯する（㉘，㉙～㉞）．

⑦補助処置
ヘーベル抜歯の基本はヘーベルをきちんと歯根膜腔に入れることであるので，なかなか入らないのであれば補助的処置を加える．
（1）歯肉を切除して歯根膜腔を明示する（⑨～⑫，⑬～⑱）
（2）頰側歯肉弁を挙上して歯根膜腔を明示する（⑲～㉓）
（3）複根歯は分割して単根化する（㉘，㉙～㉞）
（4）単根歯でも歯根分割が有効なことあり

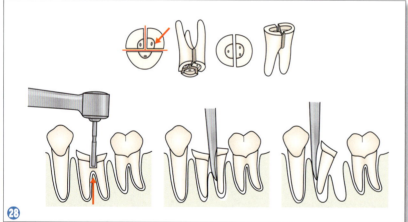

複根歯の分割㉘
赤線のようにT字型に分割すると簡単（㉙参照）(野間弘康，金子 譲：カラーアトラス 抜歯の臨床. 医歯薬出版，1992[2]．を改変)
ヘミセクション，トリセクションの要領で分岐部を狙って分割する．

複根歯の歯根分割㉙～㉞

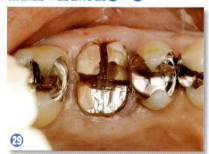
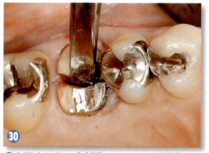
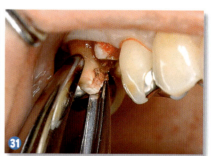

㉙上顎大臼歯　T字型に分割．
㉚上顎大臼歯　分割溝にヘーベルを挿入して回転させると各歯根は動揺する．
㉛上顎大臼歯　ヘーベルで脱臼させたあと，残根鉗子で把持して抜去する．

⑧ヘーベルで脱臼させたら口腔外に取り出すときには鉗子で把持する

最後までヘーベルのみで抜去する必要はない．ヘーベルで脱臼させたあと，歯槽から取り出せそうになったら鉗子で把持して取り出す．滑脱して誤飲，誤嚥させないよう注意する．

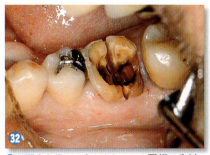
㉜下顎大臼歯　ヘミセクションの要領で分割．

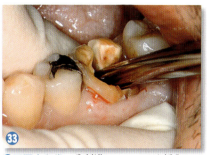
㉝下顎大臼歯　分割溝にヘーベルを挿入して回転させると，各歯根は動揺する．

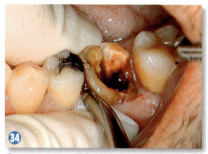
㉞下顎大臼歯　隅角部にヘーベルを挿入して，2根を別々に抜去した．

6. 残根歯の抜歯

①歯肉が覆っている場合は，面倒臭がらずに被覆歯肉を切除して歯根と歯槽骨の境界をきちんと出す．歯根膜腔を確認してヘーベルを確実に歯根膜腔に挿入する（⑨〜⑫）．
②残存歯質が軟らかい場合はラウンドバーやエキスカで軟化歯質を除去して硬い歯質のみにする．
③歯根膜腔が狭小化していたり，歯根と骨が癒着していたりしてはっきりとわからない場合は，バーで歯根と歯槽骨の間に歯根膜腔の代わりになるグルーブを形成してヘーベルを効かせる（⑬〜⑱，⑲〜㉓）．特に上顎では歯根を上顎洞に落とし込まないためにもこの処置は重要．
④単根歯であっても，歯根の癒着や彎曲があって抜けないときはバーで分割する（㉟〜㊳）．
⑤複根歯の残根は迷わず最初から分割する（㉘，㉙〜㉞）．
⑥複根歯で歯根の開大や彎曲がある場合は，鉗子でもヘーベルでも難しい場合がある．この場合はヘミセクション，トリセクションの要領でバーで歯根を分割して単根化して抜歯する（㉘，㉙〜㉞）．歯根分割時に，歯冠高が十分に残っていて分岐部までが遠く分割が困難な場合は，まず歯頸部で歯冠と歯根を分割して残根状態にしてから分岐部を狙うと簡単である（㊴〜㊷）．

単根歯でも歯根分割が有効なことがある㉟〜㊳

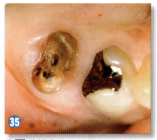
㉟5┘残根歯．

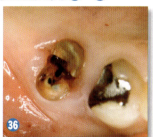
㊱タービンで近遠心方向に分割する．

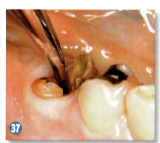
㊲分割溝にヘーベルを挿入して回転させると，各片は動揺する．

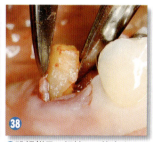
㊳残根鉗子で把持して抜去する．

歯冠を歯頸部でカットして残根状態にして歯根分割する㊴〜㊷

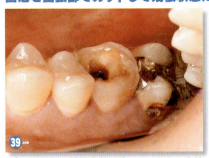
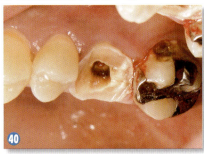
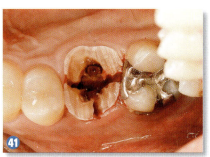

㊴⁶̄ 歯冠部の外周歯質が残っているため分岐部まで遠い．
㊵歯頸部で歯冠をカットして残根状態にする．
㊶歯根を3分割する．

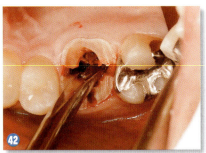

㊷分割溝にヘーベルを挿入して回転させると，各片は動揺する．

7．ヘーベル抜歯のトラブル

1．滑脱による損傷
　根尖側への力の入れすぎ．口底，歯肉，口蓋などを損傷する．反対の指を添えて防ぐ．
2．歯肉，歯槽骨の損傷
　暴力的抜歯，ヘーベルの誤った使い方

3．歯根の押し込み
　上顎洞内への落とし込み，下顎管の損傷

※これらはいずれもヘーベルの先端がきちんと歯根膜腔に入っておらず歯根をヘーベルで押し込むことにより起こる．

文　献
1）斉藤　力編：動画とイラストで学ぶ抜歯のテクニック．医歯薬出版，東京，2005．
2）野間弘康，金子 譲：カラーアトラス 抜歯の臨床．医歯薬出版，東京，1991．
3）山根源之，外木守雄：抜歯がうまくなる臨床のポイント110．歯界展望別冊，医歯薬出版，東京，1999．

下顎埋伏智歯

堀之内康文

概　略

　下顎埋伏智歯抜歯は，難度が高く，トラブルの多い処置だと思われているが，切開，剥離，縫合などの基本手技をきちんとマスターし，安全に抜歯するためのポイントがわかれば必ずしも手を出してはいけない抜歯ではない．多少時間がかかっても，自分で抜歯できるようになっておきたい手技である．

　下顎の埋伏智歯抜歯では下歯槽神経や舌神経の麻痺を起こしやすいと考えられているが，バーの先端を直視しながら歯冠分割し，歯根を根尖側に押し込まないようにヘーベルを上手に使えば必ずしもその頻度は高くはない．

1．X線写真の読影

　X線写真の読影については，以下の点に注意する（❶，❷）．
①埋伏歯
・埋伏の深さ：分割時にバーが届く深さかどうか
・第二大臼歯遠心部でのアンダーカット量
・歯根の状態：根の数や歯根の長さ，彎曲，肥大，開大，骨の抱え込みなどの有無．ただし歯根の頬舌的彎曲はX線写真ではわかりにくい
②下顎管との関係
　歯根膜腔，歯槽硬線，下顎管壁の3つを確認する．
　これがはっきりと確認できる場合は，X線上に重なっていても歯根と下顎管は頬舌的にずれている．
　立体的な位置関係を把握したい場合はCT撮影する．冠状断像と矢状断像が参考になる（❸，❹）．

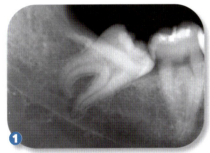 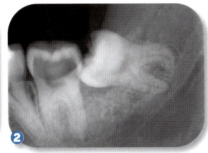

X線写真読影のポイント❶❷
　歯根膜腔・歯槽硬線・下顎管壁の消失の有無をみる！

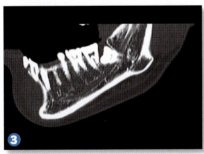 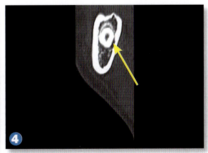

❸矢状断像　　❹冠状断像
　　　　　　　矢印は下顎管．

CT撮影画像❸❹
　下顎管と歯根の3次元的位置関係の把握のためにCT撮影が有用．

2. 浸潤麻酔

可動粘膜にゆっくりと注入すると，組織内圧の上昇が緩衝されて痛みが軽い（❺〜❼）．

浸潤麻酔でカートリッジ2〜3本を注射し，15分程度待てば完全埋伏智歯でも浸潤麻酔と歯根膜腔注射だけで十分抜歯可能であり，伝達麻酔は必要ではないことが多い．

浸潤麻酔の位置❺〜❼
- 可動粘膜部にゆっくりと浸麻　・浸麻と歯根膜腔注射で抜歯可能　カートリッジ2〜3本

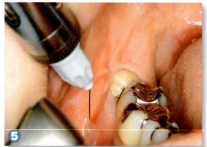
❺頬側歯肉頬移行部

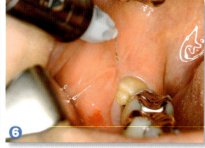
❻遠心部

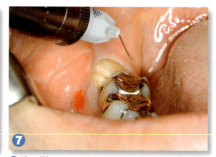
❼舌　側

3. 歯肉切開

①遠心切開（❽）
遠心切開線は指で触診して骨のある部分に設定する．第二大臼歯の頬舌的中央部から骨の上を後外側に向かう．そのまままっすぐ後方（遠心）へ延ばすと舌神経を損傷しやすい．臼後部歯肉は厚いので必ずしも一気に骨膜まで切開しなくてもよい．最初の切開創の最深部で切開を追加する．

②頬側縦切開（❾）
固定されている歯頸部側から歯肉頬移行部へ向けて切開する．

左側の抜歯の場合，縦切開も遠心切開も可動粘膜側から開始することが多いので，この場合は指で切開する方向とは逆向きの力を粘膜に加えて可動粘膜を固定し，緊張させて切開するときれいに切開できる（❿，⓫）．

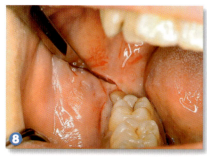

遠心切開❽
手指で臼後部の骨を触知して，骨のある部分を頬舌的中央部から外側に向かう．決して真後ろに向かわないよう注意する．

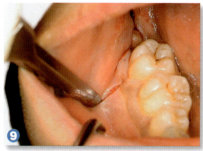

頬側縦切開❾
頬側縦切開は第二大臼歯の近心頬側隅角部に設定し，歯頸部から開始する．歯肉弁への血流を確保するため，歯肉頬移行部側が広くなるように設定する．

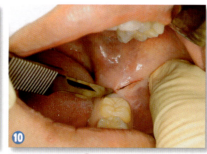

左側遠心切開❿
遠心の可動粘膜部から切開を開始する場合は，手指で粘膜を緊張させて開始する．

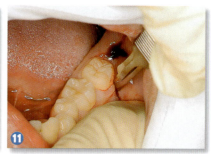

左側頬側縦切開⓫
歯肉頬移行部側から切開を開始する場合は，手指で粘膜を緊張させて開始する．

4. 骨膜剝離，歯肉弁の挙上

骨膜剝離は，頬側縦切開の歯肉頬移行部から開始すると，骨膜と骨の結合が緩いので，容易に確実に骨膜下に入ることができる（⑫）．切開線の下端で骨膜下に剝離子を遠心に向けて挿入し，そのまま歯頸部側へ上がって歯頸部で剝離子を起こすと環状靱帯が露出する．歯頸部の環状靱帯を，メスを骨と平行にして骨面を滑らせてはじくように遠心へ向けて切離する（⑬）．付着が強くなければ剝離子で剝離してもよい．臼後部の歯槽頂部の骨面は粗面になっており，骨膜の付着が非常に強いので剝離するというよりメスで骨面から切離するという感触に近い．十分な広さの術野を確保できるように剝離することが大切（⑭）．

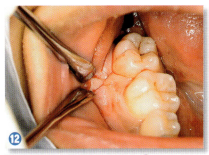
骨膜剝離・歯肉弁の挙上⑫
骨膜剝離は，切開の最下端（歯肉頬移行部側）から開始する．この部分は骨膜と骨の結合が緩く，確実に骨膜下に入ることができる．歯頸部側から開始すると環状靱帯の付着が強く，歯肉弁の角部が傷みやすい．

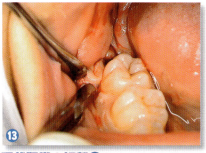
環状靱帯の切離⑬
歯頸部の環状靱帯は，メスを骨と平行にしてはじくように切離する．

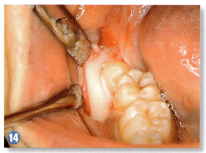
歯肉弁の挙上，歯冠の露出⑭
遠心側の臼後部も十分に剝離して，広い術野を確保する．

5. 被覆骨削除，歯冠の露出

タービンまたはマイクロモーターで埋伏歯の歯冠周囲の骨を削除する．骨の削除は，頬側は歯冠の最大豊隆部が露出するまで，遠心側は歯頸部が露出するところまで行う（⑮）．

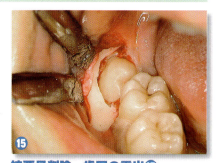
被覆骨削除，歯冠の露出⑮
歯冠の頬側最大豊隆部と遠心の歯頸部が露出するまで骨削除する．

6. 歯冠分割

歯冠分割に用いるバーは太めのほうが切削効率がよく，刃部の短いものが歯肉を損傷しにくく使いやすい．刃部の長いバーは歯肉を損傷しやすく，またゼックリアは破折しやすいので注意が必要（⑯，⑰）．

安全に，早く歯冠分割するためにバーの先端を見ながら分割する．分割幅を広く取り，分割溝を⑱～⑳のように設定するとバーの先端が直視できる．バー1本の分割幅であったり，深部にアンダーカットをつくらないためにタービンヘッドを遠心に倒して分割するとバーの先端が見えないため，分割に時間がかかり，またトラブルの元になる．第二大臼歯の遠心部に智歯が潜り込んでいてアンダーカットがある場合は，アンダーカットを解消するだけの歯質削除が必要であるから，バーの先端を直視して安全に分割することと，第二大臼歯遠心のアンダーカットを解消することを目的に最初から分割幅を広くする（㉑）．分割部の直下に下顎管があってもバーの先端を直視しながら切削すると下顎管を損傷することはない．バーの先端が歯質から大きく舌側に出てしまうと舌神経を損傷する恐れがあるので，バーの先端が見えるように頬側の分割幅を広く取り，バーが舌側に抜けないように直視しながら削除する．舌側歯質が見えにくいときには，歯冠を頬舌的に分割してまず頬側半分を除去すると舌側の歯質の限界とバーが見えやすい（⑱～⑳）．

歯冠分割と使用するバー⑯⑰

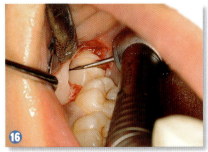

⑯タービンまたは5倍速コントラで歯冠を分割する.

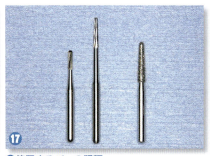

⑰使用するバーの種類
　左から，タングステンカーバイドバー#1557（金属冠除去用），インプラントバーXXL（ブラッセラー社，ヨシダ取り扱い），タービン用ダイヤモンドバー．ゼックリアは破折しやすいので使用しない．

歯冠分割時のポイント⑱〜⑳

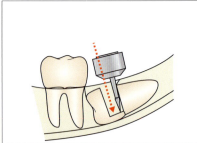

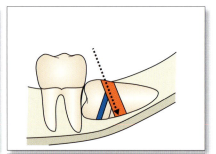

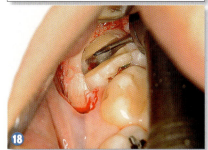

⑱分割の幅を広くしてバーの先端を見て分割

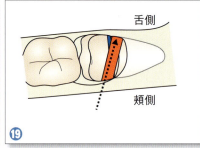

⑲見やすい方向に分割
　青線：従来の分割方向
　茶帯：バーの先端を直視しやすい方向
　　　　第二大臼歯遠心のアンダーカットが
　　　　解消されるように分割幅を広くする

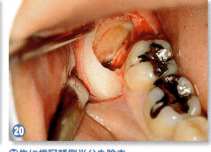

⑳先に歯冠頰側半分を除去

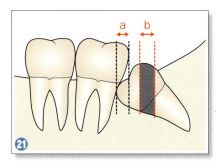

第二大臼歯遠心のアンダーカット分の歯質削除が必要㉑

a＜bでないと歯冠は出ない
　⇨初めから分割幅を広く取る
（堀之内康文：必ず上達 抜歯手技．クインテッセンス出版，2010[3]．より引用）

7. ヘーベルによる歯根の脱臼

①頬側グルーブを形成して脱臼（㉒〜㉘）

ヘーベルは歯根の軸に一致するように入れることが大事だが，水平埋伏歯では歯軸方向にヘーベルを入れることが困難な場合が多い．また歯根が下顎管に近い場合はヘーベルを歯軸に沿って挿入すると歯根を押し込んで下顎管を圧迫して知覚鈍麻を生じやすい．これを避けるためには，歯根を絶対に根尖側へ押し込まないヘーベルの使い方が必要である．

歯と頬側皮質骨との境目に，歯冠分割面側から歯根側に向かうようなグルーブを形成してヘーベルを作用させる．バーを垂直に立ててグルーブを形成する．グルーブの幅はバー1本分よりもやや大きく，埋伏歯の最大豊隆部より深いところまで形成する．形成したグルーブにヘーベルを真上から挿入して，歯根が前方へ移動するようにヘーベルを回転させる．このときヘーベルのエッジ（先端ではなく脇）をうまく利用する．グルーブの幅が広すぎたり深さが最大豊隆部より浅かったりすると，ヘーベルが空回りするので上手に形成する．エッジが歯根にひっかかりにくいときには，歯根側面にヘーベルのエッジを引っかけるためのグルーブを形成するとよい．

頬側グルーブによる歯根の脱臼㉒〜㉘

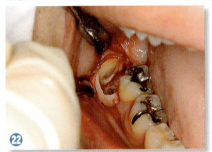

㉒歯冠分割，除去後．

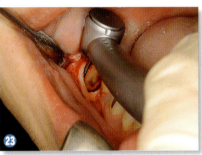

㉓歯根と骨の境目にバーで，最大豊隆部を越える深さのグルーブを形成する．

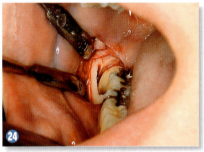

㉔形成された頬側グルーブ．

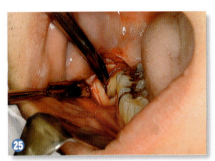

㉕形成されたグルーブに上からヘーベルを挿入する．歯軸方向ではないことに注意．

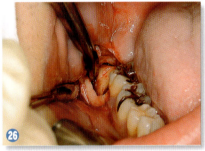

㉖歯根が前方に動くようにヘーベルを回転させる．

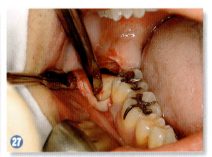

㉗ヘーベルのエッジで歯根は前方に脱臼する．

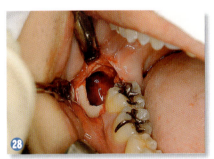

㉘抜歯後．歯根を根尖方向に押し込まないので下歯槽神経の圧迫は起こらない．

②背面グルーブの形成(㉙, ㉚〜㉟)

歯冠のほうが根尖よりも深い位置にあるような"逆立ち"した埋伏状態の場合は,歯軸方向にヘーベルを入れることは困難であり,また頰側グルーブでも脱臼しにくいことがある.この場合は歯根背面にグルーブを形成しヘーベルを裏向きに挿入して,骨を支点にしてヘーベルの把持部を遠心に倒して前方へ脱臼させる.

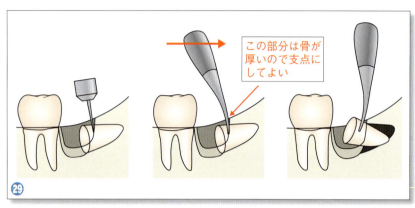

背面グルーブによる歯根の脱臼㉙

ヘーベルが歯軸方向に入らない場合
①歯根の背面の骨を削除し歯根を一部露出させる.
②歯根の背中にグルーブを形成し,
③ヘーベルを裏向きに使って,
④歯根を前方へ出す.
(堀之内康文:必ず上達 抜歯手技. クインテッセンス出版, 2010[3]. より引用)

歯根を分割せずに抜歯―背面グルーブによる歯根の脱臼㉚〜㉟

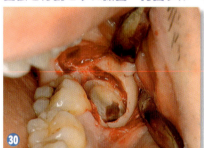
㉚歯冠分割後.

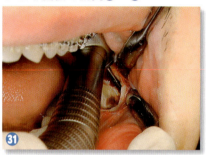
㉛バーで歯根の背面にヘーベルを挿入するグルーブを形成する.

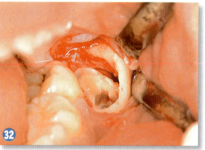
㉜歯根の背面に形成されたグルーブ.

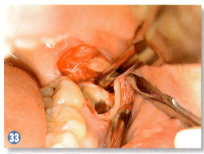
㉝ヘーベルを裏向きに使い,遠心の骨を支点にしてヘーベルのグリップを遠心に倒す.

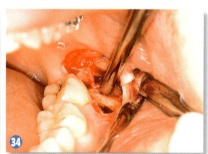
㉞歯根は前方に移動し,脱臼する.

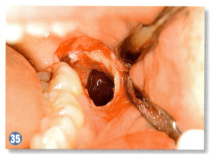
㉟抜歯後.

8. 歯根の分割

歯根の彎曲，開大があって歯根を分割する必要がある場合には，遠心根の上面から分割する（㊱，㊲）．歯冠分割後の断面の中央から分岐部を狙う必要はない．前述の背面グルーブを延長することで歯根を分割することができる．

この分割は深部に近心根があるだけで下顎管の損傷の危険はないので安心して分割してよい．分割後は，この分割溝に上方からヘーベルを挿入して下方の根（近心根）から先に抜去して次に上の遠心根を出す（㊳）．

根を2分割したら，頬側にグルーブを形成してヘーベルを使うか（頬側グルーブ），根分割のグルーブ内にヘーベルを裏向きに挿入して下方の根を前方に出す（背面グルーブ）（㊴〜㊼）．

簡単な歯根分割の方法 ㊱㊲

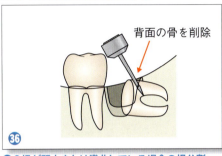
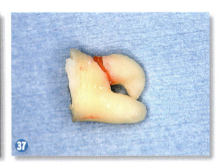

㊱ 2根が開大または彎曲している場合の根分割
・歯根の離開，彎曲があって歯根を2つに分割する必要がある場合には，図のように斜め上方から歯根を分割する．

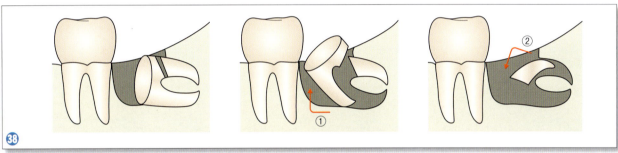

㊳ ①下の根（近心根）を先に抜去する．②下方の根から先に除去すると上方の根が下向きに出る．
（堀之内康文：必ず上達 抜歯手技．クインテッセンス出版，2010[3]．より引用）

歯根を上方から分割して抜歯――背面グルーブによる歯根分割と脱臼㊴〜㊼

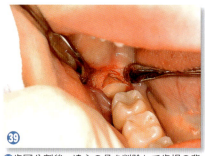
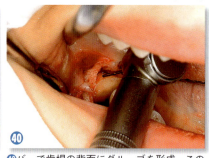
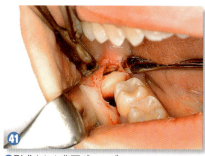

㊴歯冠分割後．遠心の骨を削除して歯根の背面を露出させる．

㊵バーで歯根の背面にグルーブを形成．このグルーブにより歯根は分割される．

㊶形成された背面グルーブ．

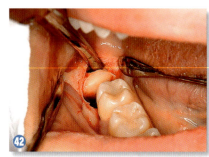
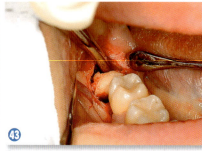
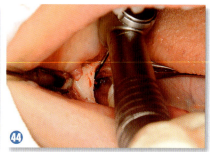

㊷ヘーベルを裏向きに使い，遠心の骨を支点にしてヘーベルのグリップを遠心に倒す．

㊸下の根（近心根）が前方に引きずり出された．

㊹上の根（遠心根）に対して頰側グルーブを形成する．

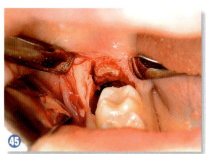
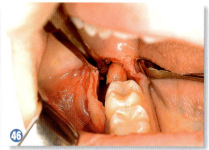
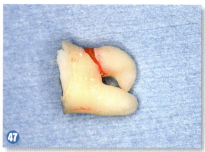

㊺形成された頰側グルーブ．

㊻彎曲した上の根（遠心根）は下向きに脱臼する．

㊼抜去歯．歯根分割なしでは脱臼しなかったと思われる．

文 献

1) 野間弘康，金子 譲：カラーアトラス 抜歯の臨床．医歯薬出版，東京，1991．
2) 山根源之，外木守雄：抜歯がうまくなる臨床のポイント110．歯界展望別冊，医歯薬出版，東京，1999．
3) 堀之内康文：必ず上達 抜歯手技．クインテッセンス出版，東京，2010．

切開法

堀之内康文

概　要

　切開は手術の最初のステップであり，切開線の位置，形などの設定や切開手技そのものの巧拙が，手術のしやすさ，創の治癒，術後の審美性等に大きく影響するので重要である．切開については，"切開が小さいほど手術がうまい"，"切開が大きいと腫脹が大きく，痛みも強い"等の誤解がある．切開が小さいために十分な視野，術野が確保されていないと手術がしにくくて時間がかかったり，周囲の組織を損傷してかえって侵襲が大きくなり，トラブルが起こりやすくなる．上手になるまでは，やや大きめに切開したほうがよい．

1. メスの種類

　一般的に用いられるメスの種類は以下の3種類である（❶）．
①尖刃刀（せんじんとう）(No.11)
　歯肉膿瘍や小さくて繊細な切開，可動部軟組織の生検などの際に用いる．基本的には突き刺して使うメスであり，骨に当てて使うことは少ない．
②彎刃刀 (No.12)
　歯肉溝内の切開や陥凹部，最後方歯の遠心歯頸部切開など，アンダーカット部や他のメスで到達できない部分に使用する．
③円刃刀 (No.15)
　切開全般に最も頻用されるメスで，ほとんどの切開に用いる．このメスは刃先を立てて先端で切るのではなく，メスを寝かせて刃の丸くなった部分（メスの腹）で切る．
　円刃刀 (No.15C)
　No.15よりやや小さく，先端も尖り気味．細かい切開に用いる．

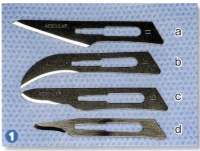

メスの使い分け❶
a：No.11尖刃刀．
b：No.12彎刃刀．
c：No.15円刃刀．
d：No.15C．

2. メスの持ち方

　メスの持ち方は，口腔内の手術はすべてペングリップ（❷）でよい．円刃刀は少し寝かせて腹（刃のカーブ状になった部分）で切る．刃先を立てすぎないように注意する（❸）．

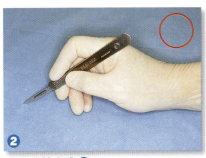

メスの持ち方❷
　口腔内切開はペングリップ．薬指や小指でレストをとる．No.15のメスは，少し寝かせて刃先の丸い部分（腹）で引いて切る．

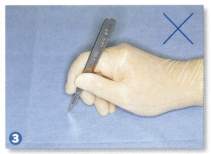

メスの使い方❸
メスが立ちすぎている誤った使い方．

3. 切開線の種類

　口腔内手術で多用される切開線は，Wassmund（ワスムント）の歯頸部切開（❹），Partsch（パルチ）の弧状切開（❺）である．

　粘液嚢胞切除，軟組織腫瘤切除，骨隆起切除等の手術毎の具体的な切開線，切開方法については各手術の項を参照されたい．

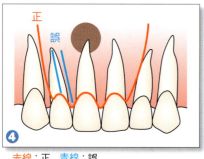
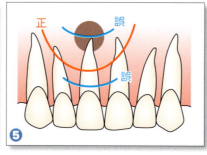

ワスムントの歯頸部切開❹
①縦切開は隅角部．中央部は退縮しやすい．
　乳頭部は不潔域，脆弱．
　血流を考えて歯肉頬移行部側を広く．
②歯頸部に沿う．退縮しやすいので注意．

パルチの弧状切開❺
・骨欠損の上に切開線がこない．
・弧状切開は歯頸部から5 mm程度離す．

赤線：正，青線：誤．
（杉崎正志編：切開と縫合の基本と臨床．ヒョーロン，2003[1]．を改変）

4. 切開線を設定する際の注意点

　あらゆる手術の切開に共通するのでよく理解しておく（❻）．
①重要な解剖学的構造を損傷しない位置，方向に設定する（❼）
②歯間乳頭部などの不潔域に設定しない（❹）
③歯頸部からの縦切開は隅角部に設定する（❹）
④歯肉弁の血流を考えて弁の基部を広くする（❹）
　歯肉弁の先端が血流不足になって，壊死や治癒の遅延がないように，十分な血流を確保するために歯肉頬移行部側の基部を広くする．

⑤骨の裏打ちのある部分に設定する（❽）
　術前から骨欠損があったり，術後に骨欠損を生じる部分の直上には設定しない．
⑥十分な視野，操作性がとれる大きさにする
　切開を小さくして侵襲を小さくすることは大切だが，手術しにくく時間が長くなるようではかえって侵襲は大きくなる．
⑦弧状切開は歯頸部からは5 mm以上離す（❺）
　歯肉に弧状切開を加える場合，歯頸部側の歯肉の血行と縫合のしやすさを考えて歯頸部から5 mm以上離して設定する．上手になれば3 mm程度でも可．

①重要な解剖学的構造を損傷しない
②不潔域に設定しない
③血流を考えて基部を広く
④骨のある部分に設定
　縫合時にも骨欠損部の上に縫合がこない
⑤十分な視野，操作性がとれるように
⑥縫合が可能かどうかも考慮
❻

切開線の設定の原則❻
・必要にして十分な大きさの切開
・うまくなる前はやや大きめに

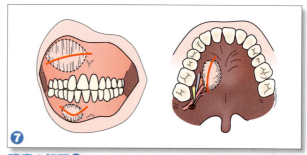

膿瘍の切開❼
血管，神経を横切らない．歯列に平行に．

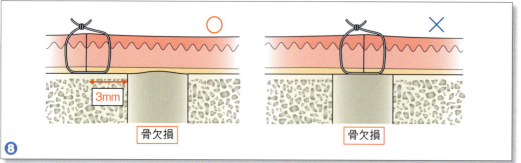

切開線の設定❽
骨のないところに切開線，縫合がこないよう注意．術後の骨欠損も想定して設定する．

5. 上手な切開のポイント

実際に切開する際には，下記のようなポイントに注意する（⑨）．

①切開線を記入する（⑩，⑪）

切開線が長い場合や可動粘膜を正確に切開したい場合には，浸潤麻酔注射の前にピオクタニンで切開線を記入する．浸潤麻酔後では粘膜が変形して正確ではなくなる．

②不動粘膜から可動粘膜へ向けて切開する（⑫，⑬）

可動粘膜から切り始めるとメスの刃とともに粘膜が動いて，きれいな切開線になりにくいので，不動側（歯頸部）から可動部へ向って切開する．歯頸部縦切開は歯頸部から開始する．

③可動粘膜から開始する場合は，テンションを加えて粘膜を緊張させる（⑭，⑮）

部位的にやむをえず可動粘膜から始めるときには，反対側の手で粘膜を切開方向とは逆方向に緊張させて固定する．粘膜を固定しておかないと，メスと一緒に粘膜が動いてきれいな切開線にならない．口唇や頰粘膜部の切開の場合，術者または助手の手指で粘膜を翻転させて，緊張させる（⑯）．

④粘膜に対してメスの角度を直角にする（⑰）

メスが粘膜面に対して斜めになると表面の薄い部分が血行不良となり治癒が遅れる．

---

⑨
- ①不動部から開始する
- ②可動部から開始する場合は粘膜を指で固定
- ③口唇，頰粘膜は翻転緊張
- ④メスはNo.15を多用
- ⑤No.15はメスを寝かせて
- ⑥ゆっくりと切開
- ⑦骨の表面をメスでなぞるように
- ⑧薄い組織は直接骨に当てる
- ⑨厚い組織は最深部で2度切り可

上手な切開のコツ⑨
早くなくてよいので，ゆっくりと．

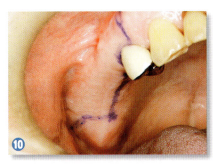
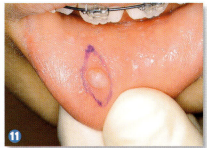

切開線を記入する⑩⑪

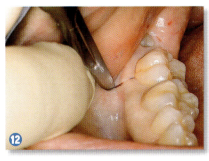
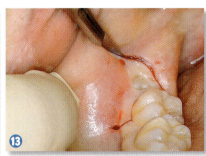

切開線の開始点⑫⑬
粘膜切開は不動部から開始する．

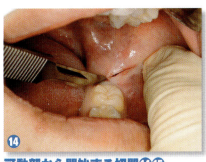
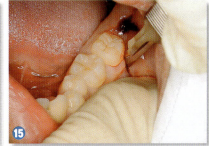

可動部から開始する切開⑭⑮
可動部から始める場合は，手指で粘膜を固定，緊張させて開始する．

口唇の切開⑯
術者または助手に手指で口唇を翻転させて粘膜を緊張させる．

⑤メスの刃先で骨面をなぞるようにゆっくりと，引いて切る（⑱）

メスの運びは，ぎざぎざに行ったり来たりしないで，同じスピードでゆっくりと，メスの刃先で骨面をなぞるように手前に引きながら切開する．素早く切開するのが上手というわけではない．No.15はやや寝かせて腹で切る．

⑥刃先を骨に押し付けすぎない

メスの刃先を不必要に強く骨に押し付けない．力を入れすぎると，滑って思わぬ事故を起こす．

⑦薄い組織は骨膜まで一気に，厚い組織は2度切り可

厚い組織は2度切りしてもよいが，最深部で切り足して切開線が1本になるようにする．深部に何本も切開線が入ると組織の損傷が大きくなるので注意（⑲，⑳）．

⑧見えない部分を，見えない状態で切らない

切開の際の最も重要な原則．見えていない部分を盲目的にメスやはさみで切開，切離してはならない．血管や神経を切断してトラブルのもとになる．深部膿瘍の切開などでは粘膜をメスで切開したあと，見えない部分，深部はペアンやモスキートで鈍的に開く．

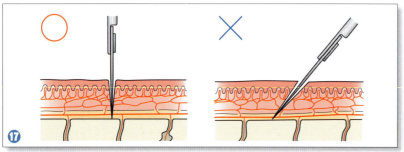

メスの角度⑰
○：粘膜に対して直角に切開．　×：血行不良に陥り，治癒が遅れる．
（野間弘康，金子 譲：カラーアトラス抜歯の臨床．医歯薬出版，1991[2]．より引用）

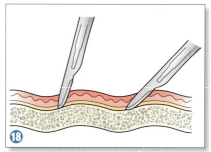

メスの使い方⑱
No.15のメスは少し寝かせて，ゆっくりと骨表面をなぞるように刃先の丸い部分（腹）で引いて切る．
（矢島安朝ほか編：はじめてのインプラント治療．歯界展望別冊，医歯薬出版，2008[3]．より引用）

切開線の設定の原則⑲⑳

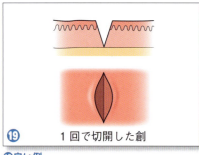

⑲ 1回で切開した創

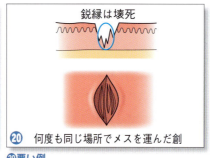

⑳ 何度も同じ場所でメスを運んだ創

⑲良い例　　**⑳悪い例**

・歯肉が薄い場合は，一気に骨膜まで
・軟組織が厚いときは，最深部で2度切りしても可
（矢島安朝ほか編：はじめてのインプラント治療．歯界展望別冊，医歯薬出版，2008[3]．より引用）

文　献

1） 杉崎正志編：切開と縫合の基本と臨床．ヒョーロン，東京，2003．
2） 野間弘康，金子 譲：カラーアトラス抜歯の臨床．医歯薬出版，東京，1991．
3） 矢島安朝ほか編：はじめてのインプラント治療．歯界展望別冊，医歯薬出版，東京，2008．

剝離法

概　要

　剝離は切開に続くステップで，手術対象を露出させて明示し，手術しやすい十分な広さの視野，術野を確保するという重要な意味がある．特に顎骨を扱う手術では正確に骨膜を剝離することができなければならない．乱暴な剝離操作は，歯肉弁の壊死や創治癒の遷延，皮下出血斑や瘢痕の形成による審美的問題などを引き起こすことがあるのでていねいに行う．手術がうまくなるまではやや大きめにフラップを挙上し，きちんと翻転して手術することが大事である．

1．剝離に用いる器具

①剝離子（❶）

　起子や剝離子（それぞれ骨膜用，粘膜用がある）を用いて行う．剝離子にはその先端部の大きさ，形態，鋭さ，彎曲の有無などの点でいろいろな種類があるので，手術部位，組織の厚さや硬さなどに応じて使いやすいものを用いる．剝離開始時には，先端は薄く，刃状のものが骨膜下に入りやすい．いったん挙上したら，骨膜の損傷を避け，効率よく剝離するために先端が鈍でやや大きめのものを用いる．

②剝離子以外の剝離器具

　鋭匙，ペアン（先端が直），モスキート（先端が曲），剝離剪刀（直，曲）など．鋭匙は顎骨囊胞を骨から剝離して摘出する際に，ペアン，モスキート，剝離剪刀などは軟組織病変を周囲軟組織から剝離するときに用いる（❷，❸）．

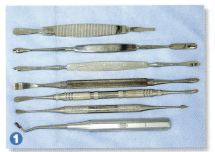

剝離子の種類❶

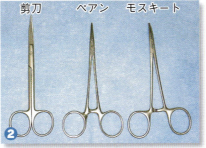

鈍的剝離に用いる器具❷❸

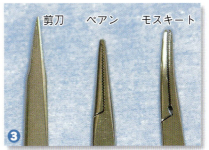

先端部の違いを理解する．モスキートは，先端が湾曲している．

2．上手な剝離のポイント

①骨膜の切開（❹）

　切開創を剝離子で開いて，骨膜が確実にメスで切開されているかどうかを確認する．
　骨膜が完全に切開されていない場合にはメスで切開し直すか，先端が鋭利でメスに近いタイプの剝離子で切開線をなぞって骨膜を確実に切開する．

②剝離は骨膜と骨の付着の弱いところから開始する（❺）

　フラップの辺縁を損傷することなく確実に骨膜下に入るために，骨と骨膜の結合の弱いところから開始する．歯肉の縦切開の場合は，歯肉頰移行部，可動粘膜側が骨と骨膜の結合が緩く剝離しやすいのでここから始める．

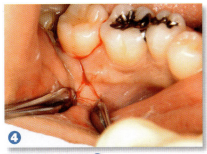

骨膜切開の確認❹
　骨膜が切開されていると平滑な骨表面が露出する．

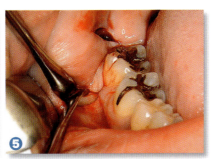

剝離の開始部位❺
　歯肉の縦切開は可動粘膜部が骨と骨膜の結合が緩く，確実に骨膜剝離しやすい．

③剥離子の向き（❹，❻）

剥離子の先端の向きに注意する．彎曲した先端部を骨面に向けて押し付けるようにして骨膜を剥離する．骨表面から先端を離さないようにして骨表面を擦るように進める．

ただし，剥離の部位や向きによってはこの原則を守りにくく，逆向きに使ったほうが剥離しやすいこともある．原則を踏まえたうえで逆向きに使っても構わないが，骨膜を損傷しないように注意する．

④剥離・翻転の実際

骨と骨膜の付着の緩い部分（歯肉頬移行部側）または歯肉の薄い部分で，確実に骨膜が切開されていることを確認し，骨膜下に剥離子を挿入する（❹）．彎曲した剥離子の先端を骨に押し付けるようにして骨膜剥離を進める（❺）．歯頸部の環状靱帯，抜歯窩，瘢痕組織，歯槽頂，臼後部の歯槽頂の粗面などの骨膜の付着の強い部位や癒着の強い部位は，剥離子で力まかせに引き剥がしたり，引きちぎったりしないでメスで切離するほうが組織の挫滅は少ない（❼，❽）．フラップの先端をピンセットで把持して剥離することを勧める書籍もあるが，薄いフラップの辺縁を握りつぶしたり，挫滅させやすいので剥離子2本で進めていく（1本でフラップを翻転させ，もう1本で剥離を進める）ほうが愛護的である（❾，❿）．

剥離が終了したら，フラップを翻転して視野，術野を確保する．翻転には剥離子や筋鉤を用いる．

（1）下顎埋伏智歯抜歯

歯肉頬移行部側の可動粘膜部から剥離を開始する．歯頸部は環状靱帯の付着が強いため，歯頸部から開始すると剥離が難しく，歯肉弁の角が傷みやすい．鋭利で薄い剥離子をまず最初に骨膜下に挿入し，歯頸部側に剥離を進める．付着の強い環状靱帯部は剥離子で剥離してもよいが，メスを寝かせて使って切離する（**241頁参照**）．

（2）歯根嚢胞摘出術

弧状切開は弧の中央部の歯肉の薄い部分から開始する．歯肉が薄くメスでの骨膜切開がしやすく，その確認もしやすいからである（⓫）．

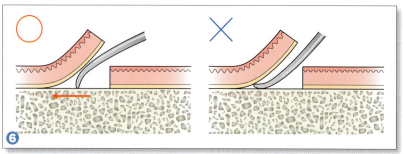

正しい剥離子の使い方❻

・彎曲した先端を骨に向けて
・先端で骨をなぞるように
・引き剥がすのではなく，押して剥がして，起こす

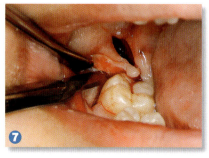
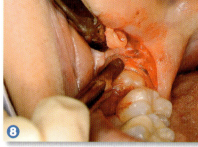

メスによる切離❼❽

付着の強い部分（❼環状靱帯，❽下顎臼後部）はメスで切離したほうが組織の挫滅は少ない．

剥離子2枚で剥離，挙上，翻転する❾❿

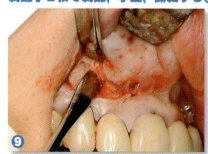
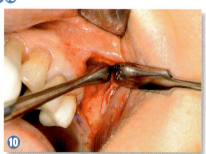
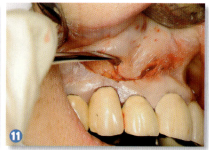

❾歯根嚢胞摘出術の剥離　　❿サイナスリフトの剥離

歯根嚢胞の剥離⓫

パルチの弧状切開は弧の中央部の歯肉の薄い部分から開始すると剥離しやすい．

(3) 顎骨囊胞摘出

鋭匙先端の刃状の部分を骨面に押し当てて，丸くなっている背面で囊胞壁を持ち上げるように剝離する．逆向きに使うと囊胞壁が破れやすい（⑫）．

⑤**鈍的剝離**

軟組織内病変や血管，神経などを周囲軟組織から剝離して摘出あるいは露出させる場合（粘液囊胞の摘出，温存する目的での神経や血管などの露出）には，ペアン，モスキート，剝離剪刀などを使って剝離を進める．

ペアン，モスキート，剝離剪刀は先端を組織内に挿入し，組織内で先端を開くことにより組織を分離させる（この操作を鈍的剝離という）（⑬〜⑮）．

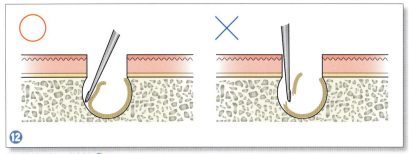

顎骨囊胞の剝離⑫

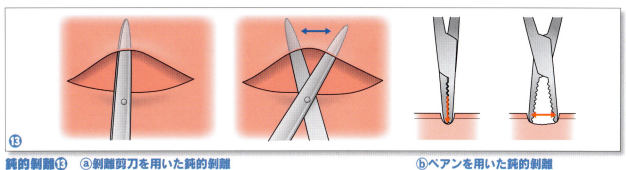

鈍的剝離⑬　ⓐ**剝離剪刀を用いた鈍的剝離**　　　　　　　　ⓑ**ペアンを用いた鈍的剝離**
組織の中へ先端を進めて組織内で開く．

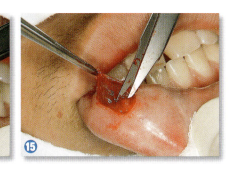

粘液囊胞の鈍的剝離⑭⑮
組織の中へ先端を進めて組織内で開いて周囲組織と分離する．

縫合法

堀之内康文

概　要

縫合は創の治癒，瘢痕の審美性等に大きく影響することから，手術の総仕上げといってもよい重要な基本手技である．糸結びは，結び目だけを見ても実際には結べるようにはならないので，指の動きをstep by stepで示す（253，254頁参照）．

縫合の原則

①止血を確認して縫合する
②死腔をつくらない
③組織を愛護的に扱う
④糸を強く締めて無理やり創を閉じてはならない．接触している創縁同士を固定するつもりで縫合する

1．針の断面の種類と使い分け（❶）

丸針と角針がある．丸針は薄い組織，脆弱な組織の縫合に，角針は断面の角部で組織が切れるので厚い組織，硬い組織の縫合に用いる．角針には三角針と逆三角針があるが，三角針では糸を締めたときに組織が切れやすいので逆三角針を使う．

2．針の彎曲の種類（❷）

弱彎（3/8）針もよく使われているが，口腔内の縫合では強彎（1/2）のほうが縫いやすい．

3．縫合糸の種類と使い分け（❸）

縫合糸の種類の分類に，①吸収性か非吸収性か，②天然糸か合成糸か，③単一線維（モノフィラメント＝1本の線維）か多線維（ポリフィラメント＝複数の線維を編んだり，縒ったりして1本の糸にしたもの）かの3つがある．
頻用されるナイロン糸と絹糸の特徴は，

①絹　糸：抗張力が強い，腰が軟らかく扱いやすい，結びやすくほどけにくい，組織反応が強い，食渣が付着しやすく不潔になりやすいなど，一般的によく使われる．
②ナイロン：摩擦が少なく緩みやすい，きつく結ぶと組織が切れやすい，組織反応が弱い，単一糸であることから食渣が付着しにくいなどであり，審美的に重要な部分や感染させたくないときに使用する．手術の内容や部位，縫合する組織，抜糸までの期間などで使い分ける．

針の付いていない糸（切り糸，バラ糸などとよぶ）と針と糸がつながっている針付き糸がある．

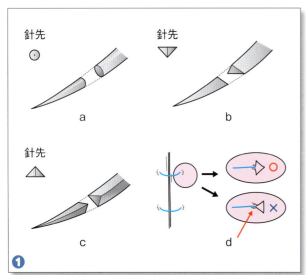

縫合針の種類❶
a：丸針．薄い組織，脆弱な組織．　b：角針．厚い組織，硬い組織．　c：逆三角針．　d：角針は組織が切れやすい（→）．
（河奈裕正ほか：インプラントに役立つ外科基本手技．クインテッセンス出版，2000[1]．より引用）

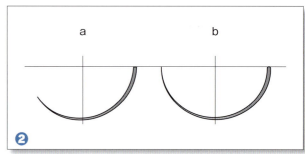

丸針の彎曲❷
a：弱彎（3/8）　b：強彎（1/2）

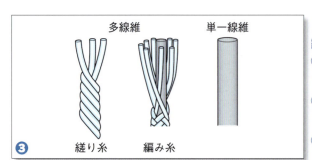

縫合糸の種類❸
①吸収性か非吸収性か
　吸収性：バイクリル，デキソンなど
　非吸収性：絹糸，ナイロン
②天然素材か合成素材か
　天然素材：絹糸，カットグットなど
　合成素材：PDS，ナイロンなど．合成素材は組織反応が少ない．
③単一線維か多線維か
　多線維の糸は不潔になりやすい．

4. 縫合に用いる器具

①持針器（❹, ❺）

ヘガール，マチュー，カストロビージョなどのタイプがある．口腔外科の分野ではヘガールが，ペリオの分野ではカストロビージョが頻用される．それぞれに特徴があるので使い慣れたタイプを使用すればよい．本書ではヘガール型の使い方について説明する．

指輪に拇指と薬指を入れ，中指は薬指の指輪に添え，示指は軽く伸ばして軸に添えて軸を固定する（❻）．

②ピンセット（❼, ❽）

マッカンドーとアドソンがよく使われる．それぞれに先端部にツメの付いた有鉤とツメのない無鉤がある．マッカンドーのほうが縫合針をつかみやすい．一般的には無鉤が用いられる．有鉤は創の辺縁をつかんでも組織が挫滅しにくいので，組織をしっかり把持したいときに用いる．縫合の際には歯科用ピンセットは用いない．

③ハサミ

縫合糸を切るためのハサミは小さな先の細いもの（眼科用剪刀など）が使いやすい．

持針器の種類❹❺

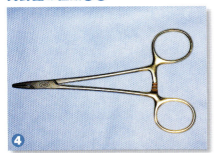
❹ヘガール

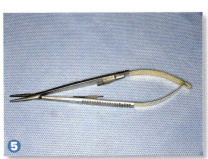
❺カストロビージョ

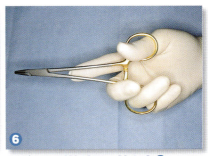
❻ヘガール型持針器の持ち方❻
指輪に拇指と薬指を入れ，示指は軸に添える．

ピンセットの種類❼❽

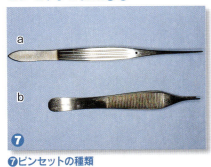
❼ピンセットの種類
a：マッカンドー．　b：アドソン．

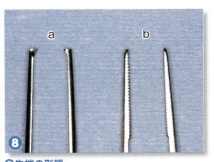
❽先端の形態
a：有鉤．　b：無鉤．

5. 針の持ち方（❾）

弾機孔（針穴）に近いほうから1/3の部分を，針と持針器が直角になるように持つ．

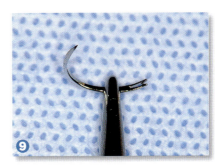
縫合針の持ち位置❾
弾機孔から1/3の部分を持つ．

6. 縫合の実際

①どこから縫うか（⑩，⑪）
　フラップを元に戻すときの目印になりやすい歯頸部や角部，ステップ部などをまず縫合してフラップがずれないようにする．長い直線の創はまず真ん中を縫う．

②針の刺入
　剝離側（フラップ側）から刺入するのが原則である．剝離側から針が粘膜表面に対して直角になるように刺入する（⑫，⑬）．角度が浅くなると骨膜をきちんと拾うことができないため糸を締めると組織が切れやすくなるので骨膜にきちんと針を通すことが大事（⑭-a）．

③針の出し方
　上手になるまでは剝離側でまず1回針を出す（⑭-b）．きちんと針を出さずに反対側の組織まで一気に通そうとすると組織が切れたり，反対側のフラップの骨膜を拾いにくい．反対側の組織を少し剝離しておいて骨膜に下から直角に針を通す（⑭-c）．針の彎曲の円周に沿うように針を動かして持針器で押し出す．針の先端部を持針器でつかんで引き出してはならない．

④創の合わせ方
　創面をきちんと合わせるコツは，①粘膜面に対して直角に刺入する，②骨膜まで拾う，③切開線から刺入点，針を出す点までの距離を等しくとる（創縁から2，3mm程度），④表面からの深さを等しくとる，⑤一度に両側の組織に針を通さないで片側ずつ針を通す，などである．
　糸の数が多すぎて糸の間隔が狭くなったり，糸を締めすぎると組織が虚血に陥り治癒が遅れる．

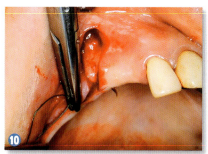
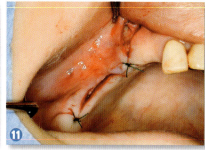

どこから縫うか⑩⑪
　フラップを元に戻す目印になるところから縫う（歯頸部，角部，ステップ部など）．
⑩，⑪サイナスリフト後の縫合：まず角部を縫合するとずれにくい．

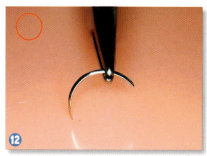
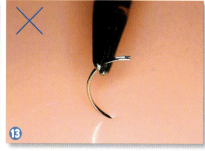

縫合針の角度⑫⑬
⑫刺入角度は直角（良）．
⑬刺入角度が浅い（悪）．

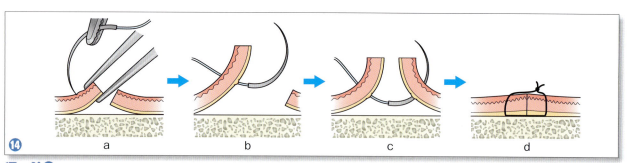

運　針⑭
a：剝離側から直角に刺入．　b：いったん針を出す．　c：反対側も少し剝離して両方とも骨膜を拾う．　d：閉創．結び目は一方向へ．切創上におかない．

7. 各種縫合法

絶対に創を開かせたくないとき，手術の内容，組織の厚さなどにより縫合法を使い分ける．

①単結節縫合と連続縫合
(1) 単結節縫合⑮：1回縫う毎に結んで糸を切る縫い方．
(2) 連続縫合⑰：糸を切らずに最後まで連続させた縫い方．狭い口腔内では連続縫合の頻度は高くないので紙幅の都合上割愛する．

②単純縫合とマットレス縫合
単純縫合は片側から刺入し反対側から出して結ぶ一般的に行われている縫合法（⑮）．通常は単純縫合でよいが，組織が薄い場合や，緊張が強い場合，絶対に創を開かせたくないときなど，組織の状態や手術の内容によりマットレス縫合法を行う．マットレス縫合は創面の密着面積が広いので創の治癒がよい．水平マットレス縫合（⑯）と垂直マットレス縫合（⑰）があるが，垂直マットレスのほうが創表面から深部まで密着し，接触面積が広いので一般的には垂直マットレス縫合を用いることが多い．

縫合の種類⑮〜⑰

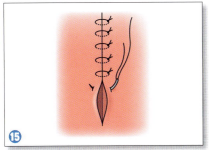

⑮単結節縫合

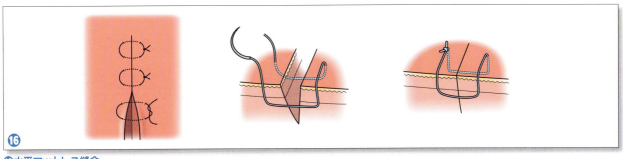

⑯水平マットレス縫合

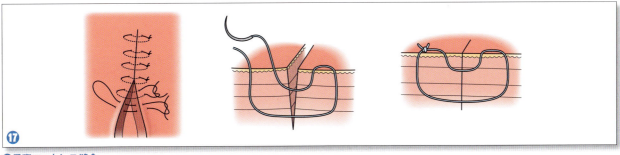

⑰垂直マットレス縫合

文 献
1) 河奈裕正ほか：インプラントに役立つ外科基本手技．クインテッセンス出版，東京，2000．

結紮法（糸結び）

堀之内康文

1. 糸が緩まないために

　左側の糸を右側に，右側の糸を左側に引くことにより糸が締まる（❶左）．これが守られず左側の糸を左側に，右側の糸を右側に引くと糸は交叉してからんでいるのみでいくら締めても閉まらないうえに糸が切れやすい（❶右）．反対方向に引くことが原則．手指結びでも器械結びでもこの原則を守って締まる方向に糸を引く（❷～❹）．

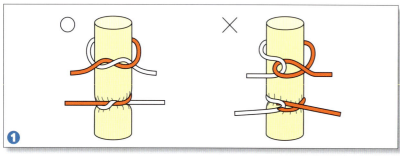

結びを締めるには❶
　右側の糸を左側へ，左側の糸を右側へ引く．糸を反対側へ引かないと締まらない．
（下間正隆：カラーイラストでみる外科手術の基本．照林社，2004[1]．より引用）

緩まない結び方❷～❹
　締まるのは手か糸が交叉したときである．
（下間正隆：カラーイラストでみる外科手術の基本．照林社，2004[1]．より引用）

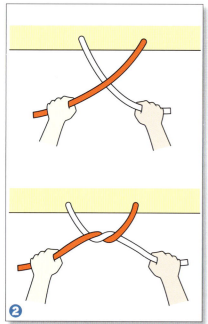

❷最初から手を交叉させて糸を持って引くと締まる．

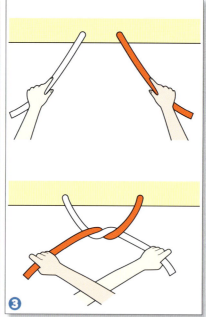

❸交叉させないで持つ場合は，手を交叉させて締める．

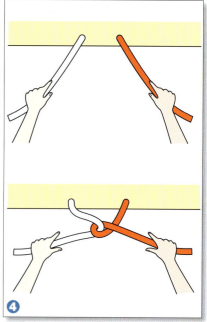

❹交叉させないで持ち，手を交叉させないで締めるとからむだけ．

2. 結紮法の実際

①手指結び（❺～⓱）
バラ糸（切り糸）での縫合時の結び方．

結紮法（手指結び）❺～⓱

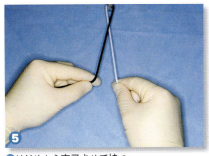
❺はじめから交叉させて持つ．

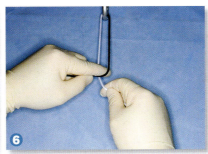
❻

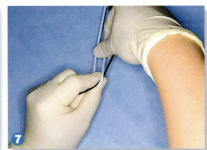
❼

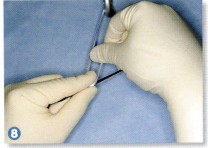
❽示指で輪の中を下へ押し出す．

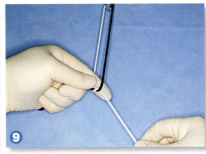
❾

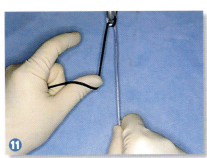
❿両方の示指で締める（1回目）．

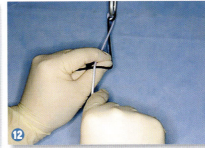
⓫

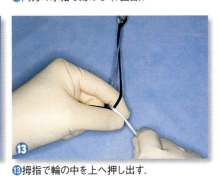
⓬

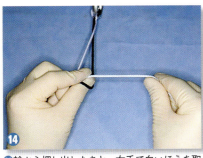
⓭拇指で輪の中を上へ押し出す．

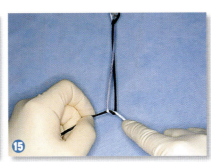
⓮輪から押し出したあと，右手で白いほうを取り直す．

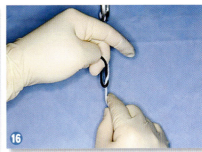
⓯

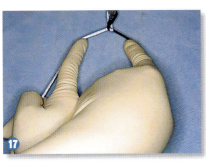
⓰

⓱手を交叉させて締める（2回目）．
以降にもう一度❺から❿を繰り返して締める（3回目）．

②器械結び（⑱～㉗）

　糸付き針での縫合時の結び方（バラ糸でもよい）．1本の糸で何度も縫うことができる．

結紮法（器械結び）⑱～㉗

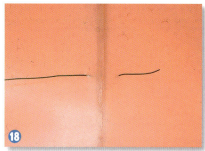
⑱右側の刺入点の近くに糸の端がくるまで左側に糸を引く．

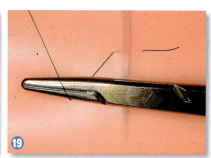

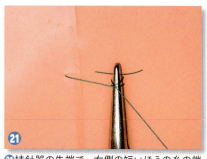
⑳糸の長いほうで持針器の先を2回巻く（できるだけ持針器の先端に近いところで糸をつかむ）．

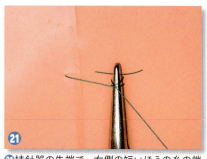
㉑持針器の先端で，右側の短いほうの糸の端をつかむ．

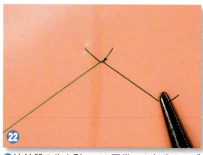
㉒持針器の先を引いて2回巻いた部分をはずす．

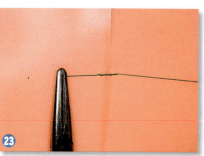
㉓持針器は右側の糸端をつかんでいたので左側へ引いて締める（❶参照）．

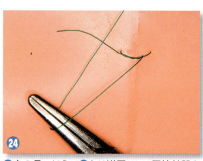
㉔糸の長いほうで⑳とは逆回りに1回持針器を巻く．

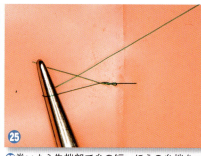
㉕巻いたら先端部で糸の短いほうの糸端をつかむ．

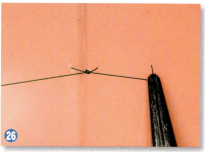
㉖つかんだあとに持針器を引いて巻きをはずして右側へ引く．

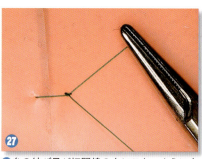
㉗糸の結び目が切開線の上にこないように右に寄せる．

文　献
1) 下間正隆：カラーイラストでみる外科手術の基本．照林社，東京，2004．

止血法

堀之内康文

概　要

手術には必ず出血が伴う．止血が十分でないと術野がよく見えないために正確，安全に手術することが難しくなる．また，止血したことが確認できなければ手術を終わることはできない．出血が少ないていねいな手術を心掛けるとともに，確実に止血できるように止血法をマスターしておきたい．なお，出血と止血の総論的内容，major surgery での血管結紮法の詳細については他書に譲り，ここでは外来小手術時の具体的な止血方法に絞って述べる．

1. 止血法の種類

止血法には次のようなものがあるが，基本は圧迫止血である．歯科，口腔外科領域の外来手術で失血死するほどの出血はないので，あわてないで落ち着いてまずガーゼで圧迫する．
① 血管収縮剤添加の局麻薬の注射
② 縫合：創縁を緊密に縫合
③ 圧迫：ガーゼ圧迫，歯周パック，止血床，ガーゼタイオーバーなど
④ 局所止血剤（材）の使用：止血用アドレナリン，スポンゼル®，アビテン®など
⑤ 電気メスでの血管凝固：凝固モード
⑥ レーザー照射：止血モード
⑦ 血管結紮（血管の断端を結紮する方法，周囲の軟組織と一緒に結紮する方法など）

2. 局所止血剤（材）（注：剤は薬剤，材は材料）(❶〜❺)

確実に止血することを目的に止血剤（材）を使うことがある．
① 血管収縮剤：止血用アドレナリン
② ゼラチン製材：スポンゼル®
③ 酸化セルロース：サージセル®
④ コラーゲン製材：アビテン®
⑤ 塩化第二鉄製剤：スタットジェル®
⑥ ワックス製材：ボーンワックス®
⑦ 圧迫用材：コーパック®，サージカルパック®

局所止血剤❶〜❺

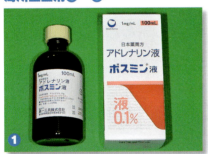
❶止血用アドレナリン

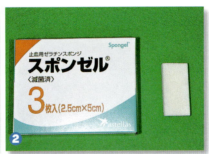
❷スポンゼル®

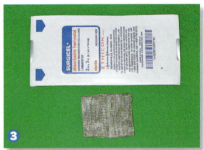
❸サージセル®

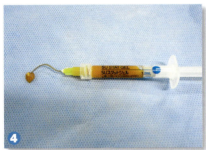
❹スタットジェル®

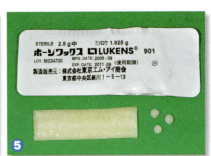
❺ボーンワックス®

3. 止血処置の実際

通常の抜歯であれば，特別な止血処置を施さなくても自然に止血する．手指で歯肉を頬舌的にはさんで創縁を歯槽骨に圧接する程度でよい．出血が多いときはまず出血点を確認する．生理食塩液で洗浄して吸引し，ガーゼで血液を拭いて出血点を確認する．出血の仕方から動脈性か静脈性かをみるが，動脈性であっても先ずすべき処置は圧迫である．ピンポイントで出血点を圧迫することが大事．

①軟組織からの出血の場合
（1）エピネフリン含有局所麻酔薬の注射（❻）

歯肉，粘膜など軟組織からの出血の場合，まず出血点周囲に注射してガーゼ圧迫する．

注射された局麻薬による組織内での血管の圧迫と，エピネフリンによる血管収縮作用の両方の効果に期待する．

（2）電気メス凝固，レーザー照射，ガーゼ圧迫

軟組織からの出血の場合，出血点を電気メスで直接凝固したり（❼，❽），ピンセットや鉗子で出血点を把持して通電して止血する（❾）．またレーザーを止血モードで照射する．

（3）歯肉弁などの広い面からじわじわと出る出血には塩化第二鉄製材（❹）の塗布も有効．

（4）歯肉弁を挙上した場合は戻して圧迫する．あるいは創縁を緊密縫合する．

複数の歯を抜歯した場合は，歯間乳頭部の縫合が効果的．歯頸部縦切開の場合は，歯肉頬移行部側の可動部縫合が不十分になりやすいので注意．

②骨（抜歯窩）からの出血の場合
（1）ガーゼ圧迫

抜歯窩からの出血の場合，ガーゼを抜歯窩に填入して圧迫止血する．ガーゼを延ばして端から順に抜歯窩の中に填入し抜歯窩全体をガーゼで満たす（❿，⓫）．圧迫がよく効くようにその上に小ガーゼを折って厚くしたものを置いて咬ませて20分程度咬んだままで待つ（⓬）．途中で頻繁にガーゼを除去して止血を確認するとなかなか止血しないので時間まで我慢する．このときガーゼを止血用エピネフリン液（❶）に浸し，軽く絞って填入すると効果的である．ガーゼを咬ませているのに出血が止まらないのは，出血点の圧迫が効いていないからである．ガーゼ塊を抜歯部の歯肉上に置いただけで圧迫しても，出血点の圧迫にはならない．必ず抜歯窩内にきちんとガーゼを填入して，出血点を確実に圧迫することが重要．

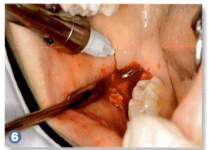

局所麻酔注射❻
出血点の周囲に血管収縮剤含有の局所麻酔薬を注射する．

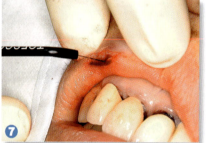

電気メスによる止血❼❽
❼口唇裂傷の電気メスによる止血

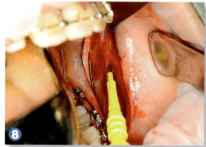

❽下顎枝矢状分割術の切開の電気メスによる止血

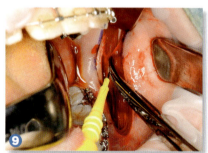

ペアンで把持❾
出血点をペアンでつかんで電気メスで通電する．

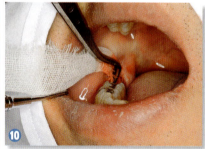

ガーゼ止血❿～⓬
❿ガーゼを延ばして端から抜歯窩にていねいに填入する．

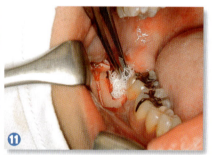

⓫抜歯窩をガーゼで満たす．

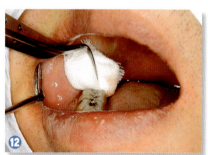

⓬抜歯窩に填入したガーゼの上に，別のガーゼを折って厚くし，抜歯窩を歯肉上から圧迫する．

（2）スポンゼル®塡入（⑬〜⑮）

スポンゼル®を抜歯窩に塡入して圧迫してもよい．スポンゼル®により血液粘度が上がるため止血しやすくなるが，直接的な止血効果はないので，ただ抜歯窩に入れるだけでは止血しにくいことがある．塡入したスポンゼル®をガーゼで圧迫すると効果的である．

（3）ガーゼタイオーバー（⑯）

ガーゼ圧迫でなかなか止血しない場合には，ガーゼタイオーバーする．抜歯窩にガーゼを塡入し，さらにその上に折り畳んだガーゼを置いて，そのガーゼの上を縫合する．縫合によりガーゼ圧迫が持続する．ガーゼ除去は早い場合は翌日，遅い場合は数日後にする．

（4）止血ノミ（⑰）

骨からの動脈性の出血の場合，出血点の骨面を止血ノミで挫滅させたり，小骨片を出血点に置いて槌打して出血点を目詰まりさせて止血する．下顎管からの出血の場合は，知覚鈍麻が出る可能性あるので注意する．

（5）その他の圧迫

複数歯の歯頸部からの出血や歯肉弁からの出血の場合コーパック®（⑱），サージカルパック®を用いて圧迫する．歯肉に直接パック（歯周包帯）してもよいが，圧迫が効かないようなら止血床と一緒に用いる．時間的に印象採得，石膏模型を作製する余裕があれば止血床を作製し，出血が予想される場合には，術前に作製しておいて内面にパック材を塡入して装着する（⑲）．

スポンゼル®の塡入による止血⑬〜⑮

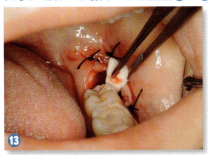
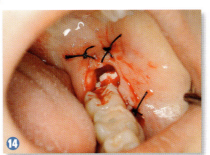
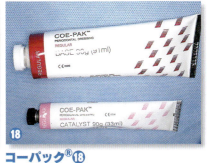

⑬⑭スポンゼル®を抜歯窩に塡入．

⑮スポンゼル®をガーゼで軽く圧迫すると効果的．

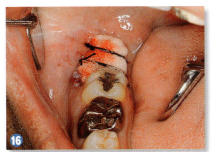
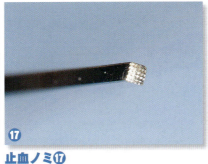

ガーゼタイオーバー⑯

止血ノミ⑰

骨からの出血の場合，止血ノミで骨を挫滅圧迫して止血する．ただし下顎管が近い場合は神経損傷の恐れもあるので注意．

コーパック®⑱

練和すると硬化する．

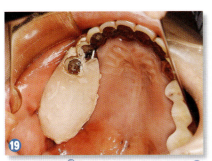

コーパック®と止血床による圧迫⑲（ミラー観）

印象採得して止血床を作製し，内面にコーパック®を置いて装着し圧迫する．

4. 後出血への対応の実際

血管収縮剤入りの局麻薬を注射し，血餅を除去をしたうえで術中出血と同様の処置を行う．

①局　麻
痛みがあると血圧上昇により出血が持続し，十分な止血処置をしにくい．無痛下に処置することと局麻薬による組織内での血管圧迫と，血管収縮剤の効果に期待して局麻する．

②血餅の除去
創部に寒天状またはゼリー状の血餅があることが多い（⑳）．この血餅が残っていては出血点が確認できないばかりでなく，圧迫も効かず止血効果は上がらない．局麻後にバキュームで吸引したり，ガーゼで拭いたり，鋭匙で掻爬して完全に除去する．

③その後の止血操作
その後の止血操作は術中出血と同様である．

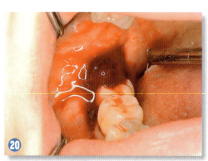

抜歯後後出血⑳
ゼリー状の凝血塊を認める．この凝血塊をきれいに除去しないと止血しにくい．

文　献
1) 堀之内康文：必ず上達 抜歯手技．クインテッセンス出版，東京，2010．

消毒法

概要

歯石やプラークが存在し，凹凸の多い歯冠形態や歯周ポケットがあることなどから消毒は困難であるため，口腔内の手術は清潔手術に比べ感染しやすいといえる．手術前にプラークや歯石を機械的に除去しておき，消毒薬を用いて化学的に消毒する．

消毒薬の種類

口腔粘膜，口腔周囲の皮膚の消毒に用いられる薬剤には以下のようなものがある．

1. 消毒薬

①ポビドンヨード（❶，❷）
　手術用イソジン®，イソジン®ガーグル
　口腔内外の消毒薬として第一選択薬である．ただしヨード過敏症，甲状腺疾患患者には禁忌．
　衣服に付くと着色し落ちにくい．着色を消すにはハイポアルコールを用いる．

②ベンゼトニウム塩化物
　ハイアミン®，ネオステリン®グリーン（❸）
　イソジン®が使えない場合．

③ベンザルコニウム塩化物
　オスバン®（❹）
　逆性石けん．

④グルコン酸クロルヘキシジン
　ヒビテン®（❺），ヘキザック®，マスキン®，ヒビスクラブ®，コンクール®（❻）（医薬部外品）
　クロルヘキシジンの口腔粘膜への使用は，ショックの報告があり使用禁止されている．手指，口腔外術野の皮膚の消毒に用いる．

⑤消毒用エタノール
　刺激作用があるため損傷皮膚と粘膜には使用禁止されている．

⑥過酸化水素水
　オキシドール®，オキシフル®

⑦アクリノール
　アクリノール®，リバノール®

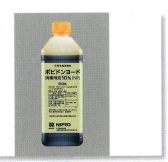
❶ ポビドンヨード❶❷
❶消毒用イソジン®

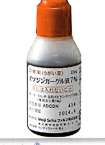
❷含嗽用イソジン®

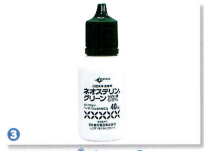
ネオステリン®グリーン❸

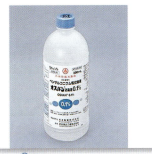
❹ オスバン®❹

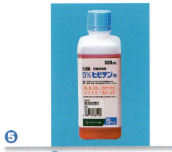
❺ ヒビテン®❺

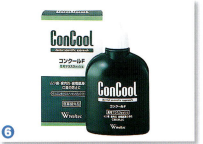
❻ コンクール®❻
　コンクール®以外のグルコン酸クロルヘキシジンは口腔粘膜への使用は禁止されている．

2. 速乾性手指消毒薬

アルコールが配合されていると消毒効果が高くなり，持続時間も長くなる．手洗い後に術者の手指，前腕に擦り込んで用いる．

①ベンザルコニウム塩化物・消毒用エタノール含有
　ウエルパス®（❼），ベルコムローション®
②クロルヘキシジン・消毒用エタノール含有
　0.5%クロルヘキシジン：ヘキザックアルコール®，マスキン®
　0.2%クロルヘキシジン：ヒビソフト®
③ポビドンヨード・消毒用エタノール含有
　イソジン®パーム
④保湿剤入り消毒用エタノール
　ゴージョー®MHS

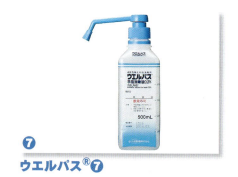
❼
ウエルパス®❼

術者の手指消毒

手術時の手洗い方法には，①スクラブ剤とブラシを用いて10分間程度洗う方法（フュールブリンゲル法，スクラビング法，scrubとはゴシゴシ擦って汚れを落とすの意），②ブラシを使用しない手揉み洗い法，③速乾性手指消毒薬を擦り込む方法（ラビング法，rubbingとは擦るの意），④これらを組み合わせた方法などがある．従来はスクラビング法が主流であったが，ブラシによる皮膚の細かな傷の問題から現在はラビング法が増えている．

ラビング法（❽～㉒）は，普通石けんによる手洗いと速乾性手指消毒薬で行う新しい手術時手指消毒法である．従来のスクラブ法に比べて手洗い時間が短い，皮膚損傷がない，手荒れが少ない，コストがかからない，消毒効果がスクラブ法と同等であるなどの利点がある．

ラビング法の手順
①普通石けんあるいは消毒性薬剤（ポビドンヨード，ヒビテン等）を用いて，指先から肘関節まで十分に洗う（爪周囲はブラシを使用する場合あり）．
②流水でしっかり洗い流す．
③ペーパータオルで水を拭き取る．手のひらは必ず肘より高く保つ．
④アルコール含有速乾性手指消毒薬を手掌に取り，手指の皮膚に乾燥するまで擦り込む．
④滅菌手袋をつける．

ラビング法❽～㉒

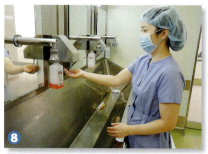
❽消毒性薬剤を手掌にとる．

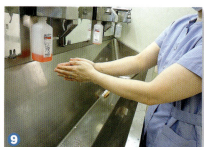
❾両側手掌を洗う．

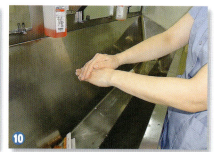
❿両手の甲を洗う．

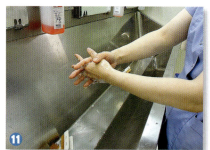
⓫指先，指の間，付け根を洗う．

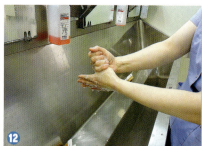
⓬拇指の付け根を洗う．

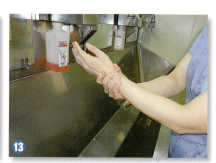
⓭手首を洗う．

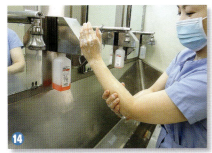
⑭肘まで洗う.

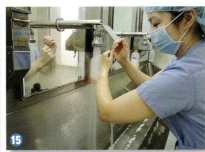
⑮流水で流す.

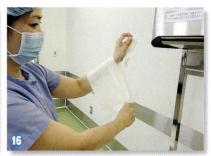
⑯滅菌ペーパータオルで拭く.

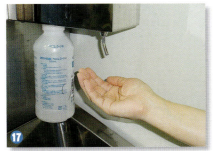
⑰速乾性手指消毒薬を手掌に取る.

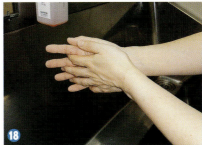
⑱両側手掌に擦り込む.

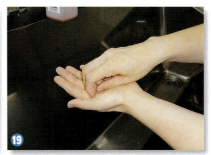
⑲指先，爪に擦り込む.

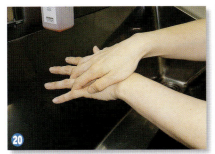
⑳両手の甲，指の間に擦り込む.

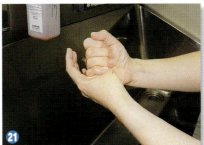
㉑拇指の付け根に擦り込む.

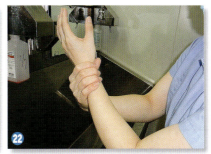
㉒手首にも擦り込む．消毒薬が乾くまで十分に擦り込む.

口腔内消毒

術者の手洗いの前に口腔内消毒を済ませておく．歯石，プラークを機械的に清掃，除去し，ポビドンヨードなどで十分に含嗽させる．口腔粘膜の消毒には，消毒用エタノール，クロルヘキシジンは用いない．口腔内の構造から十分な殺菌，消毒はできないが口腔内を十分に清掃することにより細菌数を減らす効果がある．

消毒法
①消毒前にスケーリング，ブラッシングにより，歯石やプラークを機械的に除去する.
②次にポビドンヨード，ベンザルコニウム塩化物，ベンゼトニウム塩化物などを浸した綿球を用いて，軽く擦るようにして消毒する（㉓）.
③その後1%ポビドンヨード液（10%ポビドンヨードを10倍希釈）やイソジン®ガーグル液その他の含嗽用消毒薬を1分間含んで消毒する.
④薬液を吐き出し，口腔内の洗口を行わない.
⑤次に綿球を換えて口唇，口唇周囲の皮膚を清拭する.

口腔粘膜消毒薬
①ポビドンヨード（イソジン®）
②ベンザルコニウム塩化物（オスバン®）
③ベンゼトニウム塩化物（ネオステリン®グリーン）
④アクリノール（アクリノール®，リバノール®）
⑤オキシドール®

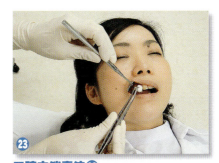

口腔内消毒法㉓
消毒薬に浸した綿球で口腔内全体を清拭する.

口腔外術野皮膚消毒

術野の消毒にはポビドンヨード，クロルヘキシジンが推奨される．イソジンは色がつくので消毒範囲がわかりやすいが，衣服につかないよう注意する．

消毒法（㉔，㉕）

①消毒薬に浸した綿球を軽くしぼり，口腔内手術の場合は口唇を中心に，口腔外手術の場合は皮切部を中心にして円を描くように外側に向って清拭する．このとき薬剤を単に塗布するのではなく，擦るようにする．新たな綿球でもう1回繰り返す．
②消毒は必ず術野中心部から開始して，外周部の不潔域に触れた綿球やガーゼを中心部に戻さないように注意する．
③消毒する範囲は穴敷布の穴より十分広い範囲まで行う．
④ポビドンヨードの場合は5分以上作用させたあと，ハイポアルコールでヨードを拭き取る．ヨードは乾燥してはじめて消毒効果を現す．
⑤滅菌した穴敷布で消毒していない部分を覆う．

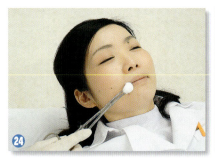
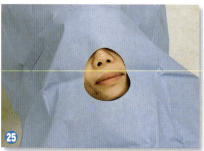

口腔外消毒法㉔㉕
㉔消毒薬に浸した綿球を軽くしぼり，口唇部を中心に周囲に向かって円を描くように拭く．
㉕穴敷布をかける．

手袋のつけ方

術者の手指は消毒のレベルであり，手袋は滅菌レベルであることから，手指で手袋の外側を触らないように注意して装着する（㉖～㉝）．

滅菌手袋のつけ方㉖～㉝

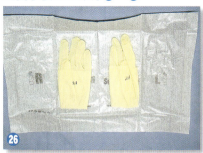
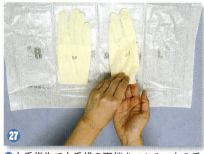
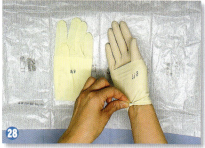

㉖滅菌手袋．
㉗左手指先で右手袋の下端をつかみ，右の手を入れる．
㉘手袋の折り返しを残したままで手首まで入れる．

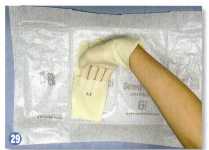
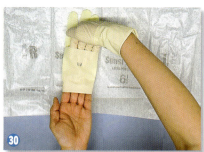
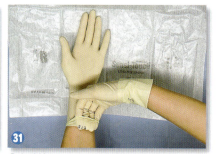

㉙右手指先を左手袋の折り返しの内側に入れる．
㉚右手を折り返しの内側に入れたまま左手を手袋に入れる．
㉛左手首まで入れて折り返しを伸ばす．

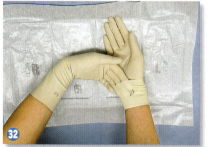
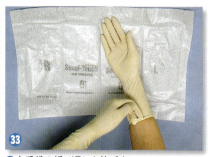

㉜左手指先を右手袋の折り返しの内側に入れる．
㉝右手袋の折り返しを伸ばす．

顔面外傷

喜久田利弘

疾患の概略

口腔顎顔面外傷の原因はスポーツ，暴力，転倒などの比較的単純な外力によるものと，高所からの転落，交通事故や作業中の事故などの高エネルギーによるものなどさまざまある．そのため，初診時に歯科診療所で治療可能な症例か，総合病院歯科口腔外科で対応すべき症例かを判断する必要がある[1]（図1）．

来院時の情報は特に重要で，同行者もしくは救急隊から「いつ，どこで，どんな状況」での受傷であるかを聴取，さらに患者とその周辺の状況などは初期治療時に大いに参考となる．

単純X線写真で骨折線が明瞭に読影できる場合もあるが，鼻篩骨骨折や頭蓋底骨折のようにX線CT検査でやっと明確な骨折部位が判明する場合もある．

症　状

初診時のバイタルサイン（血圧，脈拍数，呼吸数，体温，意識）に異常がないかは非常に重要で，普通に疎通がとれるかどうかが問題である．口腔顎顔面外傷患者が来院したら，生命維持のための最初の診断がバイタルサインである．救急外来経由で歯科口腔外科を受診した患者でもバイタルサインは必ず確認する．特に意識においてはGlasgow Coma Scale（GCS）で点数評価しなければならない．

体幹部，四肢機能の確認は，歯・口腔・顎顔面部の外傷であっても，必ず診察すべきである．呼吸苦や腹部痛には特に注意が必要である．胸部症状は呼吸器外科，腹部症状は消化器外科の対診が必要である．また，四肢に外傷がないにもかかわらず，四肢の知覚や運動障害が疑えれば脊椎神経の損傷の可能性もある．これは脳神経外科での確認を要する．四肢に外傷があれば整形外科の対診が必要である．これらの事項を怠ると歯・口腔・顎顔面の損傷治療どころではなくなる（図2）．

受傷時の状態は非常に重要で，高所からの転落，作業現場での受傷や自動二輪での交通外傷などは高エネルギー外傷となる確率が高い．自殺企図の転落では，足から地上に落下することが多く，そのため下肢，骨盤，上肢の骨折，胸腹部，顔面の順となる．特に顔面部はオトガイ部への直達外力が非常に高い．交通外傷では，顔面多発骨折，胸腹部内臓損傷（肺，肝臓，脾臓など）などが多い．路上での単純な転倒受傷でも，上肢や頭蓋などの合併損傷率は決して低くはない．また，内頸動脈解離などの血管損傷にも注意が必要である．

初期治療

初期治療は生命維持に関連する場合があるため常に緊急性を考慮しなければならない．外傷内容において，その頻度や危険性を考慮して致死的な状態を回避しなければならない．致死的な気道閉塞，口腔・鼻腔からの多量出血は最初の治療である[2]．呼吸や循環動態が安定したあとに頭蓋底骨折部からの髄液漏の有無の確認が必要となる．血液・生化学的検査も重要で検査値が正常範囲以内（within normal limits：WNL）であるか，もしくは出血による極度の貧血がないかも重要となる．

初診時の診察手順は図3のような手順となる．

口腔顎顔面外傷の治療

口唇，頬部や口腔粘膜の軟組織裂傷に対しては顔面神経や耳下腺管（Stenon管）の温存に留意して，機能的，審美的に縫合治療する．

歯の脱臼・歯槽骨骨折では，歯肉裂傷や口唇裂傷を伴う場合が多い．脱落歯は抗菌薬に浸漬したあと，再植固定が望ましい．歯髄の処理においては，意見が分かれるところである．最近では，明らかな汚染がなければ初期治療時は再植のみ行い，歯髄の消息を経過観察することが多いようである．歯槽骨骨折は歯の固定時に歯槽骨も徒手で整復する．遊離骨片の血流を考慮し，極力骨膜は剥離しない．

顎顔面骨折治療は観血的か，非観血的に行うかの決定も重要である．近年，早期社会復帰や機能回復を目指したチタニウム製や生体吸収性のプレートやネジ使用による観血的治療の割合が増加している．外科的治療では，皮膚瘢痕，顔面神経損傷などのリスクも考慮した治療計画が重要である．さらに他科との共同手術計画が必要な場合もある．隣接診療科との連携が密にできていないと，それは患者の治療成績を低下させるマイナス因子となる．

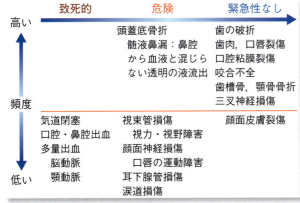

図1　口腔顎顔面外傷の緊急度

【頭部外傷】
　頻度は高い！　受傷後1カ月は硬膜下血腫出現！
　抗血栓療法中患者は特に注意！
【胸部外傷】
　肋骨骨折　→　血気胸，肺挫傷
　頸静脈怒張　→　心タンポナーデ
【腹部外傷】
　肝臓，脾臓損傷は多い！　→　遅発性あり！
【脊椎損傷】
　頸椎損傷に注意！　→　握手はよい判断
【四肢外傷】
　開放骨折　→　6時間以内に創部洗浄処置あり
　（整形外科医は感染に留意している！）

図2　注意すべき口腔顎顔面外傷以外の損傷

治療の手順

治療は，生命に関連する項目から開始し，体幹や四肢，その後に口腔顎顔面部の順に診察，治療を行う（図3）．この項目では，初期治療時の口腔顎顔面部の治療に焦点を当てる．

```
1  バイタルサインのチェック
    血圧，脈拍数，体温，呼吸数，意識の確認
    意識レベル
      GCS：eye 4～1，verbal 5～1，motor 6～1
      JCS：1，2，3，  10，20，30，  100，200，300
2  気道・循環の確認
3  全身の観察
    他臓器損傷（転落，交通外傷の場合に多い）
    腹部痛，背部痛，毛髪内裂傷
4  顔面の観察
    裂傷部からの出血：ガーゼ圧迫！
    脳神経障害の有無
5  口腔の観察
    歯肉出血
    歯の断裂部からの出血
    喪失歯の探索（上顎洞，食道，肺への迷入）
6  鼻出血，耳出血の確認
7  髄液漏の有無（鼻出血に混じることが多い）
8  眼症状の評価
    瞳孔径，対光反射，眼球運動（上転障害，複視）
```

図3　初診時診察手順

ここが大切

顔面外傷の治療では，口腔顎顔面領域の外傷に目がいき全身的な生命にかかわる診断の見落としがないよう常に念頭に置いておく．裂傷部の止血に熱中し，意識レベルが低下していることに気づかないこともある．冷静に広い視野で全身状態を観察しつつ初期治療を行う．

術後の管理

常にバイタルサインの確認が必要である．外傷時の心身両面の所見が落ち着くまでは1日に4回以上の確認をする．

予 後

顔面外傷治療後のリハビリテーションは重要である．口腔機能では，咬合状態の回復や顎関節機能が正常であることが重要である．これは咀嚼，会話や表情機能の重要要素に関連している．患者の治療後の訴えは顔面の審美性回復と咬合異常が多い．その関連事項に歯の有無がある．顎骨形態の保持，歯の欠損への義歯やインプラントでの対応などは口腔・顎機能のリハビリテーションにおいて重要項目である．特に顎関節突起骨折症例においては下顎頭の前方滑走運動が可能か否かは術後のリハビリテーションに大きく関連してくる．

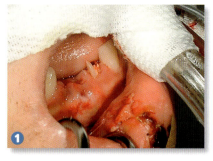
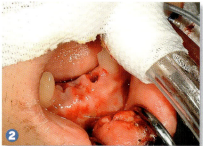

症例1：歯の破折❶❷

破折歯は，その状況で保存か抜歯を判断する．本症例は頭部損傷があり，気管挿管チューブでの呼吸管理のため，鋭縁のある破折歯は初期治療時に抜歯した．

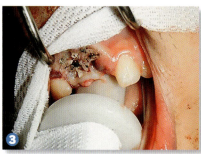
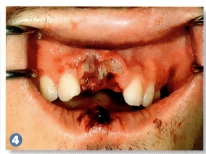

症例2：前歯歯冠破折❸❹

上顎前歯部の歯冠破折は，消毒のみ行う．後日，根管治療を行う．

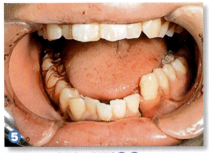
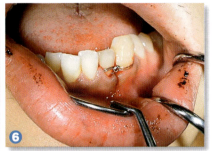

症例3：歯列の断裂❺❻

下顎骨骨折による歯列の断裂部は，Ernst法やIvy法でのワイヤー2歯結紮を施行し，骨折部を安静にする．その後に骨折に対する整復固定術を予定する．

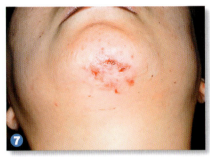
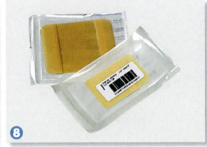
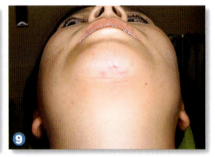

擦　創❼〜❾

オトガイ部打撲による皮膚の擦創．消毒後に単純に当てガーゼを行ってもよいが，治癒促進効果があり，審美的な創傷治癒が得られるハイドロコロイド製剤の創部保護シート貼付での湿潤療法が一般的である．

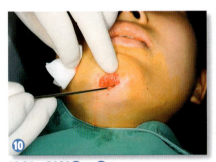
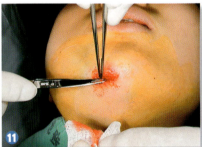
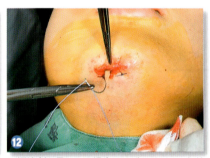

挫創・割創❿〜⓮

打撲による皮膚の割創処置を示す．創部皮膚はポビドンヨードにて消毒，局所麻酔後にゾンデを使用し，創部がどこに至っているか深さを確認する．骨まで，骨膜まで，皮下までなど触覚と視診で探る．

挫滅で創部断端が壊死する可能性のあるひだ状組織がある場合，デブリドマン（挫滅部除去）する．

汚染創と思われる場合は，ゴムドレーンなどを留置する．同ドレーンはガーゼ交換時に抜けないように縫合する．

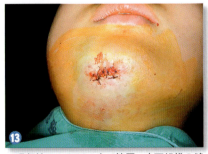
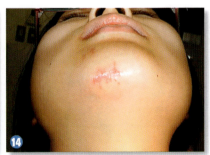

吸収性の4-0 PGA糸で筋層，皮下組織の縫合を行う．その後，ナイロン糸などで皮膚を段差がないように縫合する．

ドレーンは縫合後3日目で抜管．7日目に抜糸．写真は10日目の縫合創部である．

文　献
1) 川上勝弘，久徳茂雄：頭部顔面外傷学．初版，メディカ出版，大阪，1999，p.2-7．
2) 泉　廣次：口腔外科マニュアル．第2版，南山堂，東京，1993，p.45．

歯の外傷

喜久田利弘

疾患の概略

歯・歯肉・歯槽骨・舌・口唇の外傷の原因は小児と成人でやや異なる．小児では，家屋内や遊戯施設での転倒，衝突が多く，机や椅子へのオトガイや口唇部の打撲，ブランコでの衝突などが多い．おもちゃをくわえての転倒では舌の貫通裂傷が多い．幼児の要注意外傷は，歯ブラシや箸などの棒状のものをくわえての転倒で，咽頭後壁貫通で頸椎部損傷や軟口蓋貫通で頭蓋底に至る致命的な損傷を起こす場合がある．

症状

歯・歯肉・歯槽骨・舌・口唇の外傷の症状は軽微なものが多い．歯では，歯冠・歯根破折，歯肉裂傷，口腔粘膜裂傷が多い．口唇，舌や頬粘膜では筋層に達する場合や皮膚と貫通する場合もある．頬脂肪体の逸脱などもある．

治療

歯・歯肉・歯槽骨・舌・口唇の外傷の治療は全身状態確認後に，可及的に速やかに消毒，異物除去し，解剖学的に復位することである．軟組織では，砂，石，ガラスなどの異物除去後に筋層，皮膚と粘膜の定位縫合を行う．硬組織では，歯の破折や歯槽骨骨折をＸ線写真と臨床所見で判断し，速やかに歯列の回復や歯肉粘膜の初期修復を行う[1]．

治療の手順

歯・歯肉・歯槽骨・舌・口唇の外傷の治療手順．

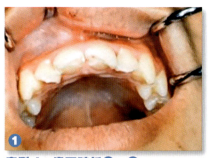
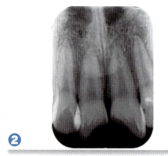
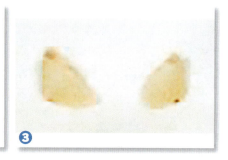

症例1：歯冠破折❶〜❸
13歳，男性．一部の歯冠のみ破折している．即日，レジン修復を行った．露髄の場合は，ほとんどの症例で抜髄処置を要する．

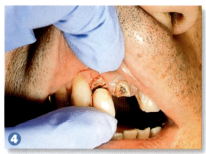
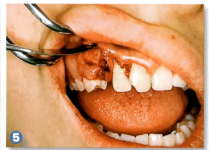
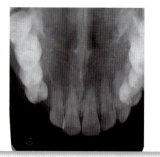

症例2：歯根破折（クラウン脱離）❹
50歳，男性．鈍器衝突による人工歯脱落で来院した症例．1|は歯冠喪失，2|のみ歯冠を持参．2|は縦方向の歯根破折があり，抜歯となった．今後，ブリッジを予定する．
　縦方向の歯根破折は抜歯となる．根尖部横方向の歯根破折は経過観察の場合もある．

症例3：歯の脱落，歯肉裂傷❺〜⓮
17歳，女性．階段で転倒．30分後に来院．ティッシュに包まれた脱落歯を持参．3 2|部歯肉裂傷．

パノラマＸ線写真，咬合法Ｘ線写真撮影．顎骨，歯槽骨骨折はなかった．

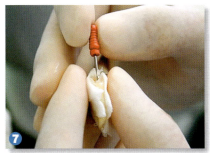
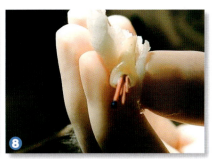
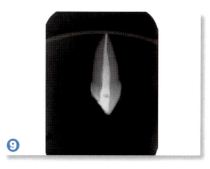

⑦⑧ 抗菌薬添加の生理食塩液に20分間浸漬．抜髄，根管充塡を行った．

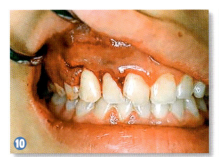
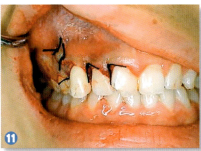
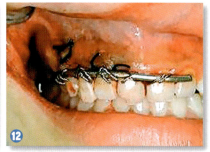

⑩ イソジン消毒，局所麻酔施行．脱落歯の歯槽窩の歯根膜は温存する．根管充塡後の脱落歯を歯槽窩に復位．咬合指示し，歯の位置を確認．

⑪ 歯肉裂傷を4-0 PGA糸で定位縫合．

⑫ 顎間固定用アーチバーを歯列に適合させ，0.35 mmワイヤーで結紮する．その際，患者に咬合指示することが肝要である．

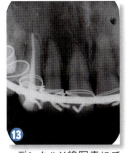
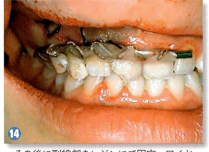
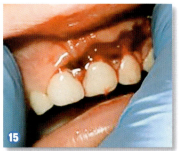
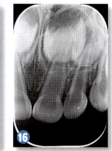

⑬ デンタルX線写真にて整復の確認を行う．

⑭ その後に副線部をレジンにて固定．ワイヤーの緩み防止と口唇の褥瘡回避を行う．

症例4：歯肉裂傷⑮⑯

4歳，男児．遊戯施設への衝突による|AB の歯肉裂傷．デンタルX線写真や歯の動揺度検査で，歯や歯槽骨に問題はなかった．歯肉欠損なく，定位縫合とした．

裂傷部歯肉偏位の少ない場合は，経過観察で十分な場合も多い．

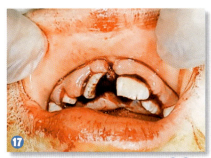
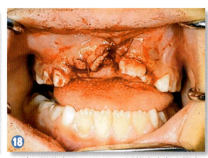

症例5：歯肉裂傷と乳歯脱落⑰⑱

8歳の小学生．交通外傷による上顎前歯部唇側および口蓋歯肉の剝離創である．

A|は脱落喪失している．剝離歯肉部を搔爬，定位縫合処置を施行した．

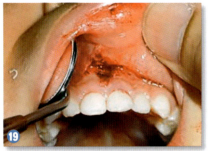 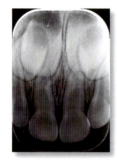 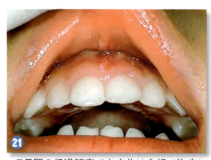

症例6：上唇小帯裂傷⑲〜㉑

5歳，女児．転倒時，机の角への衝突で上唇小帯が裂傷している．デンタルX線写真や歯の動揺度検査では，歯槽骨骨折や歯の脱臼はない．上唇小帯裂傷のほとんどは，あたかも小帯切離伸展術と同様な切開創の損傷に類似している．消毒のみで経過観察とした．

7日間の経過観察で上皮化は良好で治癒している．

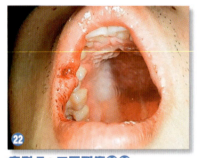 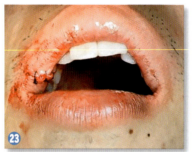 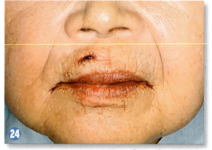

症例7：口唇裂傷㉒㉓

右上赤唇部裂傷症例である．口輪筋に達していた．

4-0PGA糸で筋層縫合1針と赤唇部粘膜の縫合を行った．

症例8：口唇貫通裂傷㉔〜㉗

67歳，女性．歩道で転倒．右上唇の貫通裂傷である．上顎前歯の歯・歯槽骨に異常はない．

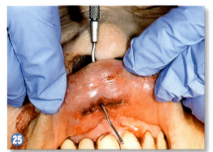 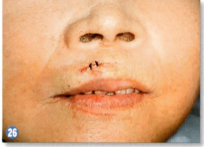 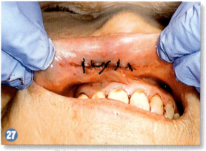

消毒，局所麻酔後にゾンデにて裂創の貫通範囲を探索する．

デブリドマン後，右上白唇皮膚を4-0ナイロン糸で2針縫合．

4-0PGA吸収糸で口輪筋縫合と口唇粘膜の縫合を行った．

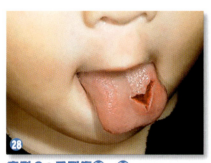 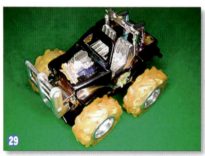 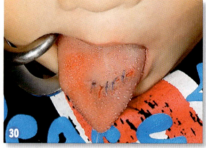

症例9：舌裂傷㉘〜㉚

5歳，男児．おもちゃをくわえて転倒．舌背部裂傷である．

協力的な児であったので，舌尖部局麻後，舌を前方牽引．4-0吸収糸で定位縫合施行．縫合終了後に舌前方牽引糸抜去する．

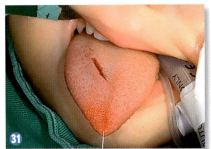
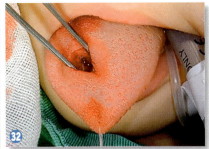
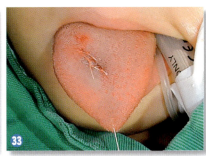

症例10：舌裂傷31〜33
2歳半の女児．全身麻酔下で縫合処置施行．

裂創は筋層断裂し，深部に至っていた．

吸収の早い4-0PGA糸にて縫合．抜糸は行わなかった．

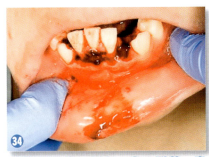
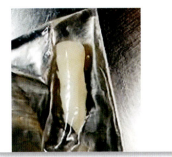
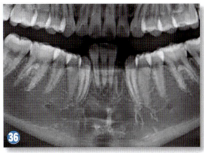

症例11：歯の脱臼，歯の脱落，歯槽骨骨折34〜38

17歳，男性．自転車走行中転倒．下顎前歯部歯槽骨骨折，|2 歯の脱落，前歯歯列舌側転位の症例である．紹介医により生理食塩液内に保存された脱落歯を持参．

紹介医により生理食塩液内に保存された脱落歯．

パノラマX線写真にて，下顎4前歯部歯槽骨骨折を確認．顎骨骨折はなかった．

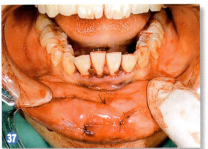
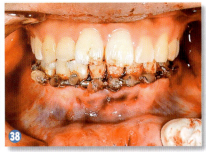

イソジン®で口腔内消毒，局所麻酔施行．舌側に傾斜した下顎前歯歯槽骨を歯とともに徒手にて唇側に整復．|2 の脱落歯を歯槽窩に挿入．咬合を指示し，前歯の位置を確認．同時に下唇裂傷部の縫合施行．

アーチバーを適合させ，0.4mmワイヤーで5|5 間歯を結紮．次に，上下歯を密に咬合させた状態でワイヤーの増し締めを行う．最後に，咬合させた状態で結紮したワイヤー部をレジンで固定する．

ここが大切

歯・歯肉・歯槽骨・舌・口唇の外傷の治療では，止血と縫合が重要である．また，縫合は審美的に行う必要がある．筋層と粘膜の縫合は吸収性糸で確実に行う．皮膚は細いモノフィラメントで真皮の高さを正確に一致させる縫合が肝要である．

術後の管理

口腔内の縫合創部には，常に汚染唾液が付着すると考え，ポビドンヨードによる頻回な含嗽や機械的消毒が重要である．鈍器による挫創や割創では，汚染されている場合が多く，縫合時にドレーンの留置が必要である．また，土壌による汚染創の場合は，必ず破傷風トキソイドの注射を行う必要がある．

予後

歯の外傷では，脱臼歯の着床とその後の歯根吸収を念頭におくべきである．約3カ月間は歯冠の変色，打診反応根尖部病巣の有無を観察する．症状出現時は抜髄，根管治療を行う．

小児の顎関節部外傷は，下顎頭部に成長点があるので下顎骨の発育障害が起こる可能性を，本人と親に説明することが必要である．

三叉神経領域の知覚障害出現時は，プレドニゾロンとビタミンB_{12}製剤の投薬を開始する．ステロイドは初期のみであるが，ビタミンB_{12}製剤は数カ月から12カ月という長期間の投与となる[2]．症状固定を念頭においた初期治療の説明が必須である．受傷時に顔面神経の表情筋枝の断裂損傷では，その回復は困難である．しかし，周辺からの代償的な回復も少しは見込める．ビタミンB_{12}製剤の投与と顔面表情のリハビリテーションは必ず行う必要がある．

文　献
1) 喜久田利弘，楠川仁悟：よくわかる歯科医学・口腔ケア．第1版，医学情報社，東京，2011, p.50-51.
2) 泉　廣次：口腔外科マニュアル．第2版，南山堂，東京，1993, p.105.

顎顔面骨折

喜久田利弘

疾患の概略

顎顔面骨折の原因は二輪や四輪の交通事故，高所からの転落などの高エネルギー外傷，けんか，路上での転倒やスポーツなどの外力での骨折が多い．最近では，超高齢社会を反映し，つまずきによる転倒時の顎骨骨折が増加している．

症　状

顎顔面骨折の症状の第一は咬合不全である．下顎関節突起部骨折や頬骨骨折では，開口時の骨折部の痛みや骨片干渉による開口障害が出現する．また，歯列断裂部の歯肉粘膜や露出骨髄からの出血もみられる．外頸動脈の分枝の顎動脈からの出血は致命的な状態へも波及することがある．初期治療時の速やかな止血操作が肝要である．また，そのための歯の結紮法の修得も必要である．

治　療

顎顔面骨折の治療は初期治療時の応急処置とその後の整復固定術とがある．非観血的治療では，顎間固定単独の治療で骨折部の治癒をはかることも比較的に多い．観血的治療では，古くは骨折部のワイヤー結紮と4週間前後の長期間の顎間固定を行う治療があった．現在では，顎骨骨折用の大小種々のプレートやネジによる固定法が用いられることが多い[1]．プレート固定では，顎間固定は行わず，ゴム牽引のみという場合も多い．入院期間の大幅な短縮化と早期社会復帰が可能となっている．

治療の手順

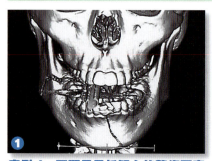

❶

症例1：下顎骨骨折観血的整復固定術❶〜⓭

23歳，男性．暴行による左オトガイ，右下顎角骨折の症例である．左右下顎枝は外方に開いていた．

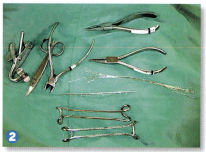

❷　❸

アーチバー装着：下顎骨骨折観血的整復固定術に先駆けて上顎歯列にアーチバーを装着する．使用機器はアーチバー，0.3，0.35，0.4mmなどの副線用18-8ステンレスワイヤー，プライヤー，ワイヤーカッター，即時重合レジンなどである．

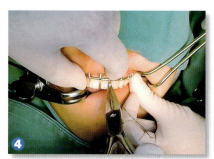

❹

上顎歯列にアーチバーを適合させ，副線にて前歯正中から後方歯に向かって結紮する．脱臼歯がある場合は，襷掛けによる固定が望ましい．

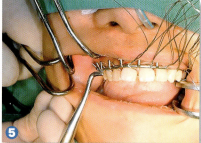

❺

上顎歯すべてに副線を結紮．切断したワイヤーをバンドプッシャーやルニアチェックで屈曲する．アーチバーは歯肉へ食い込まないよう配慮する．

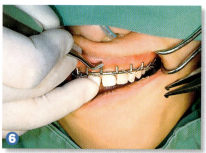

❻

顎間固定用フックも口唇粘膜に褥瘡を形成しないように屈曲する．

顎顔面骨折 271

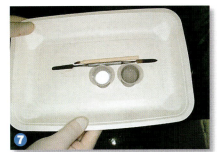

⑦ 即時重合レジンにてカットした副線部や適合の弱い部分を補強する．これは口唇粘膜に褥瘡を形成しないためでもある．

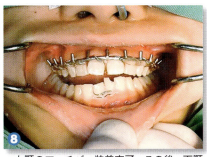

⑧ 上顎のアーチバー装着完了．この後，下顎骨骨折部の観血的整復固定術へ移る．その際も術途中，同様な方法で下顎歯列にアーチバーを装着する．咬合の回復には欠かせない最も重要な手技である．

ここが大切 下顎骨骨折観血的整復固定術：前歯部歯肉口唇移行部切開後，オトガイ部骨折線明視．骨片を可動性にする．次に $\overline{6|}$ から下顎枝前縁にワスムントの切開を加え，下顎角の骨折線を明視する．骨片を可動性とする．本症例は，右下埋伏智歯があったので抜歯した．

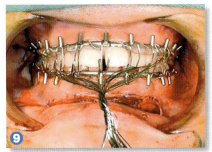

⑨ 下顎に上顎と同様にアーチバー装着．副線と同じワイヤーにてフックを介して顎間固定する．

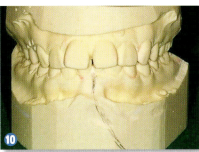

⑩ その際，術前に製作した整復模型を参考に咬合を確認する．

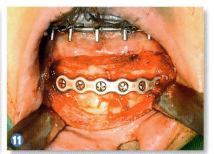

⑪ オトガイ部骨折部の骨片間をチタニウム製ロッキングプレートにて固定する．

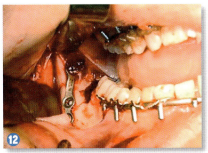

⑫ $\overline{8|}$ 部にもチタニウム製ロッキングミニプレートを用いて骨片固定する．

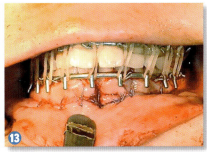

⑬ 切開した歯肉粘膜を吸収性3-0 PGA糸などにて定位縫合した．その後，3mm矯正用輪ゴム（エラスティックス）で顎間ゴム牽引とした．この症例では，ワイヤーによる顎間固定は行っていない．

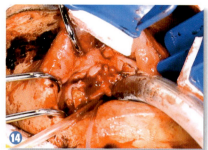

症例2：頬骨・Le Fort I 型骨折⑭〜㉓

18歳，男性．交通外傷による右頬骨・Le Fort I 型骨折症例．救急隊にて搬入．口腔内出血の止血処置のため，全身麻酔下にて右上唇と上顎歯肉裂傷部の縫合止血施行．意識障害はなかったが，脳挫傷の疑いにて，数日の安静を脳神経外科医から指示された．

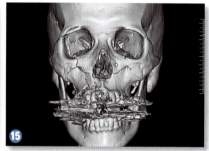

3D-CT所見では，右頬骨骨折とLe Fort I 型骨折を確認．右眼窩下孔部に骨折線が走行するため，右上唇の知覚障害を認めた．

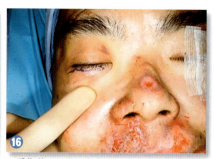

受傷後6日目に全身麻酔下で観血的整復固定術を施行した．右下眼瞼睫毛下切開線描記．骨折部露出，整復のため右頬骨骨折整復術から開始した．

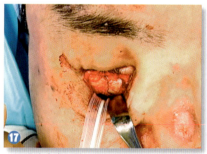

下眼瞼皮膚切開，眼輪筋切開し，眼窩下縁に到達．骨膜切開にて眼窩下縁の骨折部確認．エレバトリウムで骨片を可動性とした．その後，6|6間の歯肉口唇移行部横切開（一部ワスムント切開）にて上顎骨前壁骨折線露出．

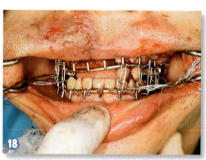

頬骨牽引フックにて頬骨体を前外上方に牽引整復．アーチバーを上下顎に装着．顎間固定施行．

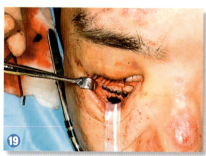

眼窩下縁の骨折骨片の整復を確認．チタニウム製ミニプレートにて固定．

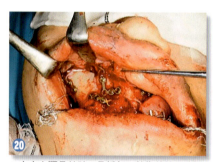

左右上顎骨前壁の骨折部の整復状態を確認し，頬骨窩稜部，左右梨状孔部を固定した．

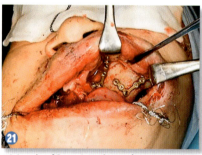

チタニウム製ロッキングミニプレートにて左右

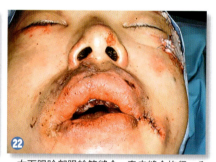

右下眼瞼部眼輪筋縫合，真皮縫合施行．その後に右上唇，左口角部の仮縫合部の醜形部位もデブリドマンを行い定位縫合．擦過創部は人工上皮を貼付した．

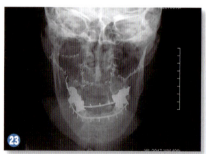

術後の顔面X線写真にて骨片の整復状態を確認した．

ここが大切

顎顔面骨折の治療では，関連する診療科との連携が重要である．特に脳神経外科や救急医との連携なくしては顎骨骨折の治療は開始できない．四肢・体幹の外傷にも配慮が必要である．

術後の管理

日々のバイタルサインを確認，全身状態の評価は術後5日間は密に行う．術創の感染予防や流動食の摂取状態を確認する[2]．特に口腔内はポビドンヨードや水銃にて常に衛生管理を行う．患者自身での含嗽も励行指示する．術後7日目ころから顎運動機能訓練を開始する．下顎運動による開口度，左右・前方運動や「イー，ウー」などの口唇の運動訓練も行う．

予 後

顎運動機能障害の回復治療を行ったことから，咬合状態の確認，顎運動（開口距離など）の確認を行う．術前から顔面神経の表情筋枝の運動障害や三叉神経の知覚障害がみられた場合は，その治癒促進のためのビタミンB_{12}製剤のメコバラミン投与なども行う．メコバラミンは葉酸（ビタミンB_9）とともに神経障害の改善をはかる．

文 献
1) 喜久田利弘, 楠川仁悟：よくわかる歯科医学・口腔ケア. 第1版, 医学情報社, 東京, 2011, p.52-53.
2) 泉 廣次：口腔外科マニュアル. 第2版, 南山堂, 東京, 1993, p.48.

顎関節部の損傷

喜久田利弘

疾患の概略

顎関節部の損傷の原因は，外力による損傷と過度の開口運動などによる脱臼がある．外力では，打撲による外傷性顎関節炎と強い外力による下顎関節突起骨折がある[1]．下顎関節突起骨折は関節包内骨折と関節包外骨折があり，絶対ではないが観血的整復固定術を行うか否かの判断に用いられる．

症状

顎関節部の損傷の症状は，顎運動時の疼痛と咬合不全である．顎関節脱臼は新鮮例，陳旧例と自身で整復可能な習慣例がある．新鮮顎関節脱臼では，40mmを超す大開口状態で閉口不能となる．外力で顎関節部に骨折はないものの関節包内に炎症をきたすと，患者は患側の臼歯部開咬のために噛み合わせが合わず患側で物を噛めないと訴える．下顎関節突起骨折では，患側の下顎枝の長径が顕著に短縮するため，患側の最後臼歯の早期接触の所見が特徴的となる．両側の下顎関節突起骨折の場合は，前歯部開咬所見が特徴である．

治療

顎関節部の損傷の治療は，可及的に速やかに解剖学的に復位することに尽きる．新鮮顎関節脱臼では，前から整復を行うヒポクラテス（Hippocrates）法による徒手整復，後方から行うボルカース（Borchers）法がある．陳旧性顎関節脱臼の症例は重度の脳神経機能障害をもつ場合が多く，観血的方法による改善計画に苦慮する場合が多い．習慣性では確実な開口制限と筋機能訓練を行う．どうしても改善しない場合は耳前部切開などのアプローチで関節結節部に脱臼予防のための突起形成術（Le Clerc氏法，Dautrey氏法など）や障害物（金属プレートなど）を挿入するなどの方法がある．関節包内の下顎関節突起骨折の場合は，一般的には保存的に治療する．関節包外の下顎関節突起骨折の場合は，観血的整復固定術が選択される．もちろん，症例により保存的治療は適応でもある．

治療の手順

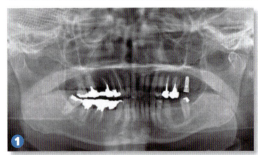

症例1：下顎関節突起（関節包内）骨折（片側）
❶〜❺

38歳，男性．玄関前で転倒．右オトガイ部強打．主訴は左顎関節部の疼痛と咬合不全．左下顎関節頭部の関節包内骨折．保存的治療を選択した．

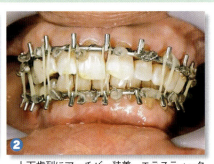

上下歯列にアーチバー装着．エラスティックスによる10日間の顎間固定を行う．

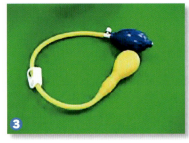
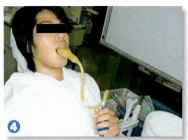
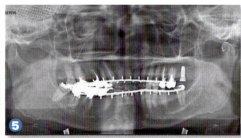

その後，送気式開口器と徒手による積極的な開口訓練と右咀嚼を指示する．夜間は $\frac{43}{43}$ にエラスティック1本の牽引を行う．

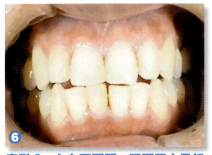
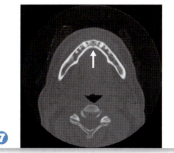
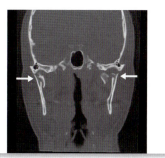

症例2：左右下顎頭，下顎正中骨折 ⑥〜⑭

45歳，男性．交通外傷にてオトガイ部強打．1|1歯牙離開，前歯部開咬と咬合不全を呈している．

X線CT検査にて，下顎正中骨折と左右下顎頭関節包内骨折と診断．

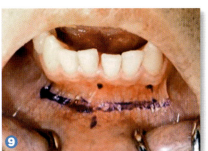
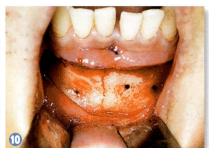
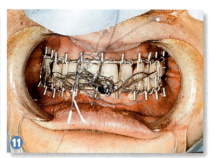

⑨ 全身麻酔下で，3|3間の歯肉口唇移行部に横切開施行．

⑩ 下顎骨正中部に骨折線を確認．エレバトリウムにて左右骨片を可動性にする．

⑪ 上下顎歯列にアーチバー装着．上下顎間固定施行．

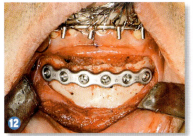
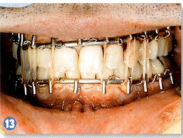
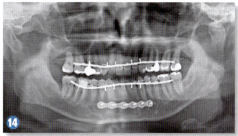

⑫ 外側に偏位した左右下顎枝をアシスタントが徒手で内側に圧迫し，咬合を確認する．その状態を維持してチタニウム製ロッキングプレートにて骨片固定する．

⑬ エラスティックスにて7日間の顎間固定する．7日目から積極的な開口訓練を開始する．エラスティックスは4|4部の1本ずつに変更する．

⑭ 開口訓練開始時のパノラマX線写真．

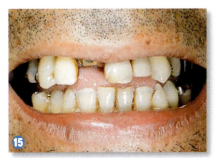
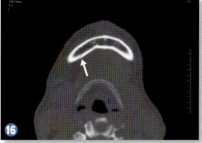
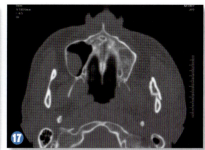

症例3：右下顎骨体部斜骨折，左下顎頭基底部骨折 ⑮〜㉙

52歳，男性．バイクの転倒．前歯部および右臼歯部開咬の咬合不全を認める．左顎関節部に著明な顎運動時痛を訴える．

X線CT検査で3|2間から|5の斜骨折，左下顎頭基底部骨折を認めた．

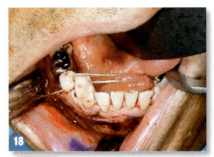
⑱ 6̄—3̄までの歯肉粘膜の横切開にて骨折部を露出. 5̄|5̄間をワイヤーにて下顎骨体部を内方に牽引整復. ワイヤーはプレート固定後に抜去する.

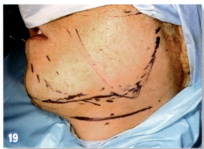
⑲ 左下顎頭基底部に到達するための顎下部皮膚切開線描記. 顔面神経下顎縁枝, 顔面動静脈の走行も描記.

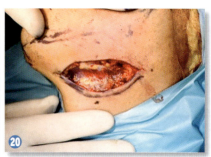
⑳ No.10メスにて皮膚切開. 広頸筋露出. 広頸筋を切開し, 浅頸筋膜露出. 広頸筋を上方に鈍的に剝離.

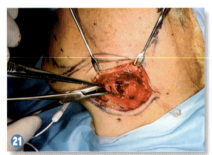
㉑ 顔面神経下顎縁枝を保護し, 顔面動静脈を露出. 切断, 結紮する.

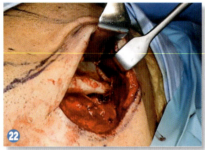
㉒ 骨膜切開, 愛護的に下顎頭まで剝離. 下顎頭基底部の骨折線を確認. 下顎頭骨片を遊離する.

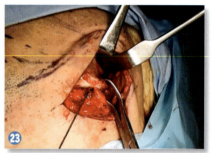
㉓ 下顎角を骨把持鉗子で前下方に牽引しつつ, 下顎頭骨片を整復. キルシュナーピンにて固定する.

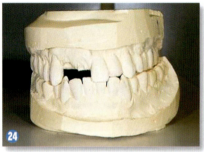
㉔ 術前に採得した整復石膏模型を参考に上下顎間固定施行.

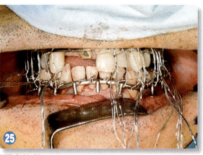
㉕

㉖ 咬合を確認し, 3̄|2̄間をチタニウム製ロッキングプレートにて骨片固定する.

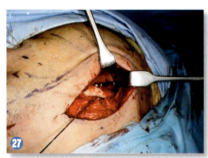
㉗ 下顎頭基底部の半固定状態の骨片をチタニウム製ロッキングミニプレートにて固定する. 顎間固定を解除し, 5̄|5̄間のワイヤーを抜去. キルシュナーワイヤーは下縁部でカット, 屈曲する.

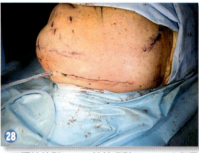
㉘ 下顎枝外側に10Fr持続吸引ドレーンを留置し, 各層縫合する.

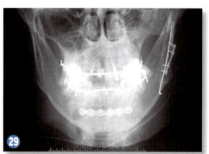
㉙ 術中X線写真にて整復状態を確認する.

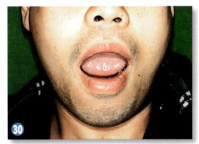
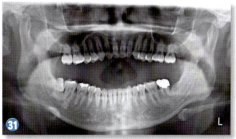
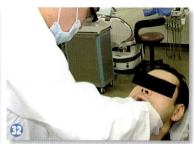

症例4：左右顎関節新鮮脱臼30〜35

28歳，男性．あくびをしたら顎が外れたという．閉口不可能，左右耳前部に陥凹を認める．流涎もある．

パノラマX線写真では，左右下顎頭は関節突起を越え，前上方に偏位していた．

グローブ装着，左右拇指にガーゼを巻き，患者にリラックスを指示．患者の前方から左右下顎大臼歯部を確実に把持，前下方に牽引しつつ，患者に噛むよう指示，整復する（ヒポクラテス法）．

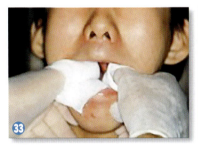
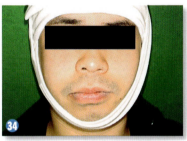
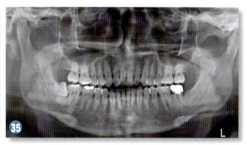

両拇指にガーゼを巻いておくと整復時の咬傷を防げる．

整復後，決して開口しないよう指示する．バートン包帯をオトガイ下部を中心にして巻く．大開口の禁止と咀嚼訓練を行う．

パノラマX線写真では，下顎頭は関節窩に復位している．

ここが大切

顎関節新鮮脱臼では，整復後の大開口を禁止しなければ，その日のうちに再脱臼で来院する．あくびの禁止が最も効果的である．下顎関節突起の骨折では，保存的治療にしろ，観血的整復固定術にしろ，7日目以降の開口訓練が重要である．

術後の管理

顎関節新鮮脱臼では，外来通院となる．もし，あくびが出そうなときは手をオトガイ下に当てて，決して開口しないようにする．下顎関節突起の骨折の術後では，顎関節周囲の静脈叢からの内出血に注意する．血腫が大きいと感染の危険性がある．術後7日間のエラスティックスによる顎間固定で下顎を安静にすることが重要である．反面，その後の積極的な開口訓練はさらに重要である．

予後

顎関節脱臼症例は，治療後に再脱臼することが多い．6カ月以上の長期の筋機能訓練が重要である．小児の発育期の顎関節打撲や骨折は，患側の下顎骨発育不全を招くので注意が必要である．親に児の身長の発育が停止するまでは顎偏位の可能性があることを説明する必要がある．

文献
1) 喜久田利弘，楠川仁悟：よくわかる歯科医学・口腔ケア．第1版，医学情報社，東京，2011，p.54-55．

嚢胞開窓摘出術

中村典史

疾患の概略

嚢胞は上皮細胞によって内側を裏層された線維性結合織の壁と，その内部の流動（半流動）性の内容液とによって構成された病的な独立構造物である．顎口腔領域では，顎骨に発生するものと軟部組織に発生するものがあり，歯や唾液腺由来など成り立ちもそれぞれ異なり，種類も多い．

疾患の症状

①発育速度は緩慢で，無痛性の膨隆を呈する場合が多く，大きくなると顎骨の膨隆，羊皮紙様感を認める．
②試験穿刺にて内容液を吸引する．
③軟部組織に発生する嚢胞は，一般に，類球形あるいは半球形の腫瘤性病変として現れ，波動を触知する．
④顎骨に発生する嚢胞はX線検査で，境界明瞭な骨透過像を呈する．

疾患の治療

顎骨嚢胞の手術法は，開窓術（PartschⅠ法）と摘出閉鎖術（PartschⅡ法）がある．小さな嚢胞では摘出閉鎖術を行うが，大きな嚢胞では開窓術が選択される．

嚢胞開窓術（PartschⅠ法）：嚢胞壁を部分的に除去し，開放創として副腔を形成し，嚢胞がもつ内圧を解除することにより自然に縮小することを利用する方法である．開窓期間中は開窓孔が閉鎖しないようにレジン性の栓塞子を装着する．顎骨嚢胞摘出の際に神経などの周囲組織を損傷する危険性が少なく，死腔を残さないので，感染の機会が少ない利点を有する．

嚢胞摘出閉鎖術（PartschⅡ法）：嚢胞を全摘出し，摘出のために切開した創を完全に閉鎖する方法をいう．変形が少なく，治癒も早いが，嚢胞が大きい場合には死腔が大きくなり，術後感染の機会も大きい．また，下顎の大きな嚢胞では，嚢胞摘出の際に下歯槽神経損傷の危険性も大きくなる．

嚢胞の摘出後に一次閉鎖が困難な場合や，嚢胞壁の一部が残存する場合には，嚢胞摘出後開放創とする嚢胞摘出開放術（packed open法）が行われることもある．

1. 嚢胞開窓術（PartschⅠ法）の治療の手順

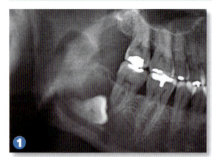

術前のX線検査 ❶
嚢胞の占拠部位，埋伏歯の位置，下歯槽神経の位置を観察し，開窓部位を決定する．

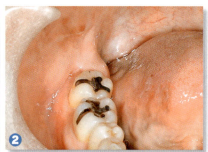

開窓部位の決定 ❷
後の栓塞子装着を考えて，開窓部位を決定する．下顎角から下顎枝部の嚢胞の場合，一般に臼後部に開窓孔を形成する．

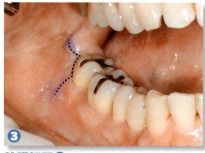

粘膜切開 ❸
開窓孔を含むように，基部の広いWassmunt切開を加える．切開は，No.15メスを用い，骨膜まで十分に切開する．臼後部に切開する場合は，舌神経の損傷を避けるために，縦切開は下顎枝外斜線の方向に切開する．

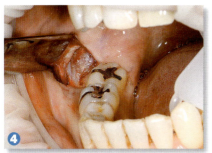

骨膜剥離❹

骨膜起子，粘膜剥離子を用いて囊胞腔を覆う顎骨を露出させる．顎骨はしばしば菲薄化しており，囊胞内に剥離子を突出しやすいので，周囲の健全な骨を明示したあとに囊胞直上を剥離する．

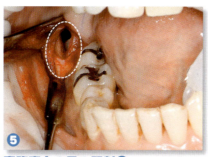

囊胞直上の骨の開削❺

囊胞直上の骨皮質をラウンドバーで開削し，囊胞壁を明示する．開窓孔が小さいと，術後に閉鎖しやすいので，囊胞孔は十分に広くなるように骨を開削除し，内部の囊胞壁を，No.15メスで円形に切除し（点線），内部を十分に観察する．

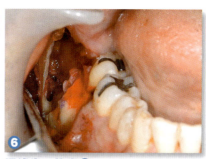

埋伏歯の抜歯❻

囊胞腔内に埋伏歯があり，開窓時に抜歯する場合には，骨削除範囲を拡大し，埋伏歯を確認する．下歯槽神経の損傷に注意しながら，ヘーベルで埋伏歯を抜歯する．

囊胞腔が1つの空洞としてつながっていることを確認することが重要で，もし，中隔によって囊胞腔が狭窄する場合には，中隔を削除する．

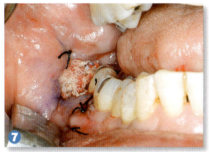

歯肉弁の縫合・ガーゼ塡入❼

開窓孔をできるだけ広く形成するために，余剰の歯肉弁を切除し，骨の開削縁に歯肉弁を縫合固定する．その場合，骨縁に小さなラウンドバーで孔を開けて固定することもある．

その後，抗菌薬軟膏を塗布した短冊状のガーゼを開窓孔の入り口を中心に塡入し，開窓孔の閉鎖を防止する．軟膏ガーゼは術後1週目で除去する．

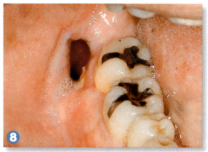

栓塞子製作のための印象採得❽

術後2週間ほどして，手術創の治癒が進んだら，栓塞子製作のための印象採得を行う．囊胞腔内に印象材が残存しないように，底部にガーゼを塡入し，アルジネート印象材を用いて開窓孔部の印象を採得する．

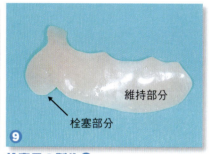

栓塞子の製作❾

石膏模型上でレジンで栓塞子を製作する．栓塞子の維持は隣接歯にワイヤークラスプで維持をもたせる方法と，頰粘膜と歯軸面の圧力で維持させる方法がある．

口腔外で栓塞子概形を作製する．栓塞子は十分に囊胞腔内に入って開窓孔の狭窄を防止することが重要である．

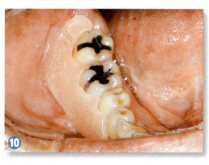

栓塞子の装着❿

歯の軸面と頰粘膜で挟み込むように栓塞子を装着した様子．口腔内で即時重合レジンを用いて徐々に栓塞部分を延長し，患者自身に取り外し法を習得させる．

術後は，定期的にX線検査を実施し，囊胞の縮小を確認する．囊胞腔の縮小に伴い，栓塞部分を徐々に短くしていき，囊胞腔が十分に縮小した時点で摘出術を施行する．

2. 囊胞摘出閉鎖術（Partsch II法）の治療の手順

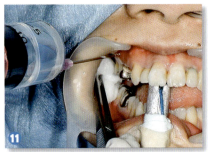

口腔内の術前準備，消毒⑪

　生理食塩液あるいは，10％ポビドンヨード液（10倍希釈）を浸したガーゼを用いて術野の粘膜，歯を磨く．
　術中に根管充填を行う場合には，前もって古い根充材の除去，根管拡大を行っておく．

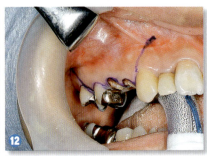

切開線の設定⑫

　切開線は，囊胞摘出が十分にできる範囲を含み，術後骨欠損部の上に切開線が重ならない位置に設定する．
　粘膜弁は血行を考慮して，十分に広い基部をもつWassmund切開，あるいは歯肉縁を5mm以上残したPartsch弧状切開が用いられる．

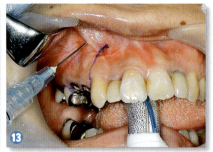

局所麻酔⑬

　囊胞を被覆する粘膜，および歯肉頰移行部に局所麻酔を施行する．

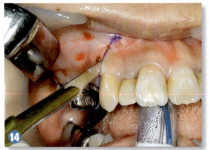

切　開⑭

　No.15メスを用いて粘膜および骨膜切開を加える．
　No.15メスは刃の腹の部分で切開を行うのがよく，最初から刃の先端を骨面に強く当てると，メスがすぐに切れなくなる．

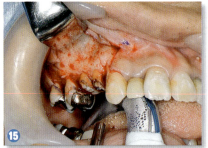

粘膜骨膜弁の剝離⑮

　切開された粘膜弁を，辺縁から骨膜起子および粘膜剝離子を用いて粘膜骨膜弁を剝離する．
　囊胞表面に骨欠損がある例では，最初から囊胞上を剝離すると，囊胞壁が破れる場合がある．まず，近心，遠心および歯肉側の健全な骨を明示したあとに，骨面をつなぐように囊胞上を剝離するのがコツである．

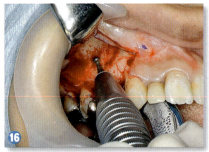

囊胞上の骨の開削⑯

　囊胞を被覆する骨面をラウンドバーを用いて開削する．開削の範囲は，囊胞組織の摘出を障害する大きなアンダーカットがなくなる範囲とする．

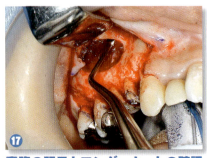

囊胞の明示とアンダーカットの確認⑰

　囊胞を被覆する骨を開削し，囊胞組織を明示させる．
　骨内面と囊胞壁の間を歯科用鋭匙を用いて，ていねいに剝離を進める．
　特に歯根の周囲では，囊胞の剝離は困難な場合が多い．歯周外科用のキュレッテージなどを用いながら，ていねいに歯根と囊胞組織を剝離する．

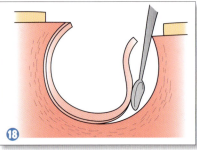

囊胞剝離の模式図⑱

　囊胞剝離の際に，鋭匙の凹面（表面）を直接囊胞壁に当てて剝離すると，囊胞壁が薄い例では鋭利なエッジによって囊胞壁に容易に孔があく．鈍的に囊胞壁の完全摘出を行う場合は鋭匙の凸面（裏面）を囊胞壁側に当て，鋭匙のエッジを骨面に当てるとよい．大きな囊胞では，小さなツッペルガーゼを用いて囊胞壁の剝離を行うと囊胞壁や周囲組織を損傷せずに摘出ができる．

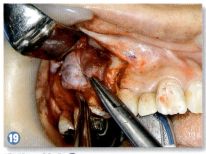

囊胞の摘出⑲

　骨面，歯根からの剝離を進めながら，最後にはモスキート鉗子で囊胞壁を把持し，囊胞底部を剝離しながら囊胞を摘出する．

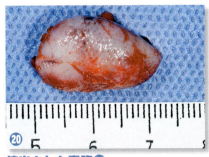
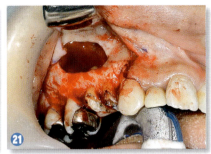
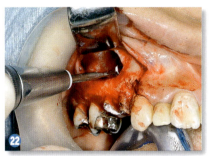

摘出された囊胞⑳

鈍的な操作で，きれいに摘出された囊胞．摘出組織をよく観察し，囊胞壁の残留がないかを確かめる．

囊胞内腔の観察㉑

囊胞摘出後，内腔面をていねいに観察し，囊胞壁の取り残し，囊胞腔内への歯根の突出および神経や上顎洞との交通の有無を調べる．

囊胞腔内に突出した歯根の処理㉒

囊胞腔内に突出した歯根は，いずれ失活して囊胞の再発を招く可能性があるので，根管充塡を施す．歯根端より突出した根充材をおよび歯根尖の一部を大きめのラウンドバーで削合する．

角化囊胞性歯原性腫瘍では，十分に骨壁周囲をラウンドバーで削合して，上皮成分の残存をなくすことが重要である．

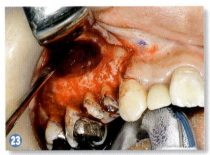
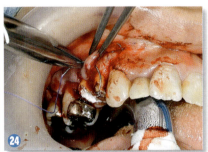
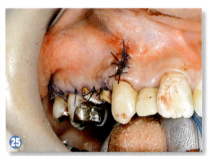

囊胞腔への血餅の充満㉓

囊胞を摘出したあと，摘出腔内を生理食塩液で十分に洗浄を行う．その後，摘出腔を血餅で充満する．スポンゼル®などの異物は感染の原因となるので，できるだけ使用を避ける．

歯肉弁の縫合㉔

歯肉弁の縫合では，歯肉の完全閉鎖によって，術後，口腔と囊胞腔が交通することを避けることが最も重要となる．

囊胞摘出に伴って歯の抜歯が行われるときは，十分な減張切開を行って歯肉弁の移動を可能にし，緊張なく歯肉を縫合することが重要となる．一方，粘膜の欠損を生じない場合は，審美的なことを考慮して，歯肉縁から縫合を始める．

縫合終了㉕

縫合に用いる糸は，3-0，4-0の絹糸，あるいは，吸収性の縫（より）糸を用いるのがよい．

歯肉弁縁の縫合では，強く締めすぎると辺縁軟組織の壊死を起こして，縫合糸の脱落を起こしてしまうので，注意する必要がある．

ここが大切

囊胞摘出は，確実に囊胞組織を摘出するとともに，下歯槽神経麻痺などの後遺障害を防止することが重要である．十分な視野を確保して，ていねいな剝離操作を行うことが重要である．

術後の管理

術後は，感染予防，疼痛管理と術後出血に注意する．術後数日間，抗菌薬の経口投与を行い，疼痛管理には，適宜，鎮痛薬を投与する．

術後出血がみられる場合には，歯肉弁の外側にガーゼを当てて圧迫するか，歯と創部をプラスチックシーネでカバーして圧迫する．手術当日は，患者に含嗽をしないように注意し，手術翌日は創の治癒状態を確認したあと，患者に含嗽を励行させる．

予後

囊胞が完全に摘出されれば，基本的に再発はないが，歯根囊胞では原因歯の根管閉鎖が不十分であれば，後に再発することもある．術後，少なくとも半年間は囊胞腔の治癒の状態をX線検査で確認しなければならない．

下顎囊胞では，摘出後に下歯槽神経の知覚異常（下唇のしびれ感）が残存する場合がある．術前のX線検査で囊胞と下顎管の近接がある場合には，術前に下歯槽神経麻痺の偶発症についてインフォームドコンセントを得ておかねばならない．また，囊胞の神経圧迫などがあると判断される場合は，開窓治療を選択する．下歯槽神経の知覚異常が生じた場合には，ビタミンB_{12}製剤の投与，星状神経節ブロックなどで，神経症状の回復を待つ．

口唇粘液嚢胞の摘出手術

角　保徳

疾患の概略

唾液の源は主に大唾液腺（耳下腺，顎下腺，舌下腺）だが，他に唇や舌，頬粘膜にも多くの小唾液腺がある．小唾液腺は米粒くらいの大きさで，唾液を分泌し口の中の粘膜を湿潤するだけではなく，口腔内免疫機構で重要な役割を果たしている．

粘液嚢胞は，小唾液腺からの唾液の分泌が障害され，周囲の組織中に唾液が溜まってその周囲を線維性の薄い組織が取り囲むことで生じる嚢胞である．

臨床所見として，口唇の粘膜が半丘状に膨隆する．

原因としては粘膜を咬む，歯の先端が当たることを繰り返すことで小唾液腺やその導管が傷害され，唾液が正常に分泌されず粘膜下で貯留することで生じると考えられる．

症状

口唇粘液嚢胞は，直径5〜12mm程度の類円形，半丘状で弾性軟，無痛性の半透明粘膜色の腫瘤である．粘角上皮は正常なことが多いが，歯列不正などにより誤咬を繰り返すと粘膜表面が白く瘢痕化するものもある．

穿刺や誤咬で嚢胞が潰れると内溶液（唾液）が排出され，一時的に腫瘤は消失するが，数日で唾液が貯留し再発することが多い．

治療

若年者では自然に治癒することもあるため，発症直後は経過をみることもある．経過をみても消失しない，大きくて日常生活に支障があれば，嚢胞およびその原因となっている小唾液腺を同時に摘出する．嚢胞が潰れたり，小さくなったりした場合は摘出を行わないことがある．

治療の手順

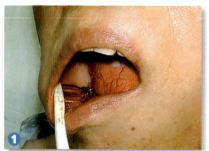

口腔内の術前消毒❶

10％ポビドンヨード液を歯ブラシに付けながら術者磨きを行う．次に，1％ポビドンヨード液（10倍希釈）を患者自身に口に含んでもらい，1分間含み消毒を行う．1分経過後薬液だけを捨て口腔内洗口を行わないように指示する．

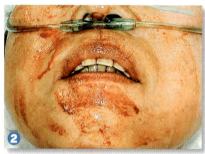

口腔外の術前消毒❷

術野である口唇周囲をなるべく広い範囲で10％ポビドンヨード液（イソジン®）にて消毒する．

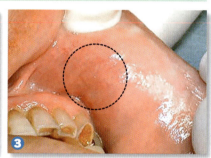

術前の所見❸

口唇を牽引しているので嚢胞がわかりにくいが，点線中央部である．

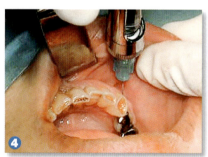

局所麻酔❹

嚢胞周囲に局所麻酔を施行する．

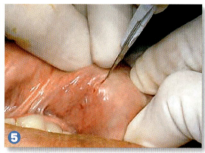

切　開❺

先端の鋭利なNo.11メスを用い嚢胞の直上を上皮のみ切開．傷が目立ちにくいように口唇に直角に切開．粘液嚢胞が小さかったため，直線上の切開のみ行った．大きい場合は，くさび状に上皮を切開し，嚢胞と一塊として摘出することもある．

ここに注意　口角の横方向への伸展を考慮し口唇のしわに一致した縦方向の口唇に直角に切開した．

口唇粘液嚢胞の摘出手術 | 283

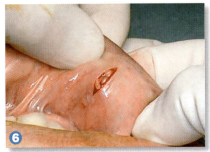

切開直後の所見❻
嚢胞および小唾液腺の一部が露出した．
指で口唇を口腔外から伸展させ，嚢胞を露出させることが重要である．

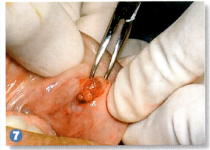

嚢胞の鈍的剥離❼
嚢胞の部位を下方から指で伸展しつつ，モスキートで嚢胞および小唾液腺を鈍的に剥離し，露出させる．

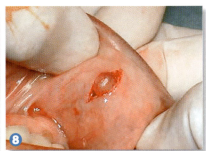

嚢胞の露出❽
モスキートによる嚢胞側面の鈍的剥離によって明示された嚢胞．

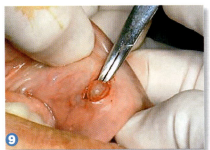

嚢胞下部の鈍的剥離❾
モスキートにより，嚢胞下面への鈍的剥離を進める．

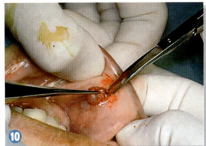

嚢胞摘出❿
鑷子にて嚢胞を摘まみ，眼クーパーにて嚢胞下面を切除し，嚢胞を潰さないように注意しながら一塊として摘出する．

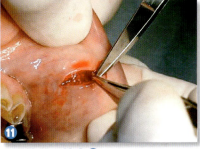

小唾液腺の摘出⓫
再発防止のために創面に残る口輪筋上の小唾液腺を摘出する．

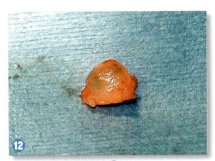

摘出した粘液嚢胞⓬
潰さずに一塊として摘出することが重要である．

ここに注意 嚢胞のみを摘出しただけでは下方部に残った小唾液腺から創面の治癒に伴って再発するため，嚢胞だけでなく周囲の原因になった小唾液腺も摘出する．

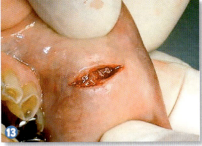

創面の確認と止血⓭
嚢胞および小唾液腺摘出後の創面．小唾液腺が残っていないことに注意．

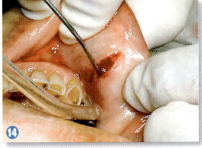

創面の洗浄⓮
摘出後の創面を抗菌薬入りの生理食塩液で十分洗浄する．

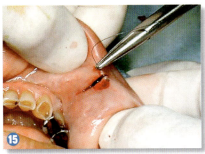

縫合①⓯
モノフィラメントのナイロンで上皮層のみを縫合する．創面を一直線上にしてきれいに縫合するために，一番口唇側寄りの創面から縫合する．

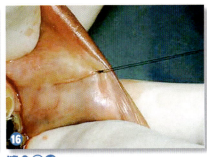

縫合②⓰
一番口唇側寄りの創面を縫合した糸を口唇側に引っ張り，きれいに縫合できるように創を一直線にする．

ここが大切 縫合糸の選択：腹部外科の手術が腹腔鏡に移行したように，非侵襲手術が求められる時代である．歯科領域の小手術では侵襲を避けるために4-0ブレードシルクなどの太い縫合糸は使用しない．5-0，6-0モノフィラメントの針付きナイロンを用いて，非侵襲を心がけ予後のよい手術を行う．

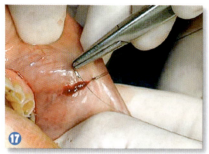

縫合③⑰

2針目も同様に上皮のみ縫合する．

ここが大切 小唾液腺の導管を縫合して障害し，嚢胞の再発防止のために上皮のみを縫合する．

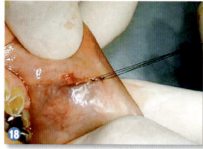

縫合④⑱

1針目と同様に口唇側に縫合糸を引っ張り創を直線にする．

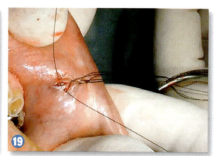

縫合⑤⑲

3針目，4針目と同様に縫合を進める．

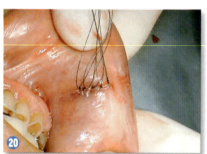

縫合後の所見⑳

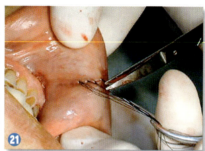

縫合糸の切断㉑

縫合糸を切りそろえる．

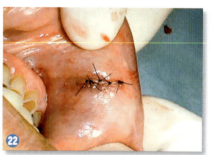

縫合後の所見㉒

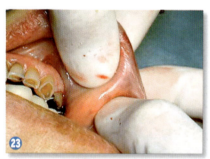

プレッシング㉓

dead space（死腔）や血腫を予防するために約1分間創面を手指で圧迫する．

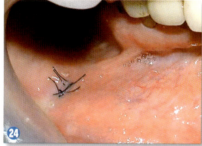

術後1週間後の抜糸時の所見㉔

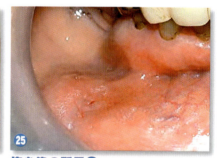

抜糸後の所見㉕

きれいな創面に治癒している．

ここが大切

口唇の粘液嚢胞の手術は，審美性も考慮してなるべく非侵襲的な手技と器具を用いることが重要である．

術後の管理

麻酔が切れる前に口唇を咬んでしまう可能性を十分説明する．

手術時には局所麻酔を使用するので，術後約1時間は口唇の知覚が麻痺し軽い運動障害も生じる．

手術直後，麻酔が完全に消失すれば食事ができる．

歯磨きは痛いところだけ避けるように説明する．

手術当日のみ安静を指示し，シャワーは問題ない．

予後

基本的に摘出後の再発は少ないが，口唇を咬んでしまう癖がある患者では再発する場合がある．

小唾液腺を取り残すと再発することがあるが，悪性化することはない．

口唇の変形が生じないようていねいな手術を行う．

発症部位や深さによっては，周囲に麻酔が残ったような感じの知覚麻痺が生じることがある．

エプーリスの摘出術

宇佐美雄司

疾患の概略

エプーリスとは「歯肉の上」を意味し，歯肉に生じた良性の腫瘤のことである．言い換えれば，組織学的に類似であっても歯肉に発生したものでなければエプーリスとは称しない．エプーリスは病理組織学的には炎症性肉芽組織からなる肉芽腫性エプーリス，組織が成熟し線維組織の増生した線維性エプーリス，血管成分に富む肉芽組織からなる血管腫性エプーリスなどに分類される．日常臨床によくみられるものは肉芽腫性もしくは線維性エプーリスであるが，これらは炎症性あるいは局所刺激による反応性の増殖物である．すなわち，真の腫瘍ではないが自然消失することはないため，治療法は切除，摘出となる．なお，妊娠中に生じる妊娠性エプーリスといわれる血管腫性エプーリスは，出産後に口腔衛生環境の改善により縮小することはある．

疾患の症状と治療方針

エプーリスは歯肉縁，特に歯間歯肉の歯肉縁から発生することが多い．広基性もしくは有茎性に成長するが，いずれにせよ境界明瞭であり，切除域は明確である．なお，以前は再発を防ぐために当該の歯を抜去すると述べられていたが，本疾患の性質を考慮し現在では抜歯は実施しない．ただし，術後も患部が清掃不良な状態では再発しやすい．そのため，切除後および治癒したときの歯肉の形態を考慮して施術し，清潔に保つことにより再発は防止できる．

使用材料・使用器具

使用材料：消毒材料（ポビドンヨード液の綿球など），歯科用麻酔剤，局所止血材（止血用酸化セルロースなど），歯周包帯材

使用器具：浸潤麻酔用器具，メス（No.15，時にNo.11），鑷子，（他に眼科用剪刀，鋭匙，ハンドスケーラー，電気メスなど）

治療の手順

(1) 切除域の確認

エアーにて乾燥させ，エプーリスの基部を十分に観察する．有茎性では健常歯肉との区別は容易である．広基性では表面粘膜は健常であり，境界が区別しづらい．歯肉のスティップリングの状態や歯肉の解剖学的形態や切除後の自浄性を考えて切除範囲を決める．特に連結冠が装着されている部位の歯間歯肉は要注意である（❶，❷）．

(2) 消 毒

通法に従い，術野を消毒する．

(3) 局所麻酔

健常組織を含め，エプーリスの周囲に局所麻酔を施行する．

(4) 切開および切離

切除後の歯肉の形態を推測し切開線および切開の方向を考慮する．線維性エプーリスは比較的硬いため，有茎性ならば鑷子や手指で少し持ち上げるようにして，メスを入れる必要がある．また，増大したエプーリスでは頬舌的に及ぶため，両側から切開を入れる必要がある．悪性腫瘍手術ではないので，エプーリスが大きい場合などは一塊に切除することを目指す必要はない．多くのエプーリスが歯間乳頭から発生するので，茎部を切離するためにはNo.11のメスや眼科用剪刀が有用である（❸）．

(5) 歯肉等の処理

切離した部分はエプーリス組織が残存していることが多いので，歯肉の解剖学的形態と清掃性を考慮して形態を整える．血管に富むエプーリスでは止血を兼ねて，電気メスで創面を焼灼させることもある．

再発を防ぐためにエプーリスの基部相当の歯根面を十分にルートプレーニングし，歯周ポケットを掻爬して感染源を除去する（❹）．

(6) 創面の保護

ガーゼによる圧迫止血が困難な場合や後出血が危惧されるような症例では酸化セルロース等の局所止血材も有効である．創面が比較的広い場合には，創面の保護を兼ねて歯周包帯材で覆う．

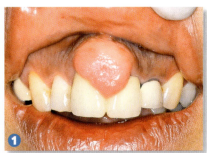

❶ 有茎性を呈する線維性エプーリス❶

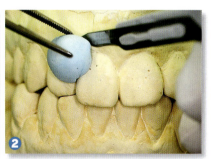

❷ 通常No.15のメスにて有茎性のエプーリスを切離する状況❷

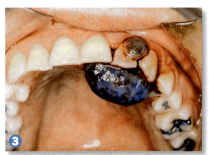
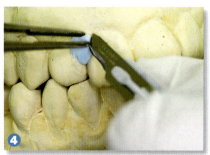

唇側と口蓋側に成長した血管腫性エプーリス❸
このように成長したエプーリスでは，頬舌的に分割切離することもある．

残遺したエプーリスの基部を除去❹
さらに電気メスを用いて止血しつつ形態修正することも有効．必要に応じて酸化セルロースや歯周包帯材を併用する．

術後処置

抜歯後の注意事項と同等である．ただし，後出血時の圧迫止血の仕方に注意する．なお，臨床的に明らかな線維性エプーリスのような症例では必要ないが，問診や臨床所見を考慮し摘出した組織は病理組織検査を行うこともある．その結果を踏まえて正確な診断がなされることも，患者に説明しておくべきである．

歯根尖切除術

五十嵐　勝

疾患の概略

　根尖性歯周組織疾患は，根管内の細菌，壊死物質，組織の分解物，根管内滲出液，根管治療薬剤や材料，過剰な外力，治療器具の突き出し，根管内外の異物など，根尖歯周組織に加わるさまざまな刺激に対する生体側の免疫応答で発現する炎症性反応である．

　通常は，根管内にある原因物質を除去し，根管の消毒を行う感染根管治療を施し最後に緊密な根管充填をすることでほとんどが治癒する．しかし，根管の解剖学的複雑性や治療の不備などにより根尖に加わる刺激が継続すると，治療経過が不良であったり，根管充填後に一定期間は良好であっても，経年的に病変が再発したりする．

　根尖性歯周炎の一つである歯根嚢胞は，X線写真で大型の類円形透過像を呈し，周囲を歯槽硬線に連続する白線に囲まれており，大きくなると骨膨隆が現れ，羊皮紙様感を触知するようになる．嚢胞壁は上皮層，肉芽組織層および結合組織層の3層からなり，嚢胞腔には剝離上皮細胞やコレステリン結晶を含んだ粘稠性の黄褐色滲出液を含んでいる．嚢胞腔と根管が直接交通するポケット嚢胞は根管治療に反応を示すが，交通のない真性嚢胞では，根管治療で治癒を期待することができず交通の有無も臨床的に確認できないため，感染根管治療の予後が不良の場合には歯根尖切除術が施される．

疾患の症状

①通法の根管治療で治癒が得られない歯根嚢胞症例
②根管治療を継続しても根管内滲出液が減少しない症例
③根尖病変由来の瘻孔が消失しない症例
④根管充填が良好であっても根尖病変が治癒しない症例
⑤根管充填後に疼痛や違和感が長期間続く症例
⑥根尖部に限局した病変があり，歯周ポケットと交通しない症例

　以上のような，臨床症状はないが通法の根管治療で治癒しない場合や，急性化を繰り返す症例などに適応する．

疾患の治療

　患歯の根尖部を十分に露出できるフラップ（粘膜骨膜弁）を形成後，歯槽骨を開窓して根尖部を露出させ，根尖病変の掻爬と歯根尖の切除を行う．マイクロミラー（レトロミラー）を用い，切断面を手術用顕微鏡で観察し，切断面に問題がなければただちにフラップを復位後，縫合して終了する．もし，切断面に不良根管充填の根管や汚染されたイスムス（2つ根管を繋ぐ連絡路）やフィン（根管横断面に出現する魚のヒレ状形態），未処理の根管や根尖分岐などが認められた場合には，逆根管充填窩洞を形成後，セメント充填を行う必要がある．

治療の手順

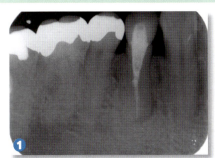

歯科用デンタルX線写真撮影（症例1）❶

　下顎右側第一小臼歯の根尖部近心側に，X線透過像を認める．根管充填が根尖まで良好に施されているが，歯根尖の形態が近心側方向に膨隆していることから，根尖分岐や副根管の存在が疑われる．

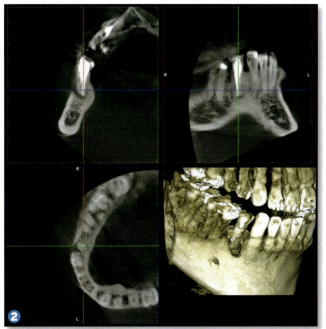

歯科用CT（症例1）❷

　根尖病変の中心部にXY軸の交点を合わせ，軸に沿って画像を回転させると，観察したい軸面像を自由に得ることができる．頰舌断面像や水平断面像からは頰側皮質骨の骨開窓部が明らかであり，近遠心断面像からは根尖部周囲骨の骨硬化状態がわかる．3次元構築像からは，骨欠損の拡延状態を立体的に観察できる．

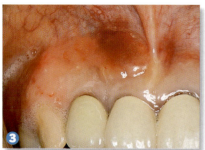

初診時口腔内所見（症例2）❸

上顎右側中切歯と側切歯の根尖部歯肉腫脹，および疼痛を主訴として，開業医から本学病院に紹介され来院した．垂直打診痛があり，根尖部歯肉の圧痛を認めた．

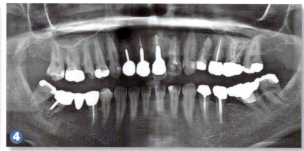

術前パノラマX線写真（症例2）❹

パノラマX線写真で，上顎右側側切歯に大型の類円形根尖病変がみられる．

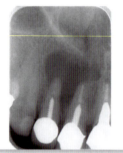

術前歯科用デンタルX線写真（症例2）❺

正放線投影像では，側切歯根尖を中心とする類円形透過像を認め，中切歯根尖部まで広がっている．根管内には中央部までスクリューポストがあり，根尖部の根管充塡材は不明瞭で，良好とはいえない．

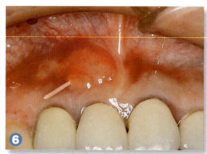

瘻孔からガッタパーチャポイント挿入時の口腔内写真（症例2）❻

歯肉頬粘膜移行部の瘻孔からガッタパーチャポイントを挿入し，病変の方向を確認した．

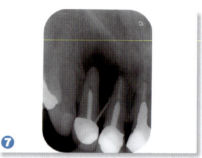

ガッタパーチャポイント挿入時の歯科用デンタルX線写真（症例2）❼

瘻孔から挿入されたガッタパーチャポイントは，中切歯方向を示している．局所の消炎鎮痛を目的に，抗菌薬と鎮痛薬の投与を行った．

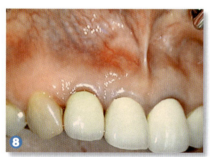

歯根尖切除術当日の唇側口腔前庭所見（症例2）❽

内服薬の服用により消炎され，慢性状態で手術当日となった．歯肉頬粘膜移行部の粘膜に軽度の発赤を認めるが，歯肉の腫脹や膿瘍形成，瘻孔形成は消失している．

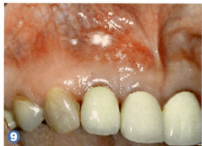

オキシドール擦過後の歯肉所見（症例2）❾

3％オキシドールの綿球を用い，根尖部の粘膜面を軽圧で1分ほど擦過すると，歯肉に白雪状の発泡反応が発現した．根尖病変の中心部と考えられ，手術野の設定に有効である．

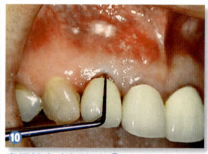

歯周検査（症例2）❿

切開線を歯肉溝底から離れた位置に設定するために，歯肉溝の深さをプローブを用いて連続して測定する（walking probing）．

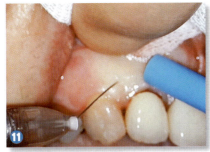

局所麻酔（症例2）⑪

口腔内のブラッシング終了後，口腔内と上口唇周囲を消毒し，血管収縮剤含有局所麻酔液を用いて，まず頬側根尖相当部に粘膜下麻酔を行う．次に歯肉頬粘膜移行部，付着歯肉部の骨膜下麻酔を行い，貧血帯の発現を確認しながら，時間をかけてゆっくり浸潤麻酔を行う．さらに歯間乳頭部，口蓋側根尖相当部歯肉へと順次移動し麻酔をする．

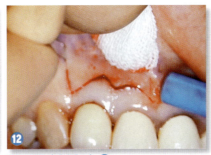

切　開（症例2）⑫

小型のディスポーザル骨膜刀（No.15）を使用し，病変を十分に含む範囲の波形水平切開を行い，さらに垂直減張切開を加える．このときの水平切開は，付着歯肉部の健康骨面上に設立し，歯肉溝を避けるようにする．力の入れすぎはメスの刃こぼれを起こすので，過度の力は加えない．

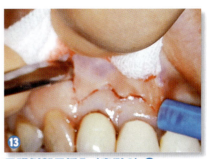

骨膜剥離子挿入（症例2）⑬

骨膜剥離子を垂直減張切開部から骨膜下に挿入し，骨面に触れながら歯冠側に向けて進め，フラップ（全層弁：粘膜骨膜弁）を形成する．

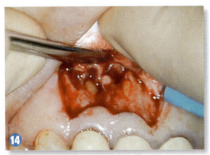

フラップ形成（症例2）⑭

骨膜を損傷しないよう注意しながらフラップを形成し，病変全域が露出するまでフラップ形成を行う．瘻孔相当部の線維性組織は，必要に応じ歯肉剪刀で切断する．

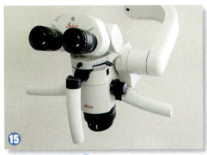

手術用顕微鏡⑮

双眼で観察できるので，術野を立体視することができる．観察軸と照明軸が重なるため，影のない明るい術野が得られる．必要に応じ適切な拡大倍率を選択し，細部を視認しながら確実な処置を施すことができる．また，その間に動画撮影や静止画の記録を簡便に行うことができる．

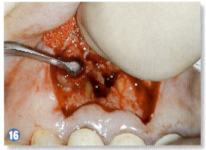

根尖病変の掻爬（症例2）⑯

周囲の健康歯槽骨と肉芽組織の境界に鋭匙を挿入し，鈍的に剥離を行うことで病変を一塊として除去することができる．歯根周囲の肉芽組織除去にはキュレット型スケーラーが便利である．手術用顕微鏡下では，ミニマルインターベンション（MI）の概念に基づき，最小の開窓野で確実な病変除去ができるため，健康骨の犠牲を最小にすることができる．

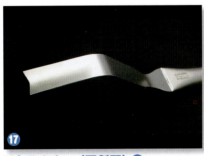

リトラクター（開創器）⑰

小型のカーバイドバーで骨面に小さい溝を形成し，リトラクター先端部の刻み目を置くようにする．器具の滑脱を防止でき，広い術野を確保することができる．鉤の彎曲面が術野の確保に役立っている．

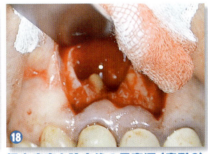

根尖病変を除去後の骨空洞（症例2）⑱

根尖病変の肉芽組織を完全に除去し終えると骨面が露出し，止血が起こり，根尖部を露出することができる．

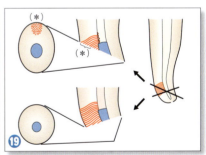

切断面角度の原則⑲

歯根尖切除面に過度なベベルを付与すると，切断面の象牙細管を経由して細菌成分が移動するため（*），下図のように垂直的切断を行うのが理想的である（Bergenholtz, et al.，須田総監訳，クインテッセンス出版，2007[1]．より）．

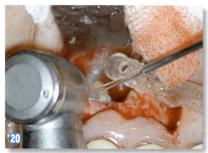

歯根尖切除（症例2）⑳

　滅菌ダイヤモンドポイントを5倍速コントラに装着し、滅菌生理食塩液を注水しながら根尖3mmの歯根を切断除去する。切断面のベベルは10度以下とし、可及的に歯根軸に垂直な面になるのが好ましい。

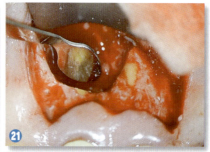

切断面の観察（症例2）㉑

　直径が3mm程度のメタル製マイクロミラー（レトロミラー）を用い、切断面を強拡大で観察する。根管充填材と根管壁の緊密性、死腔の有無、未処理の根管や根尖分岐の有無、イスムスやフィンの有無、亀裂や破折の有無などを精査する。

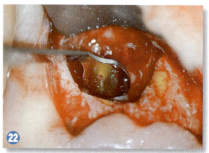

不良根管充填を示す切断面（症例2）㉒

　切断面の中央にある根管径は細く、拡大形成が不十分である。根管から伸びるフィンもみられ、根管充填が緊密ではなく、汚染部の存在が明らかである。

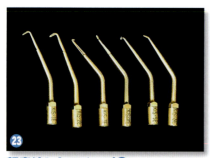

超音波レトロチップ㉓

　逆根管充填窩洞形成用の超音波チップである。チップ先端約3mmにダイヤモンド粒子が付着しており、屈曲した先端部は数種類の角度の異なるタイプがあり、患歯の根尖部根管方向に一致する使いやすいタイプを選択して使用する。

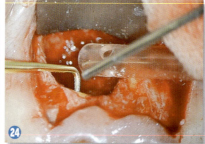

逆根管充填用窩洞の位置決定（症例2）㉔

　レトロチップ先端を切断面の根管開口部に合わせ、根管のセンターに沿ってチップを挿入する。

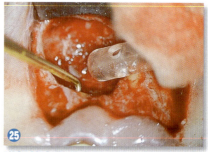

逆根管充填用窩洞の形成（症例2）㉕

　注水下で超音波レトロチップを作動させ、チップ先端がすべて入る深さまで挿入し、十分な深さの窩洞を形成する。窩洞内の乾燥は、根管内バキュームチップやペーパーポイントなどを用いて行う。

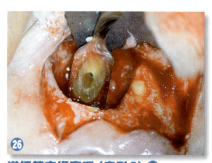

逆根管充填窩洞（症例2）㉖

　窩洞の大きさと深さをマイクロメタルミラーで確認している。根尖部に十分な大きさの窩洞が形成されている。

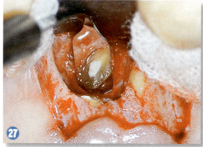

セメント充填（症例2）㉗

　マイクロサージェリー用の小型充填器を用い、EBAセメント、MTAセメント、接着性レジンやグラスアイオノマーセメント等を窩洞内に緊密に充填する。最後に、修復材研磨用のスーパーファインダイヤモンドポイントを用い、切断歯面全体を研磨する。

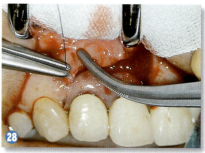

フラップの復位と縫合（症例2）㉘

　フラップを波状の切開線に合わせて元の位置に復位し、付着歯肉部から縫合を開始する。縫合糸には5、6号のナイロン糸や3、4号の黒色絹糸等が使用される。

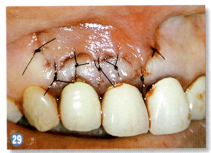

フラップの圧接（症例2）㉙

縫合終了後，フラップを骨面に圧接して内部の気泡を抜き，同時にフラップを骨面に密着させる．術後感染の防止のために広域スペクトルの抗菌薬を，術後疼痛抑制のために消炎鎮痛薬を，および口腔内の消毒のために含嗽用洗口液を処方する．

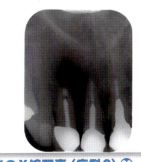

術後のX線写真（症例2）㉚

根尖部は水平に切断され，逆根管充塡窩洞にセメントが充塡されている．病変部の透過像域に異物等は認められない．

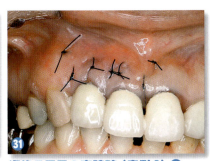

術後7日目の来院時（症例2）㉛

術後5〜7日目に抜糸を行う．歯肉の切開部は密着閉鎖し，骨面の露出や瘻孔形成はない．

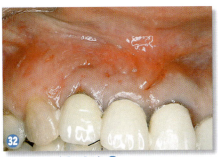

抜糸直後（症例2）㉜

水平切開部と減張切開部は良好な治癒経過を示している．この後，経過観察として1，3，6カ月後に術後のX線撮影を行って予後観察を継続する．

ここが大切

①切開線は歯周ポケット底部を避け，健康な骨面に設定する．
②歯根切断方向は歯根軸に対して90度とする．
③逆根管充塡窩洞の深さは3mmとし，超音波レトロチップ先端をすべて挿入する．
④術前X線検査で鼻腔，上顎洞，下歯槽管，オトガイ孔などとの関係を把握しておく．
⑤術前歯科用デンタルX線写真撮影は正放線投影および偏心投影法で複数枚を撮影し，根尖病変の拡延状態を診断しておくとともに，周囲器官との位置的関係を把握する．
⑥歯科用CT撮影では，マルチスライスで得られた断層撮影像を立体的な3次元構築像にでき，あらゆる方向からの観察が可能となる．特に歯科用マイクロCTでは，鮮明な3次元像が得られ，鼻腔，上顎洞，下歯槽管，オトガイ孔との距離や，フェネストレーションの形態，範囲などを正確な長さで診断することができる．
⑦フラップ形成時に，歯槽骨面に病変の骨開窓部がなく肉芽組織が露出していない場合，骨面を探針で突き刺してみると菲薄となった骨に穿刺する場所がみつかり，骨削の開始位置とすることができる．
⑧歯槽骨に開窓部を形成するには，5倍速コントラに直径約1mm前後の球形カーバイドバーを装着し，生理食塩液を注水しながら手術用顕微鏡下で骨削を行う（㉝，別症例）．

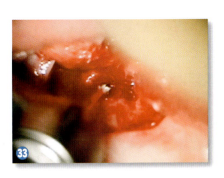

術後管理

- 手術が終了後，局所麻酔が奏効している間に鎮痛薬を1回分服用してもらう．
- 麻酔が効いている間，口唇や舌の咬傷や火傷に注意してもらう．
- 傷口を見ようとして口唇を持ち上げると創面が離開することがあるので持ち上げさせない．
- 手術部位のブラッシングは避け，含嗽で清潔状態を維持してもらう．
- 術後3日間は腫脹が著しいことを説明しておく．

予後

手術用顕微鏡の歯科導入により，肉眼では判断できなかった不良根管充塡，根尖分岐，イスムス，フィン，歯根の亀裂や破折線を確認できるようになったため，汚染域の取り残しがなくなった．また，顕微鏡による拡大視野下で超音波器具を併用した精密な作業を正確に行うことができるようになり，歯根尖切除術の成績は向上している．マイクロミラーは歯根の裏側の観察も容易にできることから，根面のバイオフィルムや肉芽組織を徹底して除去できることも成功の要因の一つである．歯科用CTの導入では正確な病態把握が容易となり，3次元的な情報を多方向から観察できるようになり，病変の術前把握がしやすくなった．

その結果，術後の疼痛や腫脹発現が軽減し，創面の治癒も早くなり，予知性の高い治療となってきている．

文献

1) Bergenholtz G, Hørsted-Bindslev P, Reit C（須田英明総監訳，赤峰昭文，興地隆史，恵比寿繁之，林 善彦監訳）：バイオロジーに基づいた実践歯内療法学 Textbook of Endodontology．第1版，クインテッセンス出版，東京，2007，p.349-364．
2) 古澤成博：コーンビームCT画像診断に基づくマイクロスコープを用いた歯根端切除術．日本歯科評論，74(8)：125-136，2014．
3) 横尾 聡，小川 将，早田隆司：歯内療法成功への道 根尖病変―治癒へ向けた戦略を究める．木ノ本喜史編集，ヒョーロン・パブリッシャーズ，東京，2013，p.137-146．
4) 笹井啓史：「歯科CT撮影装置及び手術用顕微鏡を用いた歯根端切除手術」の保険導入（概要）．マイクロデンティストリーYEARBOOK2014．日本顕微鏡歯科学会編，クインテッセンス出版，東京，2014，p.10-13．
5) 三橋 晃：やるときはやる！だからこそ繊細かつ精密なマイクロサージェリー．マイクロデンティストリーYEARBOOK2014．日本顕微鏡歯科学会編，クインテッセンス出版，東京，2014，p.20-29．

小帯形成術

髙木律男

疾患の概略

頬粘膜，口唇，舌にはそれぞれ小帯が存在する．先天的に過度に発達したり付着位置に異常がある場合，または腫瘍切除術などの術後（後天的）瘢痕が強い場合にも，障害の程度により形成術が必要になる．なお，診断名はたとえば小帯の異常により強直しているのが舌の場合には「舌強直症」であり，「舌小帯強直症」は誤りである．

疾患の症状

小帯の付着位置が高すぎる場合，頬粘膜，口唇では付着歯肉退縮の原因となる．口唇（上唇）では正中離開が生じる場合がある．また，過剰に発達した場合には，頬粘膜，口唇，舌の運動が制限される．頻度としては舌強直症が最も多く，重度では吸啜障害，軽度でも言語障害（ラ行音等）が生じることがある．

疾患の治療

治療は小帯形成術が必要であるが，程度により生じる障害が異なるため，手術年齢および麻酔方法（全身麻酔または局所麻酔）に配慮する必要がある．たとえば，重度の舌強直症で吸啜障害を伴う場合には，出生後早期に行う．一方，軽度ではラ行音が出はじめ英語の/r/と/l/の区別が必要となる時期として，4〜5歳以後でも可能である．

手術時期が遅くなり，言語障害が生じている場合は，小帯形成術後に言語指導または運動訓練が必要になることもある．

治療の手順

舌小帯伸展術の症例．5歳，男児．家族の希望もあり，全身麻酔下での治療となった．

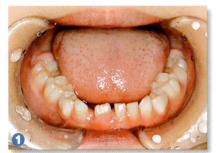
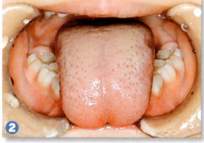
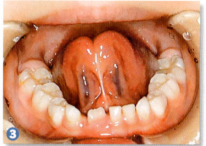

術前の状態❶〜❸
❶安静時：突出・挙上時に舌尖部に窪みが生じる．
❷前方突出時：ハート型を呈する．
❸上方挙上時

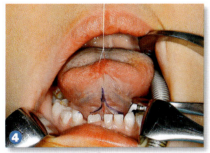
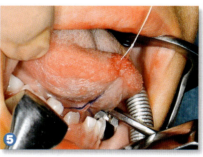
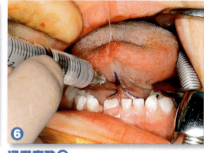

切開線の設定❹❺
舌下面に平行に設定．全身麻酔で行うため，舌尖に牽引用の絹糸を通している．手指での牽引でも十分であるが，見やすくするためあえて糸を用いた．

浸潤麻酔❻
切開線周囲に広がるように浸潤麻酔を行う．深くする必要はないが，変形がなく，粘膜が白くなる程度（1カ所0.5mL）に注入．

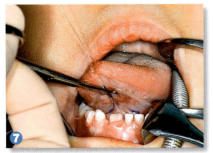
切開❼
剪刀を用いて切開．玉付剪刀が安全．

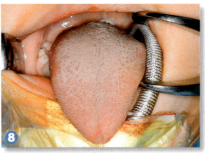
切開直後の状態❽
容易に前方牽引可能．舌尖端に窪みなし（局所麻酔下であれば，前方突出，挙上運動などを命じて，確認しながら実施する）．

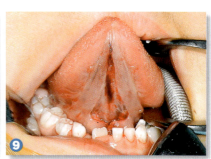
創面の確認❾

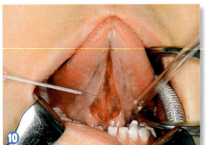
生理食塩液にて洗浄❿

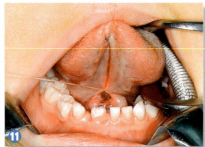
縫合①⓫
最も広い部分に糸をかけ，無理なく寄ることを確認．粘膜を伸展させるために，若干のアンダーマイニングを行ってもよい．糸は5-0絹糸．

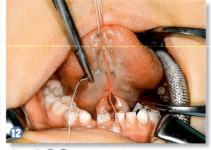
縫合②⓬
舌尖端部から縫合して，懸垂することで創を合わせる．

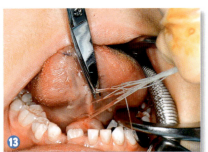
糸切り⓭
1本ずつていねいに糸を切る．抜糸は行わないので短く切断．

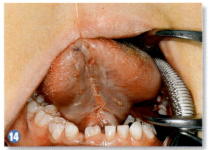
終了時所見⓮
舌を挙上させて縫合部を確認．牽引用絹糸を除去して終了．

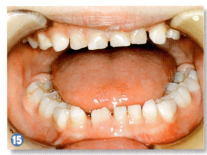
術後1週間の状態⓯〜⓱
⓯安静時
突出・挙上時に舌尖部に窪みは消失．抜糸は行わなくとも，数週で自然脱落する．

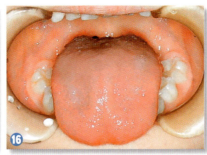
⓰前方突出時

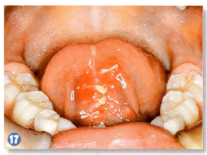
⓱上方挙上時

ここが大切

・障害の程度により手術を行う年齢に配慮する．
・切開の量は舌の突出状態で把握しつつ，必要最小限にとどめる．
・口底部の損傷を避ける：玉付剪刀により切開し，縫合糸による巻き込み注意．
・長期にわたり障害が生じていた場合（成人症例）では，術後の言語訓練が必要な場合もある．

術後管理

局所麻酔の奏効がある場合には，舌体部，舌先部の知覚鈍麻があるため，誤咬や火傷に注意するよう指示する．

予後

運動障害が長期にわたっていなければ，小帯形成術後から動きは良好．

唾石摘出（顎下腺）

宮田 勝

疾患の概要

唾液腺疾患のなかで最も頻度の高い疾患の一つである．唾液の成分である，リンやカルシウムが導管内で石灰化し蓄積，経時的に硬化物となる．

唾石症は主に顎下腺に生じる．耳下腺や小唾液腺に生じる場合も散見される．まれに両側性に生じる場合もある．

症　状

時として食事前など唾液分泌が亢進する場合に，流出障害による疼痛（唾仙痛）や顎下腺の腫脹（唾腫）を認める．感染をきたすと，嚥下痛，頸部リンパ節腫脹，口腔底の発赤，排膿（唾膿漏）などを認める（❶）．

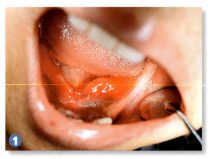

症　状❶
唾腫．

治　療

基本は手術療法

難易度を確認し，局所麻酔もしくは全身麻酔での治療となる．自然排出することもあるので，臨床症状や唾石の位置，大きさによって経過をみることもある．また，高齢で有病者の場合は術後のリスクを考慮し日常生活に支障がない場合は経過観察とする場合もある．

唾石の位置が深在性および腺体内の場合は頸部からのアプローチで顎下腺の摘出を行う．

治療の難度

開口量	少 ＞ 多
下顎の歯の有無	有歯顎 ＞ 無歯顎
唾石の大きさ	小さい ＞ 大きい
唾石の石灰化	弱い ＞ 強い

全身麻酔での摘出手術の適応

① 唾石が腺体内に存在する場合
② 腺管内であるが双指診でも触知しない場合
③ 腺体内であるが，双指診で嘔吐反射を認める場合
④ 慢性炎症を繰り返し，顎下腺の機能低下をきたし硬化している場合

臨床検査所見

最も有用なのはCTである．開口部付近では咬合法X線も有効．パノラマX線で確認できる場合も多い（❷〜❹）．

急性顎下腺炎を伴っている場合は，血清アミラーゼとCRPに高値を示す．

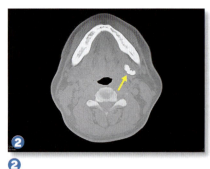

❷
顎下腺付近の場合はCTが有用である．この場合，唾石は数個が連なって形成されている．

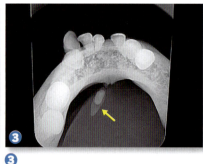

❸
導管開口部付近の場合は，咬合法X線が有用である．この場合，唾石は導管に沿った棒状となっている．

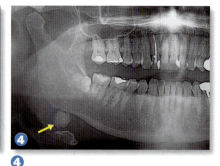

❹
パノラマX線にて境界明瞭な石灰化物を認める．形態は球状や楕円状が多いが，導管内に存在する場合は棒状の場合もある．

診断のポイント

典型例は食事時に起こる唾液腺の急激で強い疼痛（唾仙痛）である．問診と画像より診断は容易である．

左右のワルトン管開口部からの唾液流出に，差が生じていることが多い．

手術時のポイント

摘出したと思っても，一部導管内に残存していることがあるので，術前画像で大きさを確認し取り残しのないようにする．

後方ではワルトン管と舌神経が近接しているので，術野の操作は愛護的に行う．

治療の手順

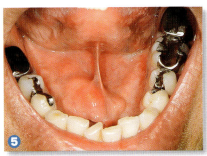

病変の位置確認，口腔内・外の術前消毒❺

前回の診察時から唾石の位置が前方や後方に移動している場合があるので病変の位置を確認する．硬化物を触れるので容易である．

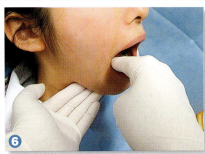

双指診による口腔底の圧迫❻

示指，中指，薬指で顎下部から，反対の示指で口腔内からと相互に挟み込む．口腔底部の病変を顎下部から押し上げることで触診や手術が容易になる．

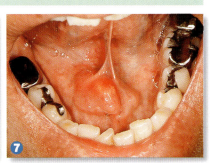

再度病変の確認，局所麻酔❼

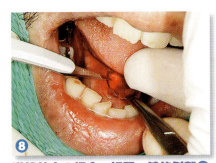

導管前方の場合，切開，鈍的剝離❽

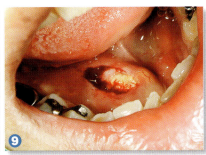

鈍的剝離，導管の切開，病変明示❾

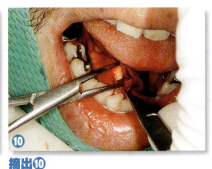

摘出❿

舌下ヒダの内側の口底粘膜を切開する．

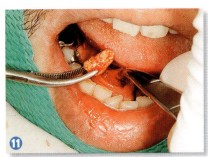

洗浄，縫合⓫

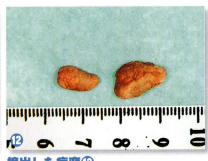

摘出した病変⓬

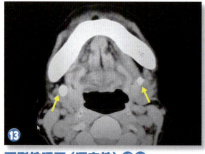
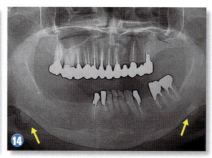

両側性唾石（深在性）⑬⑭
CTでは左右唾石が一部腺体移行部に存在していることが確認できる．

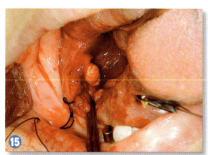
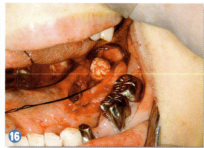
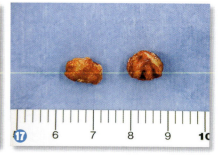

両側性唾石（深在性）の症例⑮〜⑰
手術は全身麻酔（経鼻挿管）にて施行した．

歯の移植

髙木律男

疾患の概要

歯の移植では，完全な治癒が得られることにより，正常な歯と全く同様に機能するため，矯正治療による移動も可能という非常に大きな利点がある．しかし，そのためには口腔内の衛生状態および全身疾患の管理状況など厳密な適応症例の選択と，適切な手術手技，術後管理が必要である．

歯の移植術の考え方

歯の移植は臓器移植に含まれる．移植する歯の大きさが限定されていることから，移植床の骨の状態を確認したら，移植歯の抜歯を行い，健康な歯根膜が抜歯操作後も保存されていることや実際の3次元的歯根形態の観察，大きさの計測を行う．計測値を参考に，可能な限り歯根の形状に合わせて移植窩を形成する．

適応症

現在，保険適応となっている歯は，埋伏歯または智歯のみであるが，それ以外にも以下の条件が整えば，上記の利点を生かすことが可能である．

①健康な歯根膜を有する歯の存在

歯周炎に罹患していない歯を利用する．健康な移植歯歯根表面に存在する歯原性上皮因子や再生能力のある細胞群は，良好な治癒のもとに歯根膜を再生するうえで必要である（主に矯正のために抜歯を要する歯など）．

②移植歯を受け入れるに足る（高さ，幅，骨密度など）健康な歯槽骨と，それを被覆する歯肉の存在

感染を予防し，豊富な血流から成長因子を供給することから，良好な治癒や組織の再生に重要である．

使用器具（❶，❷）

・歯根長・幅計測用のメジャー
・一時的に保存する生食ガーゼ
・粘膜縫合器具（針，糸）
・歯の固定用機材（0.8mmワイヤー，接着性レジン）

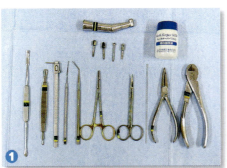
❶ 歯の移植に用いる器具❶

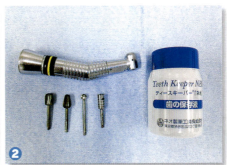
❷ 歯の移植に用いる器具❷

治療の手順

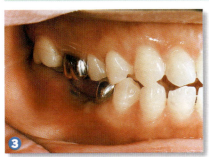

❸～❺ 診　査
術前の状態．両側臼歯部欠損へ下顎智歯を移植．

❺ 術前のパノラマX線写真．

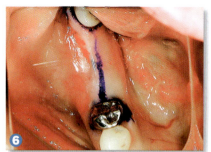

歯の移植手術❻〜⓬
❻切開線の設定．

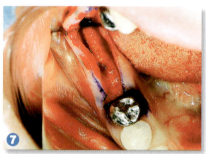

❼移植床の剝離（骨の厚さなどを確認）．

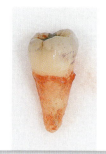

❽移植歯を抜去し，歯根膜が保存されていること，および歯根の長さ，幅，形態を確認．
ここに注意 歯根表面の保護：原則として鉗子抜歯．保存液内での保存．

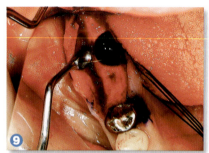

❾❽のあと，移植窩を形成．
ここに注意 移植窩は可能な限り，計測した歯根の長さ・幅・形態に合わせる．

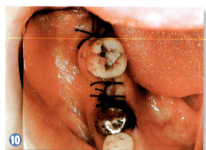

❿移植を実施する．
ここに注意 緊密な歯肉の縫合：非常に重要．細菌感染の予防：口腔内衛生管理と予防投薬．

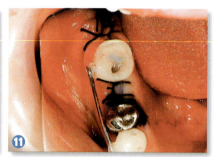

⓫移植歯の歯冠を削合し，周囲の歯と固定．

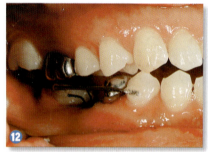

⓬移植歯の安静のためにクリアランスも確認する．
ここに注意 移植歯の安静：固定は緊密でなくてもよいが，十分なクリアランスを．

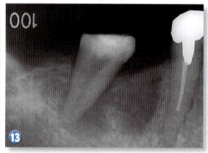

抜糸（1週後）⓭
術後経過を示すX線写真．術後1週間．

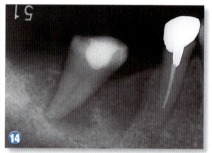

固定除去・根管治療開始（3週後）
⓮
術後経過を示すX線写真．移植後3週間（固定除去・根管治療開始）．

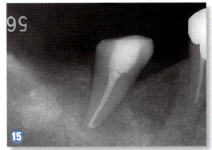 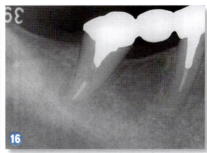 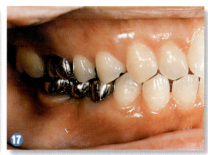

移植後3カ月⑮
術後経過を示すX線写真．

最終補綴後（移植後1年）⑯⑰
最終補綴終了後のX線．

最終補綴終了後の咬合関係（移植後1年）．
ここに注意 注意深い経過観察．

（❶～⓱は松本歯科大学歯学部口腔顎顔面外科学講座の芳澤享子教授のご厚意による．口腔内写真はすべて鏡像．）

文献

1) 濱本宜興，中島民雄，毛利 環，花田晃治：移植歯歯根表面の肉眼的性状と臨床的経過に関する研究．日口外誌，40(12)：16-21，1991．

2) 濱本宜興：自家歯牙移植と歯根癒着の臨床的意義．Monogr Clin Orthodont，23：18-22，2001．

3) 長谷川勝紀，芳澤享子，新美奏恵，小野由起子，鈴木一郎，齊藤 力：歯根完成歯の即時自家移植に関する臨床的検討．日口科誌，58(4)：135-146，2009．

4) Sugai T, Yoshizawa M, Kobayashi T, Ono K, Takagi R, Kitamura N, Okiji T, Saito C：Clinical study on prognostic factors of autotransplantation of teeth with complete root formation. Int J Oral Maxillofac Surg, 39(12)：1193-1203, 2010.

5) Aoyama S, Yoshizawa M, Niimi K, Sugai T, Kitamura N, Saito C：Prognostic factors of autotransplantation of teeth with complete root formation. Oral Surg Oral Med Oral Radiol Endod, Available online 15 June 2012, http://www.sciencedirect.com/science/article/pii/S2212440312001654, 114 (suppl 5)：S216-S228, 2012.

インプラント（保険適用）

松下恭之，佐々木匡理

治療法の概略

先進医療から保険導入された広範囲顎骨支持型補綴（インプラント治療）とは，インプラント体の埋入からインプラント体の上部に装着されるブリッジ形態または床義歯形態の補綴装置が装着されるまでの一連の治療をいう．

適用：以下に示す2種類の欠損が対象となる．

①腫瘍，顎骨骨髄炎，外傷などにより，広範囲な顎骨欠損または歯槽骨欠損症例（歯周疾患および加齢による歯槽骨吸収は除く）もしくは骨移植により再建された症例．広範囲とは，上顎での連続した1/3顎程度以上の顎骨欠損もしくは上顎洞または鼻腔への交通が認められる顎骨欠損をさす．下顎では，連続した1/3顎程度以上の歯槽骨欠損または区域切除以上の顎骨欠損をさす．

②医科の保険医療機関の主治医の診断に基づく外胚葉異形成症などの先天性疾患で，連続した1/3顎程度以上の多数歯欠損または顎堤形成不全の症例．

治療の手順

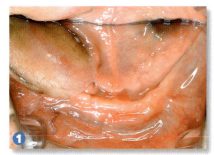
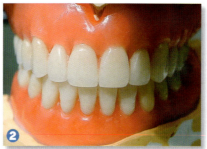
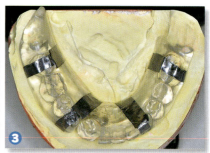

口腔内診察❶

視診と触診により，模型上に現れにくい切除部位，粘膜移植の範囲や角化粘膜の範囲などを確認し，模型上に印記する．また放射線治療の有無についても，問診やカルテによる確認が必要である．

最終上部構造をイメージしたステントの作製❷

通法に従い，印象・咬合採得を行い，最終イメージの人工歯排列あるいはワックスアップを行う．使用するアタッチメントがオーバーデンチャーの外形の中に収まるように計画する．

CT撮影用ステント❸

レジン重合したステントの埋入計画部の頬舌側に鉛箔を貼り，床外形をCTデータ内に取り込む．

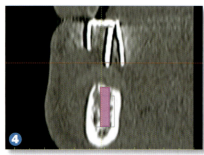
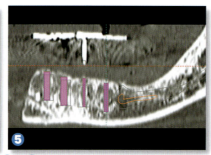
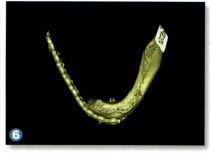

CTデータを用いたシミュレーション❹〜❻

シミュレーションソフトを用いて，インプラントが安全に埋入でき，義歯の外形から逸脱しない位置を精査する．義歯の安定，クリアランス，角化歯肉の範囲などの情報も考慮して，埋入場所，埋入深度，アタッチメントなどを決定する．保険適用で使用可能なインプラント，アバットメント，金属などは指定されているので注意する．

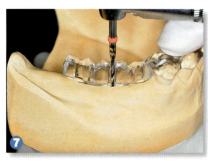
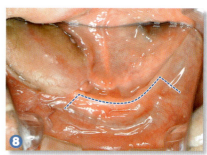

サージカルステントの準備❼

シミュレーションで決定したインプラントの位置と方向を，CT撮影用ステントに反映するように修正し埋入用ガイドとする．ここでは唇側の歯冠を削除し，ドリリングの位置を頬側から確認できるように改変している．

切開，剥離❽

解剖を理解し，重要な神経の損傷を回避するような切開デザインとする．特にオトガイ神経は顎堤の吸収に伴いその位置が歯槽頂上に存在するようになる．常に歯槽頂切開とはならないことに注意．

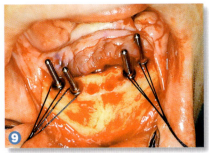

埋入窩の形成⑨
アタッチメントによっては，許容できる相互傾斜量に制限があるので，可及的に平行な埋入を心がける．

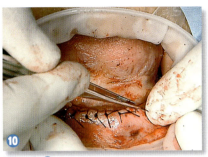

縫　合⑩
創部を締めすぎない，縫合間隔を狭くしすぎない，テンションをかけすぎない，またフラップの折れ込みや死腔をつくらない縫合を心がけ，創部の血行不良や不適合をなくす．

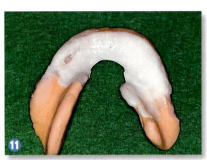

暫間義歯の修正⑪
抜歯後に埋入部に相当する暫間（旧）義歯の粘膜面は十分リリーフして，ティッシュコンディショナーを置き，インプラント体への過荷重の回避に務める．

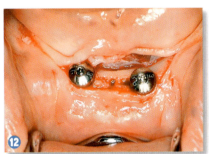

⑬

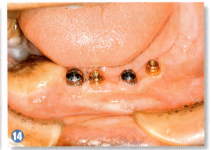

二次手術⑫⑬
角化粘膜をインプラント周囲に保存するように切開に配慮する．

アバットメントの締結⑭
アタッチメントによって粘膜上に露出する部分の長さが決まっているので，最適な長さのものを選ぶ．あまりに丈が高いものを選択すると，義歯のスペースが不足し，義歯の破折につながることになる．インプラントの本数は適宜選択する．

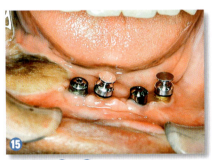
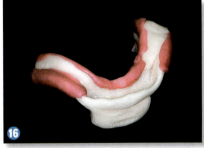
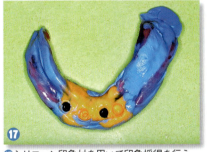

印象採得⑮〜⑰
⑮専用のクローズドトレー用印象用コーピングを設置する．
⑯咬合支持域を最大限に獲得するために筋圧形成を行う．
⑰シリコーン印象材を用いて印象採得を行う．

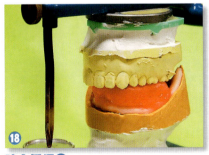
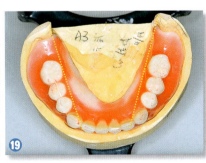

咬合採得⑱
通法に従い，咬合採得を行い，咬合器へマウントする．

人工歯排列⑲
犬歯近心部とレトロモラーパッド内側縁を結んだパウンズラインより，内側に人工歯がこないよう配慮する．インプラントを利用して動きのない義歯が完成しても，舌房が侵害されると，患者は義歯を装着したがらない．総義歯での原則を遵守する必要がある．

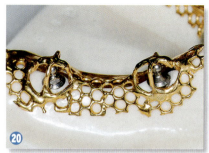

金属床デザイン⑳
⑳オーバーデンチャーでは，床の破折が問題となる．スケルトンタイプの金属床として，アタッチメント部からの破折を防止する．

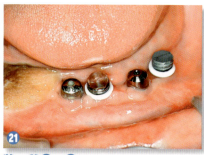

装　着㉑〜㉔
㉑アタッチメントの義歯への取り込みを口腔内で直接行う場合には，ロケーターにシリコーン製のカバーを装着して，アンダーカット部への即時重合レジンの流れ込みに配慮する．

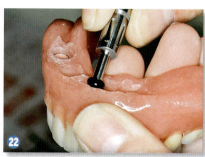

㉒適正な維持力のメールを選択し，口腔外で交換する．

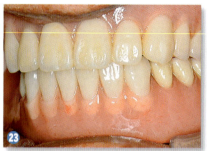

㉓咬合調整は義歯に準じて行う．

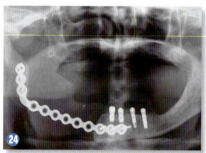

㉔メインテナンスを行いながら，定期的にX線診査により辺縁骨の吸収などを観察する．

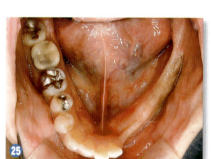

固定性補綴装置の症例㉕〜㉙
㉕左側下顎骨切除後に骨移植を行った症例である．大臼歯部にかけて皮膚移植が行われている．

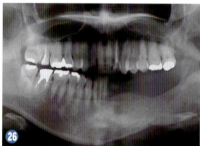

㉖パノラマX線写真から十分な高さの骨が得られている．

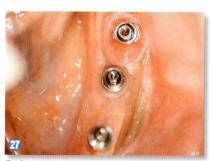

㉗プロビジョナルの時点で，最後方のインプラント周囲軟組織が腫脹を繰り返したため，最終上部構造ではスリープとした．皮膚移植を行った症例では，特に清掃器具が十分にアクセスしやすい形態となるように高めのアバットメントを選択することが望ましい．

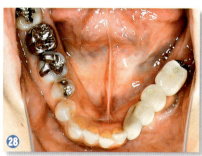

㉘最終上部構造装着時の口腔内．

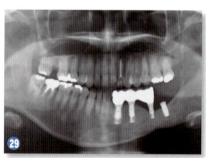

㉙最終上部構造装着時のパノラマX線写真．

ここが大切

悪性腫瘍症例では術前，術後に放射線治療を行っている可能性があり，インプラント治療による放射線性顎骨壊死を予防するため，インプラント埋入を計画している部位が放射線照射範囲に入っているかどうかの確認が重要である．

予後

粘膜移植が行われた症例では，術後の管理が重要である．バー構造のオーバーデンチャーでは清掃困難によるインプラント周囲炎を惹起しやすい．バーの底面を粘膜からできるだけ離すようにする．清掃性の点からはボール，ロケーター等の単独型のアタッチメントのほうが好ましい．

固定性の補綴装置では，周囲粘膜よりも高めのアバットメントを締結して，上部構造を製作するのが望ましい．

上顎洞穿孔（口腔上顎洞瘻）の処置

薬師寺 登

疾患の定義

何らかの原因により上顎洞と口腔内が交通し，瘻孔を形成することをいう．上顎洞底に接する臼歯の抜歯後に一過性に生じた上顎洞穿孔とは区別する．頻度的には第一大臼歯が一番多く，第二，第三大臼歯の順である．

疾患の概略

日常の口腔外科臨床において，上顎大臼歯の抜歯や根尖病巣・嚢胞摘出する機会は多い．これらの処置後の上顎洞穿孔は，X線所見よりある程度予測可能である．処置前に，上顎洞穿孔につき十分患者説明が行われていなければならない．

こうした処置により上顎洞と口腔が交通する病態を上顎洞穿孔とよび，臨床的に遭遇することは少なくない．上顎洞穿孔が生じた場合，瘻孔が小さい場合（5mm以下）は自然閉鎖するといわれている．しかしながら，ある程度の大きさの瘻孔や，上顎洞炎がある場合は，自然閉鎖は期待できなく閉鎖術が必要となる．

瘻孔閉鎖術は，主に頬側粘膜骨膜弁法と口蓋弁法が用いられている．今回紹介する方法は，筆者が2008年以降170症例につき行い好成績を残している頬側粘膜骨膜弁（buccal advancement flap）を用いた方法[1]について解説する．

治療の手順

上顎洞穿孔時もしくは穿孔が疑われるときの診断でまず行うことは，上顎洞の感染（上顎洞炎）の有無である．

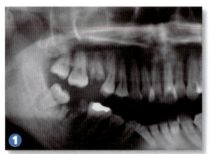

パノラマ所見❶

右側第一大臼歯の抜歯．抜歯により口腔上顎洞瘻が形成される確率が高いことが推察できる．上顎洞炎がなければ，即日閉鎖術を行う．

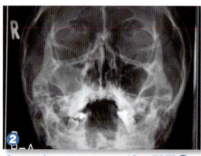

ウォータース（Waters）法の所見❷

右上顎洞の含気は確認できない．上顎洞炎を発症している．

CT前額断像による診断❸

ウォータース（Waters）法にて感染が確認されたら，CT前額断像でosteomeatal unit[2]（OMU：洞口鼻道系）が保たれているか否かを精査する．

上顎洞炎があってもOMUが保たれているときは即日閉鎖術を行う．中鼻道への自然孔の閉鎖などOMUが破壊されているときは，抗菌薬の投与，上顎洞洗浄にて消炎後，すなわちOMU形態の改善後に閉鎖術を行うことにしている．

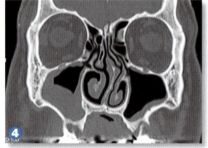

OMUが保たれている症例❹

上顎洞炎はあるが，自然孔も存在し，OMUは保たれているので，即日閉鎖術が可能．

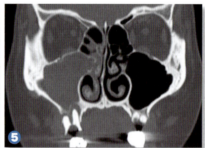

OMUが破壊されている症例❺

上顎洞炎があり，自然孔の閉鎖などOMUは破壊されている．抗菌薬の投与，上顎洞洗浄にて消炎後に閉鎖術を行う．

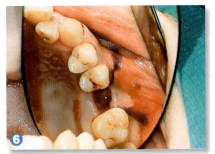

切開線❻

これは❶❷❹の症例で，原因歯を抜去後に口腔上顎洞瘻より洗浄と抗菌薬の投与を行い消炎後に閉鎖術を施した．

局所麻酔は通常の歯科用にて浸潤麻酔を行う．近心は隣在歯の遠心隅角から歯肉頬移行部まで歯軸に対して45度の角度で近心に向かって設定する．遠心も同様に設定する．

ここに注意 マットレス縫合を除き，この一連の処置は最大開口位で行うのでなく，切歯間で1.5横指程度の開口量で，頬側よりアプローチすること．

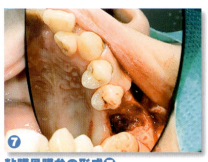

粘膜骨膜弁の形成❼

頬側に，十分な広さを基部にもつ頬側粘膜骨膜弁を剝離・反転する．

ここに注意 抜歯窩の搔爬は十分に行うこと．抜歯窩の骨面，瘻孔が確認できるまで搔爬すること．この際，マットレス縫合を容易にするため，口蓋側の粘膜骨膜を少し剝離し縫合針が入るスペースを確保しておく．

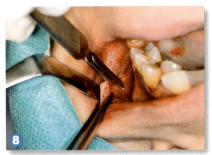

減張切開❽

減張切開には，必ず新品のNo.15メスを使用し，鋭利に骨膜切開すること．

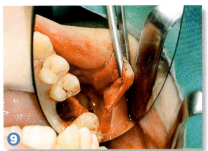

減張切開後の所見❾

減張切開は粘膜骨膜弁の基部に設定し，十分な伸長がはかられている．

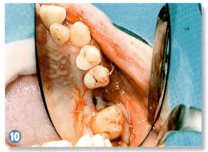

縫　合❿

縫合は3-0絹糸を用いる．頬側の粘膜骨膜弁の先端を口蓋粘膜の下に牽引するようにマットレス縫合を行う．

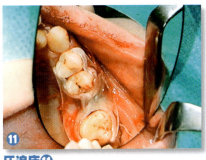

圧迫床⓫

あらかじめ製作しておいた保護床を1週間装着する．

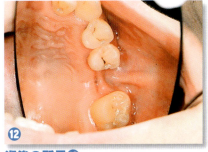

術後の所見⓬

術後1カ月経過した時期の所見．この術式の欠点である頬側の口腔前庭が狭窄している．狭窄が著しく補綴処置に障害になるときは，前庭形成を予定する．

ここが注意

術後1週間は鼻腔内圧が陽圧になるような行為（鼻かみなど）は禁止する．自己で行う「鼻うがい」も禁止する．

予　後

歯性上顎洞炎の場合は，本来OMUの形態は保たれているので，上顎洞炎が消炎できれば再発の可能性は耳鼻科での副鼻腔炎に比較して非常に少ない．

文　献
1) 川嵜康大ほか：当院口腔上顎洞瘻孔閉鎖術についても検討．日口外誌，60（総会特別号）：251, 2014.
2) 加藤美弥ほか：CT前額断像によるOsteomeatal unit（OMU：洞口鼻道系）と歯性上顎洞炎の関連．歯放線，47（2）：47-52, 2007.

ドライソケット

中村誠司

疾患の概略

ドライソケットとは，難治性の抜歯後継発症の一つで，抜歯窩に血餅や肉芽形成がなくて骨面が露出し，激しい疼痛を伴う治癒不全の状態をいう．一般には，抜歯窩の骨面が感染を起こし，表在性の骨壊死を伴う歯槽骨炎と考えられている．その成因は不明で，抜歯時に用いた局所麻酔薬に含まれる血管収縮剤の作用や過度の含嗽などにより，抜歯窩内が血餅で満たさなかった場合，慢性炎症による抜歯窩周囲の骨硬化がみられた場合，急性炎症を伴っていた歯を抜去した場合などで生じることが多いといわれている．おそらく，第一には血液供給不足による血餅形成障害が，第二には血餅形成後の脱落あるいは線溶能亢進による溶解が原因であろうと思われる．発生頻度は数％と報告されているが，上顎よりも下顎に，前歯部よりも臼歯部に，単純抜歯よりも難抜歯のあとに，萌出した智歯よりも埋伏智歯の抜去後に，小児よりも成人に好発するとされ，さらには，いかに経験を積んだ術者が十分な注意を払っても数％の頻度で生じるものだといわれている．

診断

抜歯の直後からではなく，抜歯後2〜3日が経過してから激しい疼痛が出現してきた場合には，ドライソケットを疑って診察を行うべきである．強い自発痛があり，特に冷温水や接触時には激痛を生じるのが特徴である．抜歯窩を体温程度に温めた生理食塩液などで洗浄し，視診で骨面が露出しているのを確認するか，ゾンデなどを挿入して骨面を触れれば，ドライソケットと診断する（❶）．

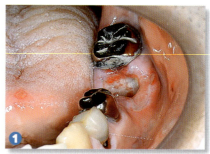

ドライソケット❶
　42歳，女性．下顎左側第一大臼歯を抜歯した3日後から激しい自発痛と接触痛が生じ，5日後には抜歯窩の一部に骨面の露出がみられた．

治療

①体温程度に温めた生理食塩液や消毒薬（アクリノール液やイソジン®液など）で抜歯窩を洗浄する．
②副腎皮質ホルモン含有の軟膏とキシロカイン®ゼリーを1対1に練和したものを抜歯窩に填入する．抜歯窩への填入が困難な場合には，注射用や印象材用のシリンジを用いると容易になる（❷〜❺）．
③抜歯窩が肉芽組織で覆われて痛みが消失するまで，抗菌薬と鎮痛薬の経口投与を行い，上記の洗浄と薬剤の填入をできるだけ毎日行う．

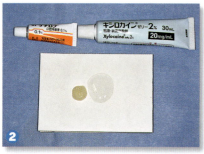

ドライソケットを生じた抜歯窩に填入するための副腎皮質ホルモン含有の軟膏とキシロカイン®ゼリーの練和❷〜❺
❷同量の副腎皮質ホルモン含有の軟膏とキシロカイン®ゼリー．

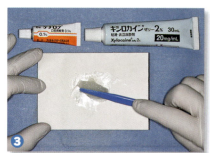

❸スパチュラを用いた練和．

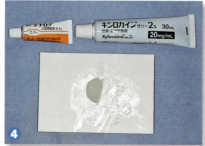

❹練和後．

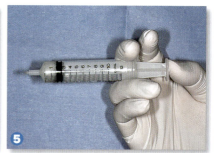

❺練和物を注射用シリンジに入れて抜歯窩に填入．

治療の際の注意点

①填入する薬剤としては，抗菌薬を含有する軟膏や緩く練和したユージノールセメントなどが用いられることもある．

②薬剤が流出して効果が十分に持続しない場合には，ガーゼ，ゼラチンスポンジ（スポンゼル®），アテロコラーゲン（テルダーミス®）を詰めたり，レジン製のシーネを製作したりサージカルパック（コーパック®）で被覆保護するとよい．

③抜歯窩の再掻爬は，効果がないばかりか，感染を拡大して治癒を遅延させることもあるので，むやみに行うべきではない．

④鎮痛薬の効果が不十分なために内服回数が多くなったり，内服期間が長期に及んだりする場合には，胃潰瘍などの胃腸障害が出現することがあるので注意を要する．

⑤治癒には少なくとも1～2週間を要し，患者も不安になることが多い．ドライソケットの成因や予後について十分に説明し，患者の不安をできるだけ除去し，信頼関係を築くように努めるべきである．

異物の誤飲・誤嚥

中村誠司

疾患の概略

　どんなに注意していてもヒューマンエラーを完全に防ぐことはできない．口腔外科手術の際には，抜去歯そのものを，あるいは抜去歯に装着されていたクラウンやインレーなどが脱落し，患者に誤飲・誤嚥させてしまうことがある．また，一般歯科治療時にも，インレーなどの修復物，クラウン・ブリッジ・義歯などの補綴物，リーマー・バーなどの治療器具，矯正用のブラケットやバンド，印象材などを誤飲・誤嚥させることがある．食道に入れば消化管損傷，気道に入れば気道閉塞や肺炎などを起こす可能性があるので，誤飲・誤嚥した異物の位置を確認し，異物の種類やその位置に応じた適切な対応を行う必要がある．

　大学病院における歯科治療時における誤飲・誤嚥の対応フローチャートの一例を❶に示すが，これはあくまで多くの専門診療科がある大学病院ならではの理想的な対応である．一般の開業歯科医院などではすべてを迅速に実施できる訳ではなく，同様の対応は困難である．日頃より，地域の高次医療機関との緊密な連携を保ち，適切なバックアップ体制を整えておくことが望ましい．

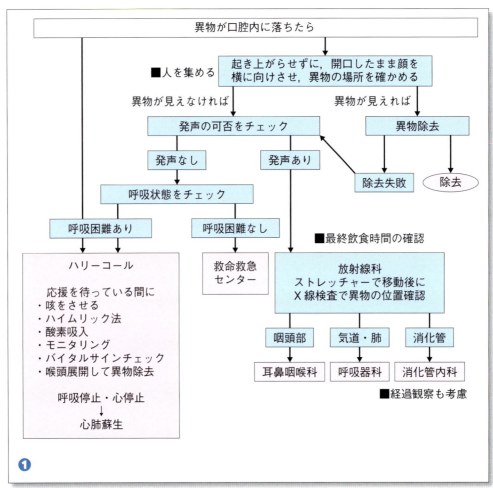

歯科治療時における誤飲・誤嚥の対応フローチャート❶

診断と治療

1. 異物を口腔内に滑落させた場合
慌てて患者の体位を変えずに、口を開けたままにしてもらい、口腔内にあるかどうかを確認する。異物が口腔内にあれば、バキュームやピンセットといった異物に応じた適切な器具を用いて摘出する。舌根部などにあって摘出が困難と判断すればただちに側臥位にし、側方から異物を確認し、適切な器具を用いて摘出を行う。

2. 口腔内に異物が見つからない場合
発声の可否や咽喉頭部の違和感や咳などの症状がないかどうかを確認する。咽喉頭部に存在する場合には、発声は可能で、不快感あるいは違和感、嘔吐反射、咳嗽反射などがみられる。気道内に存在する場合には、発声は困難で、咳嗽反射、呼吸困難、喘鳴などがみられることが多く、異物の大きさ、形状、位置によっては喉頭痙攣を起こして気道が閉塞し、チアノーゼや意識障害が出現することもある。食道内や腹腔内に存在する場合には、特に症状がみられないことがほとんどである。

3. 発声が困難である場合や気道閉塞を起こして呼吸が困難な緊急時
救急隊や他科などに応援を求めると同時に、気管切開が必要になる場合がある。❷❸に示すようなハイムリック法も有効で、気管切開の準備をする間に排出を試みるべきであろう。小児では、❹のように背部を叩くことにより排出されることがある。

4. 臨床症状が安定しているか、あるいは特に症状がない場合
異物の有無や位置を確認するために頸部、胸部および腹部の正面および側面像をX線撮影する。もし異物がX線で確認できないようなものならば、症状で位置をある程度判断し、内視鏡で確認するしかない。

異物の種類や位置によって、以下のような適切な対応を行う。

5. 咽喉頭部に存在する場合
咽頭部にある場合には異物を指で掻き出せることも多いが、盲目的に行うことは異物をさらに押し込んでしまう可能性があるのですべきではない。喉頭鏡などを用いて異物を確認し、長い摂子や吸引子などを用いて摘出するほうが無難である。この場合、必要であれば静脈内鎮静法などを行うべきである。また、摘出するための十分な経験がなければ、耳鼻咽喉科などの専門医に依頼すべきである。

6. 気道内にある場合（気道内迷入）
気管支炎や肺炎などの継発症を引き起こすので、異物は必ず摘出されるべきである。胸部外科などの専門医に依頼し、内視鏡視下に摘出を行う。❺〜❿に、除去中のクラウンを気道内に迷入した代表的症例を示す。まれに咳とともに排出されることがあるが、このような自然排出は期待せずに、できるだけ早期に摘出すべきである。また、摘出後に気管支炎や肺炎を起こして重篤な状態になることもあるので注意を要する。

7. 食道内あるいは腹腔内に存在する場合（誤飲）
食道内にある場合や、胃や十二指腸内であっても患者が摂食後でない場合は、内視鏡視下に摘出することが可能であるので専門医に依頼すべきである。異物が鋭利なものであれば穿孔を起こす危険性があるので、積極的に摘出を試みるべきである。また、すでに穿孔している場合や嵌頓して移動しないような場合はなおさらで、内視鏡視下での摘出が困難な場合には頸部外切開や開胸で摘出することもある。

胃より深部にある場合には、通常は2〜3日で大便中に自然排出することを患者に説明して過度な不安を与えないようにし、繊維質を多く含む食事を摂るように指導をして経過観察を行う。ただし、定期的に腹部正面のX線撮影を行って、排泄されるまで位置を確認する必要がある。また、リーマーなどの鋭利なものの場合には激しい運動は避けるように指示し、便色などにより消化管損傷による血便の有無にも注意を払う必要がある。消化管損傷を起こした場合や異物が排出されない場合には開腹手術が必要になる可能性もある。⓫〜⓮に、リーマーを誤飲したものの、消化管損傷を起こさずに自然排出された代表的症例を示す。

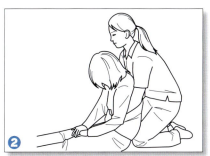
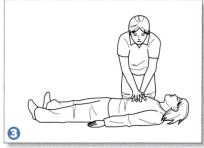
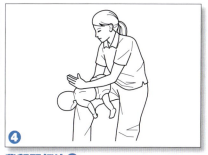

ハイムリック法❷❸
患者の意識がある場合には立位（❷）、意識がない場合には仰臥位（❸）で行う。立位では患者の後方に、仰臥位では前面に位置し、握り拳を患者の心窩部に当て、もう一方の手をその上に重ね、弾みをつけて圧迫する。この動作により、肺内の空気を一気に排出させて、気道内の異物の排出をはかる。

背部叩打法❹
小児では逆さ吊りにして肩甲骨の間を叩くことにより排出されることがある。

クラウンが気管内に迷入し，内視鏡を用いて摘出した症例❺〜❿

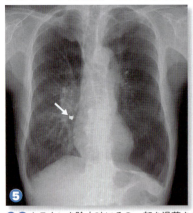
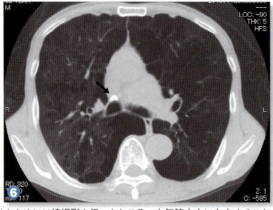
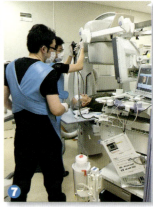

❺❻クラウンを除去時にその一部を滑落させたためにX線撮影を行ったところ，右気管支内に存在することが確認できた（❺は胸写の正面像，❻はCT像，迷入したクラウンの一部を矢印で示している）．

❼内視鏡を用いて摘出しているときの様子．

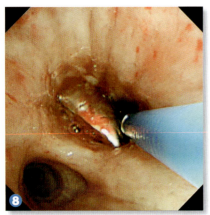
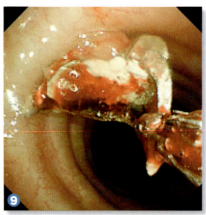
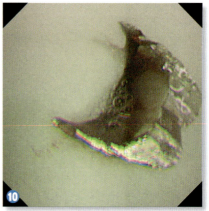

❽内視鏡で迷入したクラウンの一部を確認できたときの様子．

❾迷入したクラウンの一部を把持したときの様子．

❿摘出されたクラウンの一部．

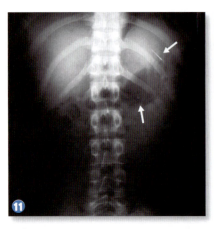
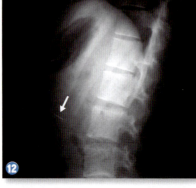

リーマーを誤飲したものの自然排出された症例⓫〜⓮

⓫⓬根管治療時にリーマーとストッパーを滑落させたためにX線撮影を行ったところ，胃内に存在することが確認できた（⓫は正面像，⓬は側面像で，側面ではストッパーは確認できない．リーマーとストッパーの位置を矢印で示している）．摂食後であったために内視鏡視下での摘出は断念し，激しい運動を避けて繊維質を多く含む食物を摂るように指示をして，自然排出を期待することとした．

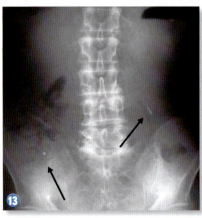
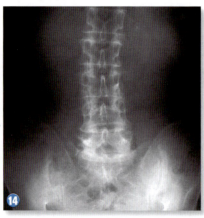

⓭翌日にはリーマーもストッパーも下部へ移動していた．

⓮3日後には大便中に排泄され，X線撮影を行ったところリーマーもストッパーも消失していた．

治療の際の注意点

①口腔外科手術を含めた歯科治療の際には，異物の装着や把持，患者の体動には十分に注意をし，可能な操作や手技は口腔外で行い，誤飲・誤嚥の予防に努めるべきである．

②可能であれば，異物に落下防止の糸を付けたり，ラバーダムを装着したり，ガーゼを口腔内に置いて咽頭部をカバーしたりする．

③ハイリスク患者としては，幼児，高齢者，障害者，認知機能低下がある患者，運動障害・嚥下障害・摂食障害・咽頭反射低下がある患者などがあげられ，このような患者では，完全な水平位での診療や長時間の開口は避けるように努め，治療前に異物の誤飲・誤嚥の可能性や対応について説明しておくことが望ましい．

④それでも誤飲・誤嚥をさせてしまった場合には，極力冷静に対応するように努め，まずは異物の位置確認を慎重に行い，適切な摘出方法を選択すべきである．

⑤緊急の場合を除いて，患者には状況や緊急処置の必要性を十分に説明し，過度な不安を与えないように努める必要がある．

表在癌・早期癌
—舌癌（T1N0M0）の切除手術—

山本信治，柴原孝彦

切除手術

舌尖部に大きく糸をかけ，支持糸とする（❶）．3％ヨード染色を行って，舌癌の周囲に広がる不染部を検出する．癌周囲の不染部の範囲は不規則である（❷）．

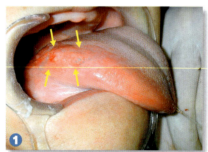

右舌側縁の扁平上皮癌❶❷

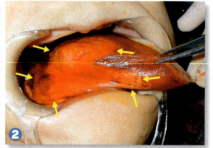

❷ T1〜early T2 の表在癌では，ヨード染色を行い切除範囲を決定する施設が最近ではほとんどである．

切除の準備と切除開始

　腫瘍断端から10mm離し，前方，後方，舌背，舌下面に電気メスの凝固モードで切除ラインを点状にマーキングする．これで切除の準備が整う（❸）．
　舌尖部の支持糸を第一助手に軽く牽引させ，術者は前方のマーキングの糸を同じく牽引し，前方より切除を開始する．粘膜は電気メスの切除モードで，筋層は凝固モードで切除する（❹）[1]．舌下面の切除では，粘膜の直下に血管が存在しているため，粘膜の切開は慎重に行い，粘膜のみを切開する．粘膜下で血管が確認されたならば，結紮・切離する．最後に後方の切除を行い標本が摘出される．残存舌の筋層からの出血があれば，前述のように結紮・止血する．摘出標本で各方向，特に深部方向で十分な安全域が確保されていることを確認する．切除のイメージは，船底型で深部断端での安全域が十分確保されていることが最も重要である．

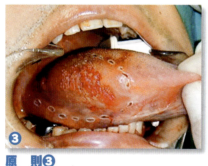

原　則❸

切除範囲は腫瘍断端から10mm→safety margin

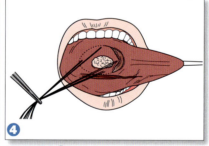

切除開始❹

前方より不染部を含めて切除を開始する（上皮と筋肉の切開）．
（垣添忠生，林　隆一ほか：癌の外科—手術手技シリーズ8頭頸部癌，メジカルビュー社，2008[1]．より引用）

切除標本と縫縮

　切除標本の全割病理組織検査を行う．前方に牽引糸を長めに付けておくと，上下前後の方向がわかりやすい（❺）．表在癌や早期癌の舌部分切除では，創の縫合閉鎖を行っても機能障害はほとんど生じない．切除後の縫合は垂直マットレスと単純結紮を交互に行う一期縫縮を原則とする．創が深い場合，まず深部の舌筋を吸収性糸で埋没縫合を行う（❻）．

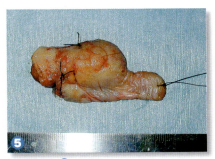
切除標本❺

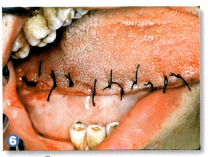
縫　縮❻

人工皮膚

　縫縮が困難な広範囲の表在癌には，切除後の開放創にコラーゲン使用人工皮膚（テルダーミス®）を貼付し（❼），軟膏ガーゼを介在させタイオーバーとする（❽）．人工皮膚を使用しない場合は，患者の腹部あるいは大腿部から植皮を行うこともある．

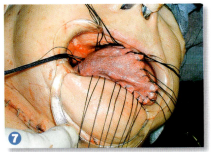
コラーゲン使用人工皮膚（テルダーミス®）を貼付❼

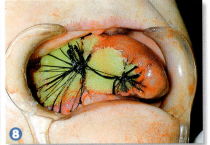
タイオーバー❽

切除後の開放創

　最近では表在癌に対してタイオーバーせず，切除後の開放創にポリグリコール酸（polyglycolic acid：PGA）シート（ネオベール®）とフィブリン糊（ボルヒール®）を用いて被覆・補強し，二次治癒で上皮化をはかる場合もみられる．切除は前述のとおりである（❾）．腫瘍切離面は後方の切除を最後に行い標本が摘出され，残存舌の筋層からの出血があれば，電気凝固止血を行う（❿）．すべて上下に縫縮すると舌が健側に突出してしまうので工夫が必要である．

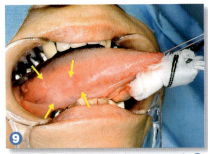
右側舌縁部の表在癌（T1N0M0）❾

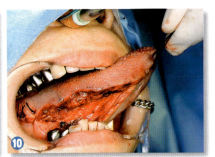
腫瘍切離面❿
　残存舌の筋層からの出血があれば，電気凝固止血する．

そこで本法を用い，舌尖部の可動性が損なわれないようにする（⑪）．後方は，術野が深くなり操作がしづらいので上下に縫縮しておく（⑫）．被覆部は縫合，タイオーバーとも必要なく，食事も術後早期に経口摂取が可能である．

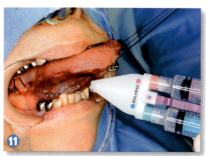

⑪切除後の開放創にポリグリコール酸（polyglycolic acid：PGA）シート（ネオベール®）とフィブリン糊（ボルヒール®）を用いて被覆・補強．

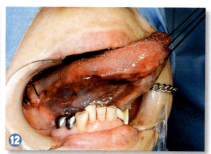

⑫後方の一部のみ縫縮．

文献
1) 垣添忠生，林　隆一ほか：新癌の外科―手術手技シリーズ8　頭頸部癌．国立がんセンター編，第1版，メジカルビュー社，東京，2008，p.30-31．

進行癌――下顎歯肉癌（T4aN2bM0）の拡大根治手術：下顎半側切除術――

山本信治，柴原孝彦

下顎歯肉癌

　66歳の女性．右側下顎から頬部にかけての腫脹を主訴に来院．腫瘍は顔面の皮下まで進展し開口障害が発現（❶）．7̄6̄部歯肉に掘削性の潰瘍を呈し，一部骨露出を認める（❷）．腫瘍は下顎管まで浸潤し下唇の麻痺が発現し，下顎下縁は病的骨折を起こし咬合不全を認める（❸）．CTにおいて右側顎下リンパ節を中心に複数個認める．原発腫瘍は下顎骨を破壊し，皮下までの進展を認める（❹）．

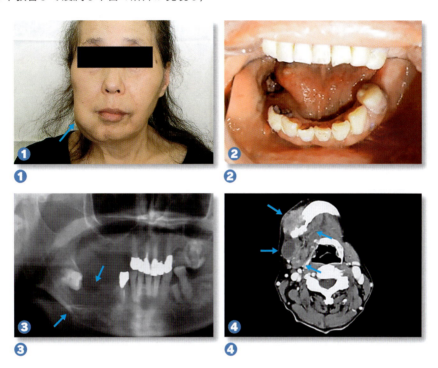

下顎半側合併切除

　大臼歯部原発の下顎歯肉癌で，前方は犬歯部，後方は下顎切痕，外方は頬部皮下にまで広範囲に浸潤している．右側根治的頸部郭清（❺，❻）に続いて頬部皮膚を含めた下顎半側合併切除を行う進行癌について解説する．
　頸部の皮膚切開を切除する頬部皮膚まで延長する（❺）．健側前歯部まで歯肉頬粘膜の境界を骨膜まで切開する．後

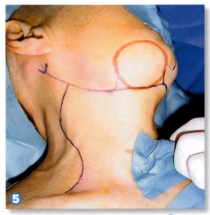

composite pull through ❺
皮膚を含めて切除．

頸部郭清術 ❻

方はあらかじめ設定した切開線に沿って粘膜上皮のみ切開し，腫瘍の周囲に一定の厚さの健常組織を付けながら切離を進める．咬筋は腫瘍側に付け咬筋と耳下腺の間を，下方では頸部郭清の上縁，上方では頰骨まで剝離し，後方から現れる顔面横動脈を結紮・切断したあと，咬筋を頰骨の起始部で切断する．健側の側切歯と犬歯の間で唇側の歯肉を切開し，舌側の骨膜下をトンネル状に剝離したあと，下顎を頰舌的に鋸断する．口底粘膜を切開しながら，患側の下顎骨断端を骨把持鉗子で把持して外側にスイングさせ，口底粘膜を後上方へ進め，下顎枝前縁の上部で頰側の切開線と一致させる．次いで顎舌骨筋の後縁で顎下腺管と交差して舌神経が現れるので，これを顎下神経節と切断する．顎舌骨筋を切断し，下顎枝前縁と筋突起に付着する側頭筋を切断する．下顎枝の内側に向かって内側翼突筋を後縁まで剝離し，下顎切痕の高さで切断すると，下歯槽神経が明示されるので，これを結紮・切断する．患側の下顎骨をさらに外転させると，下顎頭前面に付着する外側翼突筋の腱が現れるのでこれを切離する．顎関節の外側靱帯と関節包を離断し，下顎頭を関節円板から鈍的に剝離し，茎突下顎靱帯を切断して，頸部郭清組織を含む下顎半側切除が終了する（❼，❽）．口腔再建は血管柄付き腹直筋皮弁を用いた（❾）．皮膚欠損と口腔粘膜欠損を同時再建する場合denude処理を行い，組織欠損を補塡する（❿）．最後に頸部の創内に持続吸引ドレーンを留置し縫合閉鎖する（❿）．

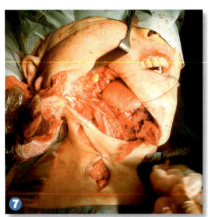
リンパ組織と腫瘍を一塊として切除❼

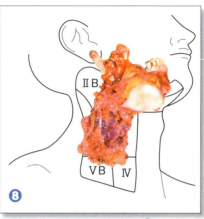
切除物（下顎骨半側切除）❽

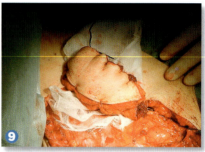
血管柄付き遊離腹直筋皮弁による再建❾

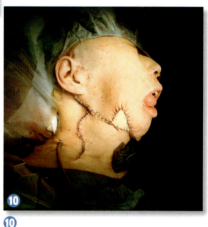
❿

頸部郭清術に必要な解剖学的名称

頸部郭清術に必要な解剖学的名称を示す（⓫）．①下顎骨下縁，②副神経，③胸鎖乳突筋，④内頸静脈，⑤顎二腹筋中間腱，⑥舌下神経，⑦総頸動脈，⑧前頸筋．根治的頸部郭清術には必ず温存する組織があり，総頸動脈，迷走神経，横隔膜神経，舌下神経である（⓬）．さらに術後の機能障害を考慮し，胸鎖乳突筋，内頸静脈，副神経を温存する根治的頸部郭清術変法がある（⓭）．

頸部郭清術に必要な解剖学的名称
⓫
①下顎骨下縁　　②副神経
③胸鎖乳突筋　　④内頸静脈
⑤顎二腹筋中間腱　⑥舌下神経
⑦総頸動脈　　　⑧前頸筋

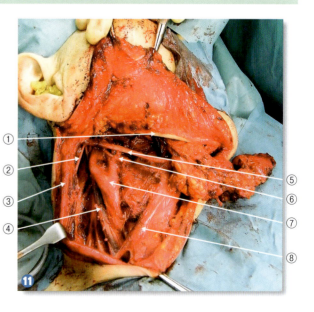

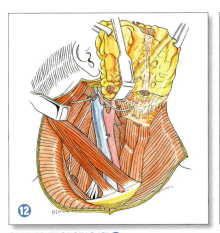 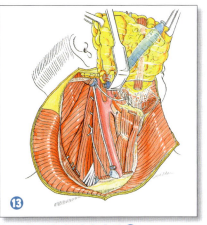

根治的頸部郭清術⑫
　必ず保存する（根治的）
　・頸動脈　・迷走神経　・横隔膜神経
　・舌下神経
（清水正嗣，小浜源郁ほか：口腔癌　診断と治療．デンタルダイヤモンド社，1993[2])．より引用）

根治的頸部郭清術変法⑬
　可能であれば保存する（機能的）
　・胸鎖乳突筋　・内頸静脈　・副神経
（清水正嗣，小浜源郁ほか：口腔癌　診断と治療．デンタルダイヤモンド社，1993[2])．より引用）

下顎の再建

　下顎の再建は，下顎骨区域切除以上を行った場合必要となる（⑭）．bite plateを介在させ顎間固定を行ったあと，あらかじめ模型上で屈曲しておいた下顎再建用金属プレートを試適し，咬合関係を確認し，貫通スクリューで骨接合する（⑮）．

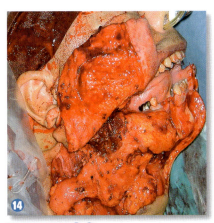 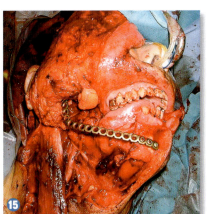

下顎の再建⑭⑮

軟組織欠損の再建

軟組織欠損の再建に用いられる皮弁には，腫瘍切除と欠損の再建を一期的に行うことのできる遊離皮弁と，移植床に確実な血管が見いだせない場合や，放射線照射後，全身的に高リスク患者で手術時間の短縮と侵襲度を考慮した有茎皮弁とに分かれる．ここでは口腔再建において最も利用性の高い皮弁のうち，遊離皮弁（前腕皮弁，腹直筋皮弁）と有茎皮弁（DP皮弁，大胸筋皮弁）を提示する[4]．

前腕皮弁は手首の腹側の橈骨動・静脈，皮静脈によって栄養される皮弁で（⑯），舌や口底の再建に最も有用である（⑱），（⑲）．前腕皮弁に感覚を賦与する場合は，皮神経を採取し，これを母床の神経と吻合する（⑰）．

腹直筋皮弁は深下腹壁動・静脈に栄養される筋皮弁である（⑳〜㉒）．舌癌の広範囲切除後などのボリュームのある，大きな欠損の再建に用いられる．血管吻合には9-0ナイロン糸が一般に用いられる（㉓）．吻合血管は動脈では顔面動脈・上甲状腺動脈・舌動脈，静脈では顔面静脈・中甲状腺静脈・内頸静脈・外頸静脈が用いられる（㉔）．

DP（Deltopectoral）皮弁は大胸筋の上のpectoral portion

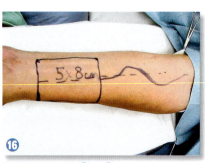 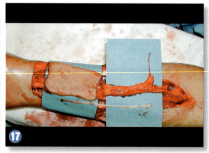 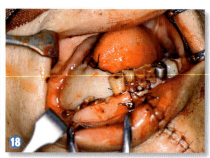

軟組織の再建⑯〜⑲
血管柄付き遊離前腕皮弁：late T2，T3症例に適応．

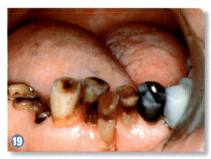

⑲術後1年．

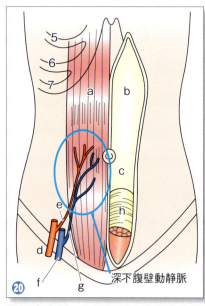

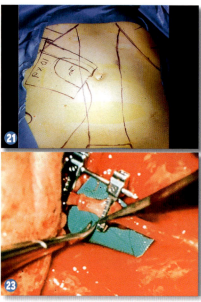

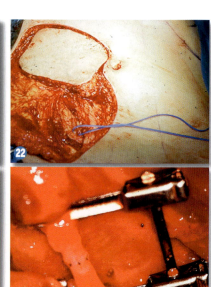

進行癌症例：血管柄付き遊離腹直筋皮弁⑳〜㉚

⑳（川端一嘉ほか：頭頸部手術カラーアトラス．永井書店，2009[3]．より改変）

㉓㉔吻合血管
動脈：顔面動脈，上甲状腺動脈，舌動脈
静脈：顔面静脈，中甲状腺静脈，内頸静脈，外頸静脈

と三角筋の上のdeltoid portionからなる．栄養血管は内胸動脈の4本の穿通肋間枝と胸肩峰動脈の皮枝からなる（㉕）．DP皮弁を移植部に移動させ，先端部の皮膚を組織欠損の再建に用いる．三角筋部のraw surfaceには遊離植皮を行い，茎部にあたる大胸筋部にはソフラチュール®ガーゼを貼付し，皮弁の茎にあたる部分はロール状にしておく（㉖）．約3週間後に皮弁が生着したら，二次手術として皮弁を切り離し（㉗），ロール状にした皮弁を平に大胸筋部に戻す（㉘）．

大胸筋皮弁は胸肩峰動静脈を栄養血管とする筋皮弁である（㉙）．口腔内全域および頸部皮膚を含む大きな組織欠損が生じ，死腔が大きくなるような場合や，放射線照射後の再建，動脈硬化など循環器系の合併症を有する症例において本皮弁が最も適している（㉚）．

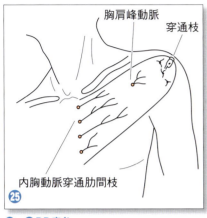
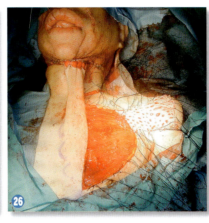
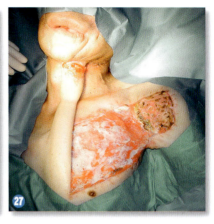

㉕〜㉘ DP皮弁
Deltopectoral（胸三角筋）皮弁，有茎皮弁．放射線治療後など条件の悪い場合に用いる．3週間後に2回目の切り離し手術が必要．
（川端一嘉ほか：頭頸部手術カラーアトラス．永井書店，2009[3]．より引用）

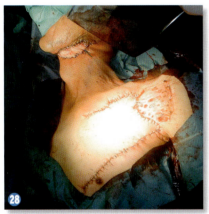
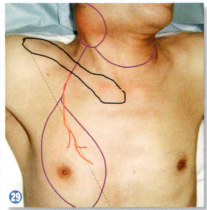
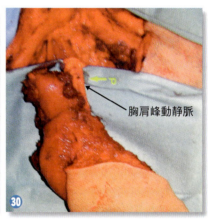

㉙㉚ 大胸筋皮弁有茎皮弁（大型）
茎を鎖骨の下をくぐらせるため切り離しは不要．
（川端一嘉ほか：頭頸部手術カラーアトラス．永井書店，2009[3]．より引用）

文　献

1) 野間弘康ほか：イラストでみる口腔外科手術学 第3巻．口腔外科学会編，第1版，クインテッセンス出版，東京，2013，p.84-109．

2) 清水正嗣，小浜源郁ほか：口腔癌 診断と治療．第1版，デンタルダイヤモンド社，東京，1993，p.388-398．

3) 川端一嘉ほか：頭頸部手術カラーアトラス．癌研究会有明病院頭頸科編，第1版，永井書店，東京，2009，p.205-227．

化学療法

山本信治，柴原孝彦

化学療法

口腔癌に対する化学療法には，大きく3つの考え方がある．①手術前に先行して治療するneoadjuvant chemotherapy（NAC），②放射線療法と化学療法を併用するchemoradiotherapy（CRT），③手術終了後に再発や転移を予防する目的に行うadjuvant chemotherapy（AC）がある．さらに再発症例や遠隔転移に対する化学療法や，最近，進行癌に対して行う放射線療法の同時併用化学療法concurrent chemoradiotherapy（CCRT）が根治療法として多く施行されている．

口腔癌に対する化学療法での考え方❶

ネオアジュバント療法（術前化学療法）
腫瘍の縮小，微小転移を早期に抑制
＊腫瘍の効果判定
- CR：complete reaction（著効）：完全消失
- PR：partial reaction（有効）：50％以上の縮小
- NC：no change（無効）：50％未満の縮小

アジュバント療法（術後化学療法）
根治手術後に全身的微小転移を抑制すること

バイオケミカル・モデュレーション
相乗効果の期待できる抗癌剤の組み合わせ：CF療法（CDDP＋FT）

抗癌剤

口腔癌，特に扁平上皮癌では白金化合物であるシスプラチンがkey drugとなり，これに5-FUやドセタキセルなどとの併用治療が多く行われている．また，術前にペプロマイシンを，術後補助的にS-1を単剤投与することもある．

最近，口腔癌に唯一適応となった分子標的薬であるセツキシマブが登場し，再発，転移症例にセツキシマブと化学療法や放射線療法との併用による有用性が明らかにされつつある．しかし，どの抗癌剤も重篤な副作用を起こす危険性があるため，各々の抗癌剤の副作用とその対策をよく理解しておく必要がある．

口腔癌に用いる抗癌剤❷

①**代謝拮抗剤**：フルオロウラシル（5-FU）
テガフール（FT）：5-FUのプロドラッグ
テガフール・ギメラシル・オテラシルカリウム（S-1）
主な副作用：骨髄抑制，口内炎

②**抗癌抗生物質**：塩酸ブレオマイシン（BLM）
硫酸ペプロマイシン（PEP）
主な副作用：肺線維症，口内炎

③**白金化合物**：シスプラチン（CDDP）
カルボプラチン（CBDCA）
主な副作用：腎障害，嘔吐，嘔気，口内炎

④**植物アルカロイド**：ドセタキセル
主な副作用：骨髄抑制，脱毛，末梢神経障害

⑤**上皮成長因子（EGFR）阻害薬**：セツキシマブ
※分子標的薬：慢性骨髄性白血病→イマチニブ，悪性リンパ腫→リツキシマブ，乳癌→トラスツマブ
主な副作用：インフュージョンリアクション，皮膚炎，爪囲炎

- 重要なのは各抗癌剤の副作用
- CDDPとFT（CF療法，PF療法）が標準治療→バイオケミカル・モデュレーション（相乗効果）
- CF療法にドセタキセルを加え上乗せ効果が認められた（TPF療法）
- セツキシマブは口腔癌に適応のある分子標的薬（放射線との感受性）

抗癌剤投与

抗癌剤が著効した下顎歯肉癌の2例を示す．上段（❸，❹）は右側下顎歯肉癌でペプロマイシンを total 40 mg 投与した症例である．下段（❺，❻）も右側下顎歯肉癌で S-1 を 100 mg/日×2週間投与した症例である．2症例とも抗癌剤治療後，根治的手術が行われた．

抗癌剤が著効した下顎歯肉癌❸〜❻

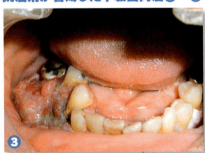

❸ 化学療法前．

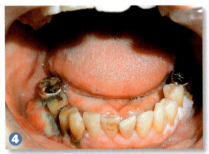

❹ 化学療法後．

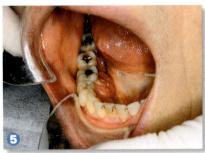

❺ 化学療法前．

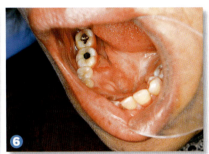

❻ 化学療法後．

周術期口腔管理

山本信治，柴原孝彦

癌の治療

癌治療には大きく分けて手術，放射線治療，化学療法の3つがあり，どの治療法を選択しても口腔内の有害事象が発症する．その発症頻度は高く，手術では再建を伴う進行癌治療30〜40％以上に術後局所感染が起こり，放射線治療では100％，化学療法では40％の割合で有害事象が生じる．その症状が原因で，放射線治療や化学療法では治療が完遂できない場合もある．口腔癌治療中に発症頻度の高い口腔有害事象を❶にまとめた[1]．

癌治療によって引き起こされる口腔有害事象❶

手術治療	放射線治療	化学療法
術後局所感染	口腔粘膜炎	口腔粘膜炎
縫合不全	味覚障害	ウイルス性口内炎
開口障害	口腔乾燥（唾液腺障害）	真菌性口内炎
咀嚼・嚥下障害（術後肺炎）	ヘルペス感染	歯性感染症
口腔・顎欠損	カンジダ症	味覚障害
顔面欠損	開口障害	口腔乾燥
口腔内衛生不良	組織壊死（粘膜潰瘍）	慢性GVHD（造血幹細胞移植）
	放射線性骨髄炎	薬剤関連性顎骨壊死
	放射線性う蝕症	

放射線治療

口腔に放射線治療が行われると，治療開始の10〜14日前後で，ほぼ100％口腔に副作用が発症する．副作用のなかで最も高頻度に現れるのが口腔粘膜炎である．その対処法の5原則は，①口腔内の清潔保持，②口腔内の保湿，③疼痛管理，④栄養管理，⑤継続した口腔管理である．

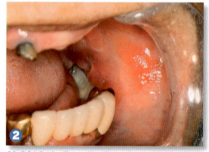
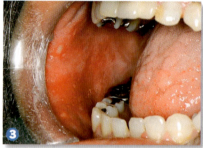
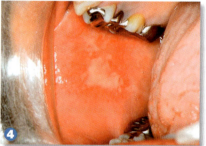

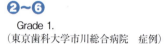

放射線治療で発症した口腔粘膜炎 ❷〜❻
Grade 1.
（東京歯科大学市川総合病院　症例）

Grade 1.
Grade 2.

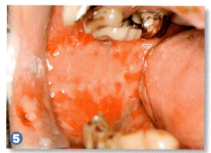
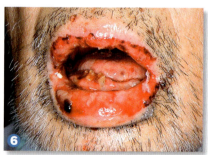

Grade 3.
Grade 4.

口腔粘膜炎

口腔粘膜炎の治療法はさまざまで，一般的な口腔癌の抗癌剤治療ではGrade 1～2の軽度から中等度の場合がほとんどである．一方，放射線化学療法ではほとんどの場合，Grade 3以上の重症口腔粘膜炎が発症する．

口腔粘膜炎のGrade ❼
(NCI-CTC Ver.4.0 日本語訳 JCOG/JSCO版より引用)

Grade 1	症状がない，または軽度の症状がある．治療を要さない．
Grade 2	中等度の疼痛．経口摂取に支障がない，食事の変更を要する．
Grade 3	高度の疼痛．経口摂取に支障がある．
Grade 4	生命を脅かす．緊急処置を要する．
Grade 5	死亡．

疼痛管理

この際，疼痛コントロールが非常に重要で，基本的にWHOの疼痛ラダーに則した対応をする．軽度の粘膜炎は，アセトアミノフェンやNSAIDsを投与し，中等度以上では，経口モルヒネ剤を積極的に投与する必要がある．

Grade別の口腔粘膜炎の疼痛管理 ❽
(福田仁一ほか：口腔外科ハンドマニュアル'11．クインテッセンス出版，2011[1])．より引用)

Grade	対処	具体的な疼痛管理
Grade 1 (軽度)	含嗽	・早めの含嗽開始（治療開始とともに） ・含嗽剤（アズレンスルホン酸顆粒もしくはアズレンスルホン酸顆粒＋グリセリン）による含嗽を1日6～8回確実に行う．
Grade 2 (中等度)	含嗽＋鎮痛薬	・含嗽剤（アズレンスルホン酸顆粒＋グリセリン）に局所麻酔薬（塩酸リドカイン）を混和する． ・毎食30分前（1日3回）に鎮痛薬（アセトアミノフェン1,200～1,500mg分3）を投与する． ・咽頭痛が強いときは，毎食前（1日3回）に塩酸モルヒネ水溶剤15mg（1日3回 毎食前）を追加する．
Grade 3・4 (重度)	含嗽＋鎮痛薬＋麻薬	・含嗽剤に局所麻酔薬を混和させ，その濃度を増やす． ・毎食前30分（1日3回）に鎮痛薬（アセトアミノフェン1,200～1,500mg分3）を投与する． ・硫酸モルヒネ細粒（40～120mg/回）を12時間ごとに投与する．

口腔ケア

舌や口底癌は，切除範囲や再建手術によって口腔環境が複雑になり，口腔の運動障害や感覚障害から機能的損失が発現する．術後の局所感染や誤嚥性肺炎の予防，口腔合併症の軽減を目的とした，周術期口腔管理は極めて重要である．術前の口腔ケアのポイントは，腫瘍を刺激しないように生理食塩液などで湿らせたガーゼで保護した状態で，軟毛歯ブラシでブラッシング指導する．プラークや歯石除去に加え，歯の鋭縁の削除も行っておく．術後は，運動や感覚麻痺が生じ，食物残渣の停滞と自浄作用が低下する．皮弁部は特に清掃性が低くなるため，スポンジブラシや粘膜ブラシ，綿棒など補助的清掃器具を駆使する．皮弁部に生じる発毛は口腔ケア時に適宜ピンセットで脱毛する．患者自身へのセルフケアも個々の口腔環境に合わせ指導する．

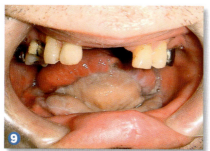
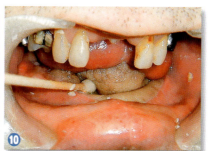

口底～舌の切除・前腕皮弁再建後の口腔ケア例 ❾ ❿
❾ 術後3週．
❿ 退院時．退院後の自宅での口腔清掃に関する指導．

口腔管理の流れ

口腔癌手術では術後感染が30〜40%以上の確率で生じ,患者のQOLの低下や入院期間の延長だけでなく,再発高リスク症例では術後の追加治療の開始が遅れることから生命予後にまで影響を及ぼすことがある.したがって,癌手術において周術期の口腔ケアが重要であることは,もはや常識となり口腔ケアを導入する施設が普及してきている.

平成24（2012）年4月の診療報酬改正のなかで,癌治療などにおける口腔内合併症の発症予防などを目的とした「周術期口腔機能管理」が新設された.これは病院歯科や一般歯科診療所がチーム医療によって,癌患者の術前・術後を通して必要な歯科治療と口腔ケアを行い,口腔保清や摂食嚥下などの口腔機能を維持することにより,栄養の改善をはかり患者のQOLの向上を期待するものである[2].東京歯科大学口腔がんセンターで行われている,口腔癌の周術期口腔管理の一般的な流れを⓫に示す.

周術期口腔管理で常に重要とされるのは,口腔内の細菌数を減少させることにより口腔ケア,摂食嚥下リハビリテーション・栄養サポート・薬剤指導などの介入によるチーム医療の重要性を患者に説明・指導し,患者自身のモチベーションの向上ならびにセルフケアを支援することが重要である.

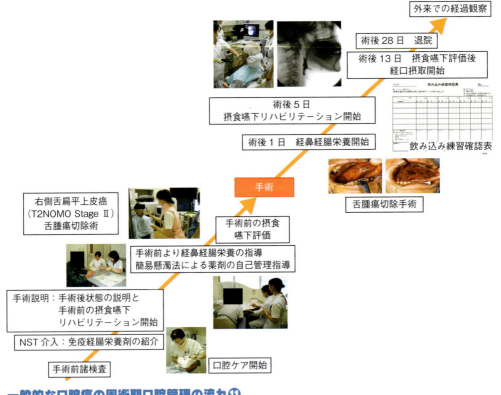

一般的な口腔癌の周術期口腔管理の流れ⓫
（東京歯科大学口腔がんセンター）

文献
1) 福田仁一ほか：口腔外科ハンドマニュアル'11. 口腔外科学会編,第1版,クインテッセンス出版,東京,2011, p.70-93.
2) 藤本篤士,武井典子ほか：5疾患の口腔ケア.第1版,医歯薬出版,東京,2013, p.30-45.

外科手術時に注意を要する薬剤

柴原孝彦

1）BP服用患者

ビスホスホネート（BP）製剤投薬中の患者に対して抜歯などの歯科治療を行った際，顎骨壊死を生じることがあり，ビスホスホネート系薬剤関連顎骨壊死（Bisphosphonate related osteonecrosis of the jaw：BRONJ）と呼ばれる．BRONJの多くはP処置，抜歯，インプラントなどの侵襲的治療が契機となって発症することが知られており，手術前の問診ではビスホスホネート関連薬剤の投薬歴を確認する必要がある（**表1**）．

表1　BP系薬剤の種類

剤形	一般名	商品名	適応症	製造販売
注射	アレンドロン酸ナトリウム水和物	オンクラスト® テイロック® ボナロン®-1	悪性腫瘍による高Ca血症 骨粗鬆症	万有製薬 帝人ファーマ
	パミドロン酸二ナトリウム	アレディア®	悪性腫瘍による高Ca血症 乳癌の溶骨性骨転移	ノバルティスファーマ
	インカドロン酸二ナトリウム	ビスフォナール®	悪性腫瘍による高Ca血症	アステラス製薬
	ゾレドロン酸水和物	ゾメタ®	悪性腫瘍による高Ca血症 多発性骨髄腫による骨病変 固形癌転移による骨病変	ノバルティスファーマ
経口	エチドロン酸二ナトリウム	ダイドロネル®	骨粗鬆症骨 ページェット病 脊髄損傷後・股関節形成術後の異所性骨化の抑制	大日本住友製薬
	アレンドロン酸ナトリウム水和物	フォサマック® ボナロン®	骨粗鬆症	万有製薬 帝人ファーマ
	リセドロン酸ナトリウム水和物	アクトネル® ベネット®	骨粗鬆症骨 ページェット病	味の素（販売：エーザイ） 武田薬品工業（提供：ワイス）
	ミノドロン酸水和物	リカルボン® ボノテオ®	骨粗鬆症	小野薬品 アステラス製薬

（1）BRONJの診断基準

診断基準とBP系薬剤が投与されている原疾患を**表2**に示す．

表2　BRONJの診断基準と主な原疾患

BRONJの診断基準	BPを用いる主な疾患	
1. 現在あるいは過去にBP製剤による治療歴がある 2. 顎骨への放射線照射歴がない． 3. 口腔・顎・顔面領域に骨露出や骨壊死が8週間以上持続している．	乳癌・前立腺癌の骨転移 多発性骨髄腫 骨粗鬆症 慢性関節リウマチ，変形性関節症 骨パジェット病 腎性骨異栄養症 異所性石灰化	骨形成不全症 臓器移植後骨量減少 急性脊髄損傷 骨痛 治療による骨量減少 高カルシウム血症

悪性腫瘍の治療としてBP製剤を用いる場合は主として注射剤であり，BRONJ発生のリスクは高い．これに対し骨折の予防を目的に使用される骨粗鬆症患者の投薬については一部の注射剤を除き，経口薬が主でありBRONJのリスクは低い．リウマチ患者の場合は，BP製剤に加えて副腎皮質ステロイド剤を同時に服用している場合があり，このような場合ハイリスク群となる．

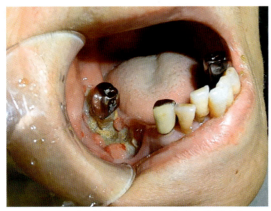
図1 壊死骨が口腔内に露出した状態．排膿を認める（Stage 2）

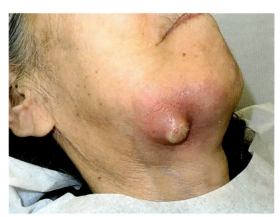
図2 経過観察中に皮膚に瘻孔を形成した（Stage 3）

表3 顎骨壊死の病期分類と治療方針

病期分類		治療方針
リスク有	BP治療歴あり 顎骨露出・壊死なし	・治療なし ・患者教育
Stage 1	無症状性 骨露出・骨壊死あり	・含嗽（ポピドンヨード） ・3カ月毎の経過観察 ・BP治療継続の検討
Stage 2	感染性 骨露出・骨壊死あり 疼痛・発赤あり 排膿あり又はなし	・抗菌薬投与（アモキシシリン，クラリスロマイシン） ・含嗽（ポピドンヨード） ・疼痛コントロール ・軟組織を刺激する壊死骨の表層的除去
Stage 3	感染性 骨露出・骨壊死あり 疼痛あり 病的骨折・外歯瘻・下顎下縁骨破壊	・含嗽（ポピドンヨード） ・抗菌薬投与と疼痛コントロール ・壊死骨の外科的除去または区域切除

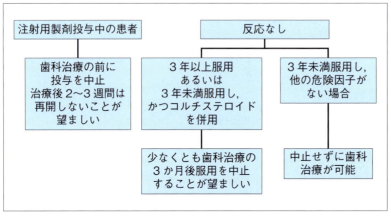
図3 （社）日本口腔外科学会が発表したガイドライン（2008年）

（2）症例

乳癌の骨転移でBP注射製剤の投与を受けている（図1, 2）．

（3）BP系薬剤投薬患者に抜歯を行う際の注意事項

アメリカ口腔外科学会は2014年に新たにposition paperを発行し，歯科治療に際しての注意を喚起している．表3に病期分類と推奨する治療法を示す．

2008年に日本口腔外科学会が提示したガイドラインを図3に示す．

表5　抗凝固薬・抗血小板薬の一覧

抗凝固薬	ワルファリンカリウム（ワーファリン®） ダビガトラン（プラザキサ®） リバーロキサバン（イグザレルト®） エドキサバン（リクシアナ®） アピキサバン（エリキュース®）
抗血小板薬	アスピリン（バイアスピリン®，バファリン®） 塩酸チクロピジン（チクロピン®，パナルジン®） ジピリダモール（ペルサンチン®，アンギナール®） シロスタゾール（プレタール®） イコサペント酸エチル（エパデール®） 塩酸サルポグレラート（アンプラーグ®） トラピジル（ロコルナール®） ベラプロストナトリウム（ドルナー®，プロサイリン®）

表6　抗血栓療法患者の対応

	チェックポイント
術前	**抗血小板薬服用** 　低用量アスピリン（100mg/day以下）⇒ 中止しない 　　　　　　　　　　　　　　　　　　　⇒ 局所止血処置が効果 **ワルファリン服用** 　INRが治療域2.5以下の場合 ⇒ 中止しない 　INRが2.5↑の場合（侵襲的な処置）⇒ 内科と協議
術中・術後	**局所止血処置** 　4.8 トラネキサム酸溶液（洗口），酸化セルロース， 　ゼラチンスポンジ，縫合，保護小（フィブリン糊）など **併用注意薬** 　アスピリン，NSAIDs，COX-2阻害薬，抗真菌薬， 　　抗真菌薬の長期投与など

（4）BP製剤以外で顎骨壊死をきたす可能性のある薬剤

最近分子標的薬である，抗RANKL抗体が販売された．これらは，BP製剤と同様強力な骨吸収阻害作用をもつことが知られており，顎骨壊死の頻度はBP製剤と同等であるといわれている．抗RANKL抗体デノスマブ（ランマーク®）はがんの骨転移に適応とされている薬剤で，抗RANKL抗体デノスマブ（プロリア®）は骨粗鬆症患者に適応とされる．

2）抗血栓薬服用患者

高齢化社会を迎えた今，抗血栓薬を服用している患者が増加している．単に循環器疾患を有するに留まらず，移植後，末梢循環障害などにも広く応用されている．抗血栓薬には血小板系と凝固系に作用する2種類に分けられる．抗血栓薬の投薬に際してはどちらが主たる役割を果たすのかは病態により異なるため，各々の疾患に適した薬剤が選択される．

（1）抗血栓薬の種類と作用機序（表6）

（2）抗凝固療法

フィブリン血栓（凝固血栓，凝固過程の最終産物）の形成を抑制する．抗凝固療法には，血液凝固因子を直接抑制する薬剤，あるいは間接的に血液凝固因子の活性を阻害する薬剤がある．前者の代表的な薬剤はヘパリン，後者の作用機序の代表的な薬剤がワルファリンである．

突然，休薬するとリバウンドによる凝固能の亢進の可能性がある．凝固能を診ながら7～10日かけて漸減するが，個人差が大きい．

（3）抗血小板療法

血小板血栓の形成を抑制します．抗血小板療法には，血栓形成過程において血小板の活性化を抑制したり，あるいは血小板凝集そのものを阻害する薬剤が用いられる．この作用機序の代表的なものがアスピリンである．

効果は血小板寿命に相当する7～10日持続，処置の約7日前からの休薬が必要となる．

（4）抗血栓薬服用患者への注意事項

原疾患の主治医による対診は必須である．必要な血液検査の種類と，その検査意義についても

表7 出血性素因のスクリーニング検査

血算（血小板数を含む）
出血時間
プロトロンビン時間（PT）
活性化部分トロンボプラスチン時間（APTT）（ダビガトラン服用患者）
フィブリノゲン
FDP（Dダイマー）
PTINR（ワルファリンカリウム服用患者）

表8 検査値から見た出血性素因の診断

血小板数低下	特発性血小板減少性紫斑病（ITP），再生不良性貧血，急性白血病，肝硬変	
血小板数低下がみられない場合	出血時間延長（＋）	血小板無力症，von Willebrand病
	出血時間延長（−）	老人性紫斑病，単純性紫斑病などが相当します．
PT正常＆APTT延長	血友病A，血友病B，von Willebrand病	
PT延長＆APTT正常	先天性第VII因子欠損症	
PT延長＆APTT延長	ビタミンK欠乏症，無フィブリノゲン血症，肝硬変	
FDP，Dダイマー上昇	播種性血管内凝固症候群（DIC）	

理解しなければならない（表7, 8）．その際原疾患が十分にコントロールされていることが重要である．ワルファリン服用患者で原疾患が安定し，INRが治療域にコントロールされている患者では，ワルファリンを継続投与のまま抜歯を行っても重篤な出血性合併症は起こらないとされている．しかし肝疾患等の止血機能に影響を与えるような異常が存在する患者では注意が必要である．INR 3.0以下であれば普通抜歯は可能であるとされる．

新規薬剤として，トロンビン阻害薬として，ダビガトラン（プラザキサ®）が販売された．これについてはPT-INRは指標とならず，APTTで判定する．ほかに第Xa因子阻害剤としてリバーロキサバン（イグザレルト®），エドキサバン（リクシアナ®），アピキサバン（エリキュース®）が販売されているが，これら新規薬剤のガイドラインはまだ確立していない．

抗血小板薬服用患者については，主治医により原疾患が十分にコントロールされていれば，外来において抗血小板薬継続下での抜歯は可能であるとされる．

参考文献

1) 米田俊之，萩野 浩，杉本利嗣，太田博明，高橋俊二，宗圓 聰，田口 明，豊澤 悟，永田 俊，浦出雅裕，ビスフォスフォネート関連顎骨壊死検討委員会：ビスフォスフォネート関連顎骨壊死に対するポジションペーパー（改定追補2012年版），J Bone Miner Metab 28，(DOI 10.1007/s00774-010-0162-7)，2010．
2) Marx RE：Pamidronate (Aredia) and zoledronate (Zometa) induced avascular necrosis of the jaws：a growing epidemic．J Oral Maxillofac Surg 61：1115-1117，2003．
3) 野間弘康，金子 譲：カラーアトラス抜歯の臨床．東京，医歯薬出版，1991．
4) 日本有病者歯科医療学会，日本口腔外科学会，日本老年歯科学会編：科学的根拠に基づく抗血栓療法患者の抜歯に関するガイドライン2010年版．東京，学術社，2010．

索 引
INDEX

あ

悪性黒色腫 62
悪性腫瘍による疼痛 114
悪性腫瘍を疑った歯肉膿瘍 55
悪性唾液腺腫瘍 152
アスピリン喘息 67
アフタ性口内炎 92
アレルギー性疾患 147
安易な抜歯 54

い

EBMに基づいた治療 3
一次救命処置の継続 218
医療安全対策委員会の設置 28
医療安全体制 28
医療過誤時の対応 201
医療提供体制改革後の姿 22
医療面接 8
　　——で記載する事項 9
　　——の進め方 8
医療連携 22
院内感染予防対策の組織化 27
インプラント 302

う

Waters法所見 81
ウイルス性口内炎 94, 198

え

AEDの使用法 218
MRI 17, 18
SpO₂の低下 214
X線写真の読影 233
X線での腫瘍と炎症の鑑別 73
X線透視検査 19
エナメル上皮腫 66
エプーリス 55, 59, 60
　　——の摘出術 285
炎症などの疼痛 114
炎症のステージ 73
炎症の波及経路 158

エンド-ペリオ病変 49

か

外歯瘻 79
潰瘍の発生機序 89
下顎関節突起骨折 274
下顎孔伝達麻酔法 209
下顎孔付近の解剖 209
下顎骨骨膜炎 156, 160
下顎歯肉癌 317
下顎正中骨折 275
下顎の再建 319
下顎半側合併切除 317
下顎埋伏智歯 233
化学療法 322
核医学検査 17
顎下腺 296
顎下腺悪性腫瘍 174
顎下腺炎 161
顎下腺腫瘍 165
顎関節運動の触診法 16
顎関節腔内視鏡 19
顎関節症 185
顎関節脱臼 182
顎関節断層X線写真 186
顎関節部の損傷 274
顎顔面外傷患者の評価 190
顎顔面骨折 270
顎顔面の外傷 189
顎内視鏡検査 18
核の左方移動 73
画像検査 16
角化囊胞性歯原性腫瘍 70, 150
顎骨壊死 175
　　——の病期分類と治療方針 328
顎骨中心性腫瘍 151
顎骨囊胞 148
割創 265
ガマ腫 130, 160, 164
　　——の好発部位 130
癌化した口腔全体の白板症 107
含歯性囊胞 70

カンジダ症 94, 96, 99
鉗子の動かし方 224
鉗子抜歯 222
　　——のトラブル 225
患者とのコミュニケーション 2
患者とのパーソナルスペース 9
感染経路別感染予防策 29
顔貌所見 11
顔面外傷 263
顔面神経麻痺 194

き

義歯誤飲 203
義歯性潰瘍 90, 91
義歯性口内炎 89
義歯性線維腫 62
基底細胞母斑症候群 71
気道の確認 158, 217
機能検査 20
逆根管充填窩洞 290
救急救命処置 214
頰粘膜潰瘍 57
頰粘膜下の血管腫 144
局所的合併症 212
局所麻酔 206, 282
　　——の合併症 210
局所麻酔法 208
局所麻酔薬アレルギー 211
局所麻酔薬中毒 210
金属冠誤嚥 202

く

Quinke浮腫 146

け

頸部郭清術 318
頸部リンパ節腫脹 171
頸部リンパ節の触診 171
外科手術時に注意を要する薬剤 327
血圧の異常 213
血管腫 126
結紮法 252

血腫　129
血小板減少性紫斑病　111
血友病　110
嫌気性菌　77

こ

誤飲　200, 310
誤飲・誤嚥の対応フローチャート　310
口蓋血管腫　64
口蓋線維腫　65
口蓋多型性腺腫　64
口蓋乳頭腫　65, 145
口蓋膿瘍　155
口蓋隆起　155
口角のカンジダ症　97
抗凝固薬投与による出血　110
咬筋周囲炎　75
口腔外術野皮膚消毒　262
口腔外の術前消毒　282
口腔潰瘍　89
口腔癌　144
　　——に用いる抗癌剤　322
　　——の硬結　15
口腔乾燥症　116, 119
　　——の検査　117
口腔管理の流れ　326
口腔ケア　325
口腔外科疾患の初診時の流れ　5
口腔外科代表的疾患　6
口腔外科治療法　6
口腔出血　108
口腔症状と全身状態　24
口腔底炎　160
口腔内消毒　261
口腔内所見　11
　　——のチェックポイント　12
口腔内の術前消毒　282
口腔に診られる症候　10
口腔粘膜炎　325
口腔粘膜の扁平苔癬　101
口腔不定愁訴　121
　　——への対応　121
抗血栓薬服用患者　329
後出血への対応　258
溝状舌　124
口唇貫通裂傷　268
口唇腫瘍　144
口唇粘液嚢胞の摘出手術　282
口唇粘膜潰瘍　90
口唇の血管腫　144

口唇の乳頭腫　65
口唇ヘルペス　199
口唇裂傷　268
誤嚥　200, 310
告知　136
黒毛舌　125
個人情報の保護　136
骨吸収所見の評価　53
骨シンチグラフィー　19
骨折部位の推定　190
骨粗鬆症　175
根尖性歯周炎による瘻孔　79
コンピュータ断層検査　16
根分岐部病変　49

さ

鰓嚢胞　132
再発性アフタ性口内炎　93
細胞診　21
挫創　265
擦創　265
左右顎関節新鮮脱臼　277
残根歯の抜歯　231
三叉神経痛　112, 198

し

CT　16
CT検査　68
CT撮影用ステント　302
CTデータを用いたシミュレーション　302
Sjögren症候群　119
歯科医師としての心構え　2
歯科診療のフローチャート　24
歯科ユニットにおけるポジショニング　9
歯科用CT　287
歯科用注射用製剤の種類　206
歯科用デンタルX線写真　287
歯冠破折　44
歯冠分割　235
磁気共鳴画像検査　17, 18
止血処置の実際　256
止血法　255
歯原性腫瘍　69
歯根尖切除術　287
歯根嚢胞　76
歯根歯折　45
歯根分割時のポイント　236
歯周炎　49

視診　10
歯髄疾患による疼痛　114
歯性上顎洞炎　72, 83, 87
歯槽骨骨折　44, 269
歯肉癌　52, 71
　　——の発生率　54
歯肉出血　110
歯肉弁の縫合　281
歯肉裂傷　266
周術期口腔管理　22, 25, 26, 324
周術期の病診連携　27
手指衛生　29
手術瘢痕の有無を確認　83
術後感染　29
術後性頰部嚢胞の穿刺所見　75
術後性上顎嚢胞　80, 87
術後性肺炎と口腔機能管理　26
術者の手指消毒　260
術前検査　8
腫瘍穿刺の方法　159
上顎骨骨膜炎　72
　　——の排膿　75
上顎洞炎　83
上顎洞癌　84
上顎洞穿孔　306
上顎嚢胞　76
症状分類　34
上唇小帯裂傷　268
小帯形成術　293
小唾液腺の摘出　283
消毒法　259
触診　13
触診方法　14, 15
褥瘡性潰瘍　55, 88
　　——の臨床所見　90
初診時における主訴の優先順位　5
初診時の患者への対応　5
初診時の心得　5
歯列の断裂　265
神経鞘腫　155
進行癌　317
人口呼吸　217
人工皮膚　315
浸潤麻酔法　208
診断フローチャート　32
心電図でのST-T変化　214

す

垂直性歯根歯折の主な原因　46
垂直性歯根歯折の特徴　46

ステロイド軟膏塗布　64
ステロイド薬　96

せ

生検の方法　135
正中菱形舌炎　124
舌炎　136
切開　282
　　――のポイント　243
切開法　241
舌癌　102, 133
　　――の切除手術　314
舌血管腫　137
舌小帯強直症　140
切除後の開放創　315
切除標本と縫縮　315
舌痛症　120, 121
舌の潰瘍　136
舌の咬傷　91
舌裂傷　268
線維腫　64
線維性骨異形成症　75
穿刺時の所見　77
全身管理　213
全身所見　10
全身的合併症　210
栓塞子の製作　279

そ

早期癌　314
組織診　21

た

帯状疱疹　94, 196
　　――の初期症状　197
唾液腺欠損症　119
唾液腺腫瘍　152, 153, 164
唾液腺シンチグラフィー　162
唾液の働き　117
唾液分泌量を低下させる薬剤　24
多形滲出性紅斑　198
多形性腺腫　154, 155
打診　14
唾石　167
唾石症　163, 168
唾石摘出　296
脱臼歯の生着のポイント　43
打撲歯　44

ち

チームアプローチ　191
智歯周囲炎　56
智歯抜歯の基準　58
地図状舌　122, 125
窒息の解除　220
超音波画像検査　18
聴診　14

て

鉄欠乏性貧血　123
電気的除細動　218
典型的な扁平苔癬　102
天疱瘡　95, 103, 106

と

疼痛管理　325
トキソプラズマ症　173
ドライソケット　57, 308

な

軟組織欠損の再建　320
軟組織の貯留嚢胞　131

に

肉芽腫　64
肉芽腫性口唇炎　147
ニフェジピンによる歯肉増殖症　55, 61
乳歯脱落　267
乳頭腫　63

ね

粘液嚢胞　142
粘膜骨膜弁の剥離　280

の

嚢胞開窓摘出術　278
嚢胞性疾患の触診　142
嚢胞の鈍的剥離　283

は

Partsch I 法　278
Partsch II 法　280
肺癌の上顎歯肉転移　65
背部叩打法　311
ハイムリック法　219, 311
白板症　55, 104
　　――と前癌病変　105

剥離のポイント　245
剥離法　245
バッグバルブマスク　217
抜歯後の気腫　75
歯の移植　299
歯の外傷　42, 266
　　――の発生頻度　42
歯の脱臼　269
歯の脱落　44, 266, 269
歯の埋入　44
針の持ち方　249
汎血球減少症　110

ひ

BP服用患者　327
ビスフォスフォネート関連顎骨壊死　177
ビスフォスフォネート系薬剤　175
　　――による口腔症状　180
表在癌　314
標準予防策　29
病診連携の重要性　200
病理組織学的検査　20
日和見感染症　97

ふ

Blandin-Nuhn嚢胞　129, 145
Plummer-Vinson症候群　123, 124
部位分類　34
フェイスマスク　217
複数歯の歯根分割　230
普通抜歯　221

へ

Behçet病　94
Peptostoreptococcus　77
ヘーベルによる歯根の脱臼　237
ヘーベル抜歯　226
　　――のトラブル　232
ヘルペス性口唇炎　198
片側性顎関節脱臼　184
扁平上皮癌　54
扁平舌　123
扁平苔癬　55, 100

ほ

縫合　283
　　――に用いる器具　249
縫合後の所見　284
縫合糸の種類　248

縫合糸の選択　283
縫合法　248
放射線治療　324
ポール・バンネル反応　172
ポジショニング　9

ま
マネジメント・プロセス　4
マネジメント能力　4
慢性顎下腺炎　170, 174

み
味覚異常　138
味覚障害の原因　139
右顔面神経麻痺　115
脈拍・心電図の異常　213

め
メスの種類　241
面接の基本　8

も
モニタリング　213

や
薬剤による出血傾向　135

ゆ
US　18
輸血経験　153

よ
羊皮紙様感　67

ら
Rumsay Hunt症候群　195, 197

り
listening（聴く）　3
両側性顎関節脱臼　184
両側性唾石　298
臨床検査　19
リンパ管腫　129, 137

る
類皮嚢胞　164

【編著者略歴】

角　保徳
- 1981年　東京医科歯科大学歯学部卒業
- 1985年　名古屋大学大学院医学研究科修了（医学博士）
- 1986年　名古屋大学医学部助手
- 1990年　名古屋大学医学部講師
　　　　　小牧市民病院歯科口腔外科部長
- 1999年　国立療養所中部病院歯科・歯科医長
- 2000年　東京医科歯科大学歯学部非常勤講師
- 2014年　国立長寿医療研究センター　歯科口腔先進医療開発センターセンター長

岩手医科大学，岡山大学，徳島大学，松本歯科大学客員教授

梅村　長生
- 1974年　東京歯科大学卒業
- 1976年　愛知学院大学歯学部第二口腔外科助手
- 1978年　名古屋第一赤十字病院診療科医長
- 1980年　名古屋第一赤十字病院口腔外科副部長
　　　　　愛知三の丸病院歯科部長（現任）
- 1984年　愛知学院大学歯学部講師（歯学博士）
- 2010年　日本歯科医師会会誌編集委員会委員長（2000年～）
- 2016年　愛知学院大学非常勤講師

樋口　勝規
- 1974年　九州大学歯学部卒業
- 1978年　九州大学大学院歯学研究科修了（歯学博士）
- 1978年　九州大学歯学部第一口腔外科助手
- 1994年　国立病院九州医療センター歯科口腔外科医長
- 2002年　九州大学歯学部附属病院口腔総合診療科教授
- 2003年　九州大学病院口腔総合診療科教授
- 2015年　福岡歯科大学客員教授

柴原　孝彦
- 1979年　東京歯科大学卒業
- 1984年　東京歯科大学大学院修了
- 1993年　ドイツ・ハノーバー医科大学口腔顎顔面外科教室に留学
- 2000年　東京歯科大学口腔外科第一講座助教授
- 2004年　東京歯科大学口腔外科第一講座主任教授
- 2005年　東京歯科大学口腔外科主任教授
　　　　　（2015年から口腔顎顔面外科学講座に改名）

日本口腔腫瘍学会常任理事，日本口腔外科学会常任理事，
日本口腔科学会理事
頭頸部癌学会評議員，日本癌治療学会評議員

臨床口腔外科学
― 一からわかる診断から手術 ―　　ISBN978-4-263-44482-5

2016年10月20日　第1版第1刷発行

編　集　角　　　保　徳
　　　　樋　口　勝　規
　　　　梅　村　長　生
　　　　柴　原　孝　彦

発行者　大　畑　秀　穂

発行所　医歯薬出版株式会社

〒113-8612　東京都文京区本駒込1-7-10
TEL.(03)5395-7638（編集）・7630（販売）
FAX.(03)5395-7639（編集）・7633（販売）
http://www.ishiyaku.co.jp/
郵便振替番号　00190-5-13816

乱丁，落丁の際はお取り替えいたします．　　印刷・真興社／製本・皆川製本所
© Ishiyaku Publishers, Inc., 2016. Printed in Japan

本書の複製権・翻訳権・翻案権・上映権・譲渡権・貸与権・公衆送信権（送信可能化権を含む）・口述権は，医歯薬出版（株）が保有します．
本書を無断で複製する行為（コピー，スキャン，デジタルデータ化など）は，「私的使用のための複製」などの著作権法上の限られた例外を除き禁じられています．また私的使用に該当する場合であっても，請負業者等の第三者に依頼し上記の行為を行うことは違法となります．

JCOPY ＜(社)出版者著作権管理機構　委託出版物＞

本書をコピーやスキャン等により複製される場合は，そのつど事前に(社)出版者著作権管理機構（電話03-3513-6969，FAX 03-3513-6979，e-mail:info@jcopy.or.jp）の許諾を得てください．